CHART

泌尿器科

編 集

横浜市立大学医学部臨床教授　　　　野口　純男
横須賀共済病院泌尿器科部長

執筆者

横浜市立大学医学部臨床教授　　　　野口　純男
横須賀共済病院泌尿器科部長

横浜船員保険病院泌尿器科　　　　　河上　哲

神奈川県立がんセンター泌尿器科　　長田　裕

改訂第3版

医学評論社

本書の内容の一部あるいは全部を，無断で(複写機などいかなる方法によっても)複写複製・転載すると，著作権および出版権侵害となることがありますので御注意下さい。

※訂正等最新情報につきましては，弊社ホームページ（http://www.gotecom.co.jp/ihyou/）にてお知らせ致しますので，医師国家試験直前にご確認頂きますようお願い申し上げます。

序　文

　泌尿器科学の取り扱う領域は腎・尿路系と男性生殖器系および副腎を含む後腹膜の疾患です．腎・尿路系や副腎は生体の恒常性（常に血液などの体液の組成を一定に保つ働き）を維持する重要な働きがあり，これらの臓器の機能がなくなると生体（個体）は維持することができなくなります．一方，男性生殖器は主に精子を産生し，次世代に個体の遺伝子を残すという人類にとってはさらに重要な役割があります．これらの臓器に発生する疾患を扱うのが泌尿器科ですが，泌尿器科は主に外科的な治療を担当しています．

　ヒトに発生する病気にはいくつかのカテゴリーがあります．すなわち，腫瘍，炎症，機能障害，代謝異常，外傷，先天異常などですが，これらの病気（病態）は例外はあるもののどの臓器にも発生しうるものであり，病気をカテゴリーで理解するとその病態が非常にわかりやすくなります．

　泌尿器科で扱う疾患も同様であり，泌尿器科腫瘍（腎癌，膀胱癌，前立腺癌，精巣癌など），泌尿器科炎症，機能障害（排尿障害，腎不全，男性不妊症，勃起不全など），代謝異常（尿路結石など），泌尿器科外傷，泌尿器科先天異常（小児泌尿器科領域など）で，もちろん，個体の病状は実際の臨床の現場ではこれらの病態が相互に関与することもありますが，泌尿器科領域でもこのような病態単位で考えると診断，治療も含めた疾患全体を捉えることが容易になってきます．

　今回，改訂したChart泌尿器科は従来と同様にこの病態単位を意識して構成しています．また実際の臨床の現場でのプライマリケアを充実させることや写真を増やすことで，国家試験を目指す医学生の皆さんになるべくわかりやすい構成にしたつもりです．

平成16年3月

野口純男

本書を活用していただくために

本書は3部構成です。総論，各論とプライマリケアの項目を設けました。

プライマリケアでは症候論，鑑別診断，緊急処置など実際の現在の泌尿器科の臨床に即した内容になっており，泌尿器科の初期治療や禁忌項目などに焦点をあてています。

総論や各論と重複する箇所もいくつかありますが重複箇所はそれだけ重要な項目であると考えて下さい。

目　次

I　プライマリケア

1　症候論　3
2　鑑別診断表　8
3　緊急処置，治療　10

II　総　論

4　解剖，発生，生理　21
5　診察，検査　40

III　各　論

6　尿路・生殖器の先天異常　71
7　尿路・生殖器の感染症　97
8　尿路・生殖器の腫瘍　111
9　尿路結石症　147
10　排尿障害，神経因性膀胱，ED，男性不妊症など　157
11　腎不全，腎血管性疾患　173
12　尿路・生殖器の外傷　189

和文索引　197
欧文索引　201

1，ならびに青字タイトル：ガイドライン必修項目

I プライマリケア

1 症候論

尿の性状に関する異常 ……………………… 3
- ① 尿混濁，膿尿 3
- ② 血 尿 3
- ③ 多 尿 4
- ④ 乏尿，無尿 4

排尿に関する異常 …………………………… 4
- ① 排尿痛 4
- ② 頻 尿 5
- ③ 排尿困難，尿閉 5
- ④ 尿失禁，遺尿 5
- ⑤ 二段排尿，尿線の異常 6

性機能に関する異常 ………………………… 6
- ① 生殖器発育不全 6
- ② 早発生殖器発育異常 7
- ③ 勃起および射精障害 7
- ④ 陰嚢内腫瘤 7
- ⑤ 血精液症，膿精液症 7

2 鑑別診断表

- ① 血 尿 8
- ② 混濁尿 8
- ③ 排尿困難 9
- ④ 側腹部痛 9
- ⑤ 陰嚢内容腫脹 9

3 緊急処置，治療

- ① 尿閉に対する処置，治療 10
- ② 尿道狭窄に対する処置 12
- ③ 無尿に対する処置 13
- ④ 膀胱タンポナーデに対する処置 14
- ⑤ その他の緊急処置が必要な泌尿器科的疾患 15
- ⑥ 泌尿器科の代表的な手術 16

Check Test 1 …………………………………… 17

II 総 論

4 解剖，発生，生理

腎尿路系の解剖，発生，生理 ……………… 21
- ① 腎尿路系，副腎の解剖 21
- ② 腎尿路系の発生 26
- ③ 腎尿路系の生理 28
- ④ 排尿の生理 32

男子生殖器系の解剖，発生，生理 ………… 32
- ① 男子生殖器系の解剖 32
- ② 男子生殖器系の発生 34
- ③ 生殖の生理 37

Check Test 2 …………………………………… 39

5 診察，検査

泌尿器科的診察 ……………………………… 40
- ① 問 診 40
- ② 視 診 40
- ③ 触 診 41
- ④ 聴 診 44
- ⑤ 神経学的所見 44

尿検査，分泌物検査 ………………………… 44
- ① 採尿法 44
- ② 尿標本の作成・観察 45
- ③ 尿道分泌物検査 46
- ④ 前立腺分泌液検査 46

精液検査 ……………………………………… 47
血液・生化学的検査（内分泌学的検査）…… 47
- ① 間脳（視床下部）－下垂体－性腺および副腎皮質系 47
- ② レニン－アンジオテンシン－アルドステロン系 49
- ③ 副腎髄質系 49
- ④ 上皮小体 49

画像診断等 …………………………………… 49
- ① 内視鏡検査 49
- ② 単純X線撮影 50
- ③ 造影X線撮影 52

- 4 血管造影　56
- 5 核医学検査　57
- 6 CT　60
- 7 MRI　61
- 8 超音波診断　62

腎機能検査 ……………………………………63
- 1 血液生化学検査　63
- 2 PSP試験　63
- 3 Fishberg濃縮試験　64
- 4 画像による分腎機能検査　64
- 5 その他　64

膀胱機能検査 …………………………………64
性（生殖）機能検査 …………………………65
病理学的検査 …………………………………66
- 1 細胞診　66
- 2 生　検　66

Check Test　3 ……………………………67

Ⅲ　各　論

6　尿路・生殖器の先天異常

腎および腎盂の先天異常 ……………………71
- 1 先天性単腎症　71
- 2 単純性腎囊胞　71
- 3 囊胞腎　71
- 4 海綿腎　72
- 5 馬蹄腎　73
- 6 骨盤腎　74
- 7 重複腎盂尿管　74
- 8 先天性水腎症　75
- 9 その他の腎の先天異常　76

尿管の先天異常 ………………………………77
- 1 尿管異所開口（膀胱外開口）　77
- 2 尿管瘤　77
- 3 下大静脈後尿管　78
- 4 巨大尿管　78

膀胱および尿膜管の先天異常 ………………79
- 1 膀胱外反症　79
- 2 膀胱憩室（先天性）　79
- 3 尿膜管開存症　80

- 4 膀胱尿管逆流症　81

尿道の先天異常 ………………………………82
- 1 尿道上裂　82
- 2 尿道下裂　82
- 3 先天性後部尿道弁　83

精巣（睾丸）の先天異常 ……………………83
- 1 停留精巣（睾丸）　83
- 2 精巣（睾丸）転移　84

陰茎および陰囊の先天異常 …………………85
- 1 包　茎　85
- 2 埋没陰茎，矮小陰茎　85
- 3 陰囊水腫（水瘤）　85
- 4 精索水腫　85
- 5 精液瘤　86
- 6 精索静脈瘤　87
- 7 精索（精巣）捻転症（睾丸回転症）　87

性分化異常 ……………………………………89
- 1 生殖腺の分化異常　89
- 2 男性仮性半陰陽　91
- 3 女性仮性半陰陽　93

性成熟異常 ……………………………………94
- 1 思春期早発症　94
- 2 低アンドロゲン症　95

Check Test　4 ……………………………96

7　尿路・生殖器の感染症

非特異的尿路・生殖器感染症 ………………97
- 1 急性腎盂腎炎　97
- 2 慢性腎盂腎炎　97
- 3 膿腎症（腎膿瘍）　98
- 4 腎周囲炎　99
- 5 急性膀胱炎　99
- 6 慢性膀胱炎　99
- 7 間質性膀胱炎　100
- 8 急性尿道炎　100
- 9 慢性尿道炎　100
- 10 急性前立腺炎　100
- 11 慢性前立腺炎　101
- 12 急性精巣上体炎　101
- 13 慢性精巣上体炎　102
- 14 精巣（睾丸）炎　103

15亀頭包皮炎　103
尿路，性器結核 ·· 103
　1尿路結核　103
　2性器結核；精巣上体（副睾丸）結核，前立腺結核　105
性感染症 ··· 106
　1淋菌感染症　106
　2クラミジア感染症　107
　3性器ヘルペス感染症　107
　4尖圭コンジローム　108
寄生虫疾患など ··· 108
　1フィラリア性乳び尿　108
　2トリコモナス感染症　109
　3カンジダ感染症　109
　Check Test 5 ·· 110

8　尿路・生殖器の腫瘍

副腎腫瘍 ··· 111
　1原発性アルドステロン症　111
　2Cushing症候群　112
　3褐色細胞腫　113
　4男性化副腎皮質腫瘍（副腎性器症候群）　114
　5内分泌非活性腫瘍　115
腎腫瘍 ·· 115
　1腎細胞癌（腎癌）　115
　2腎芽細胞腫（Wilms腫瘍）　119
　3良性腫瘍　119
腎盂および尿管の腫瘍 ·· 120
　1腎盂，尿管腫瘍　120
膀胱腫瘍 ··· 123
　1膀胱移行上皮癌　123
　2扁平上皮癌　128
　3腺癌（尿膜管腫瘍）　128
　4肉腫（横紋筋肉腫）　129
尿道腫瘍 ··· 129
　1尿道良性腫瘍　129
　2尿道癌　129
前立腺腫瘍 ·· 130
　1前立腺肥大症　130
　2前立腺癌　135

精巣（睾丸）腫瘍 ··· 139
　1悪性腫瘍　139
陰茎腫瘍 ··· 143
　1陰茎癌　143
その他の腫瘍 ·· 145
　1神経芽腫　145
　2後腹膜腫瘍　145
　Check Test 6 ·· 146

9　尿路結石症

　1尿路結石の疫学　147
　2成　因　147
　3診　断　149
　4尿路結石の治療　152
　5食事療法と再発予防　155
　Check Test 7 ·· 156

10　排尿障害，神経因性膀胱，ED，男性不妊症など

尿路機能障害など ··· 157
　1神経因性膀胱　157
　2夜（遺）尿症　162
　3神経（心因）性頻尿　162
　4尿失禁　163
　5膀胱（尿道）異物　165
　6膀胱瘻　165
　7膀胱（尿道）脱　166
　8尿道狭窄症　166
男性生殖器機能性疾患 ·· 167
　1勃起障害：ED　167
　2形成性陰茎硬化症（ペロニー病）　168
　3持続性陰茎勃起症　169
　4血精液症　169
男性不妊症 ··· 170
　1特発性男性不妊症　170
　2続発性男性不妊症　170
　Check Test 8 ·· 172

11 腎不全，腎血管性疾患

腎不全 ·· 173
- ①急性腎不全　173
- ②慢性腎不全（腎移植を含む）　174

腎血管性病変 ·· 182
- ①腎血管性高血圧　182
- ②腎梗塞　183
- ③腎動脈瘤　183
- ④腎動静脈瘻　184

その他の腎，後腹膜疾患 ························· 185
- ①腎下垂症（遊走腎）　185
- ②本態性（特発性）腎出血　185
- ③後腹膜線維（化）症　186
- ④腎静脈血栓症　186
- ⑤ナットクラッカー現象　187
- *Check Test　9* ····································· 188

12 尿路・生殖器の外傷

腎外傷 ·· 189
- ①臨床症状　189
- ②診　断　189
- ③治　療　190

尿管損傷 ··· 190
- ①臨床症状　191
- ②診　断　191
- ③治　療　191

下部尿路損傷 ······································· 191
- ①膀胱損傷　191
- ②尿道損傷　192

陰茎損傷 ··· 194
- ①陰茎折症　194

精巣（睾丸）損傷 ································· 195
- ①精巣（睾丸）損傷　195
- *Check Test　10* ···································· 196

和文索引 ·· 197
欧文索引 ·· 201

カラーアトラス

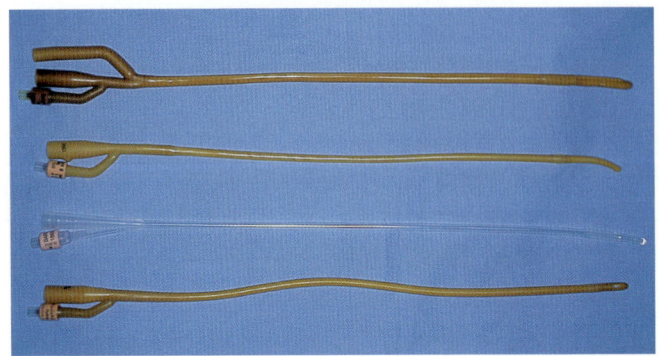

1　尿道カテーテル（p.10）

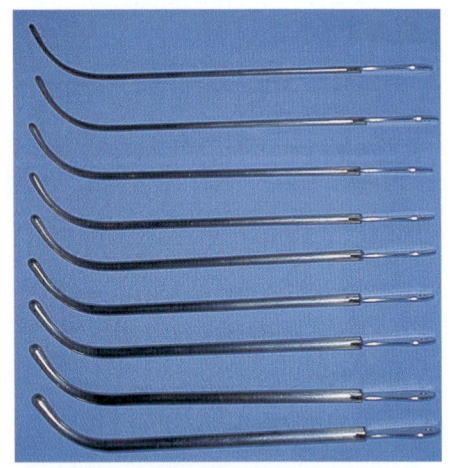

2　金属ブジー類（p.13）

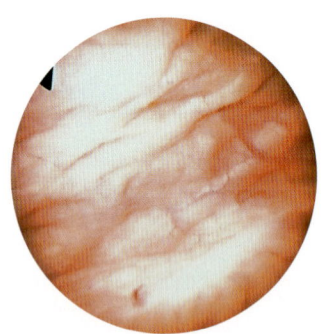

3　膀胱内（正常左尿管口）
　（p.50）

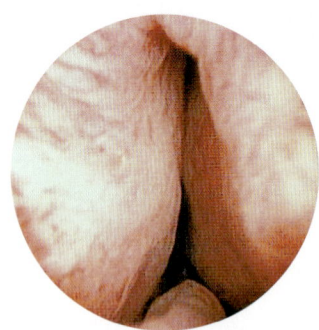

4　前立腺部尿道（p.50）
　（前立腺肥大症）

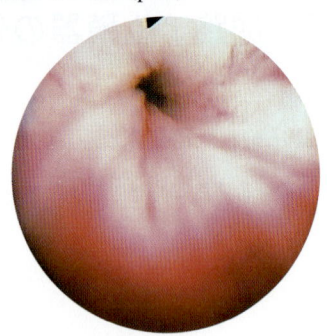

5　外尿道括約筋部（p.50）

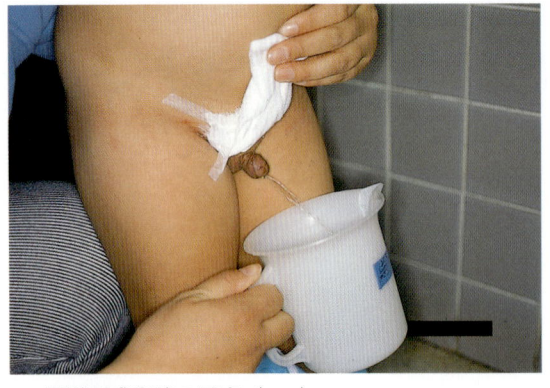

6　尿道形成術後の写真（p.83）
　立位排尿できるようになる

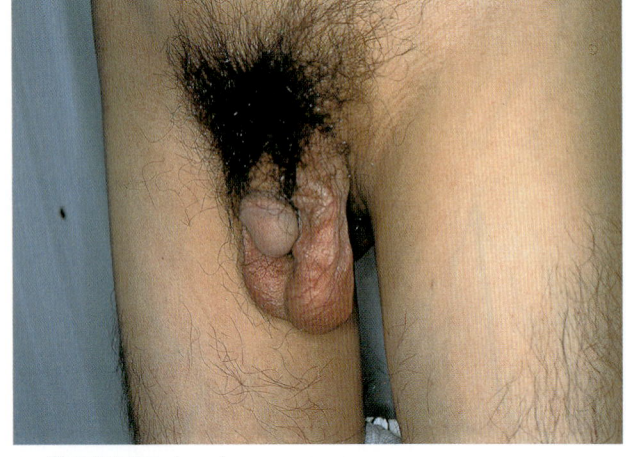

7　精索静脈瘤（p.87）

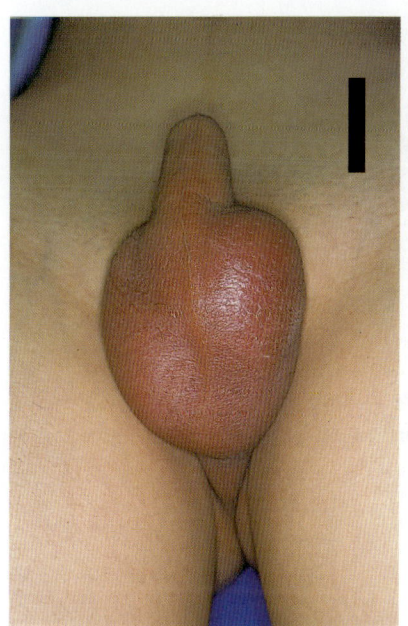

8 精索捻転症 (p.88)

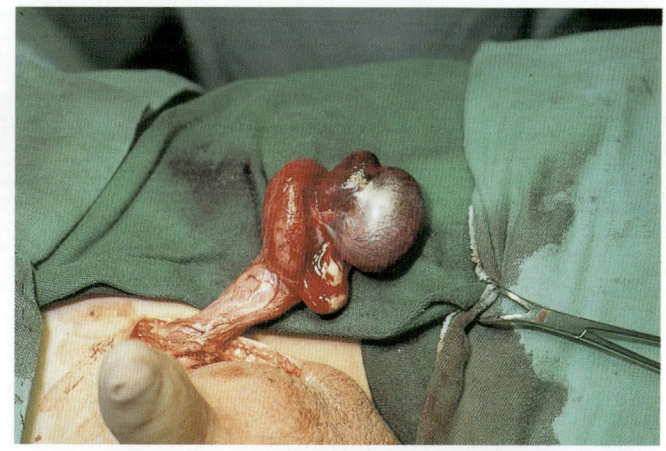

9 精索捻転症（術中）(p.88)

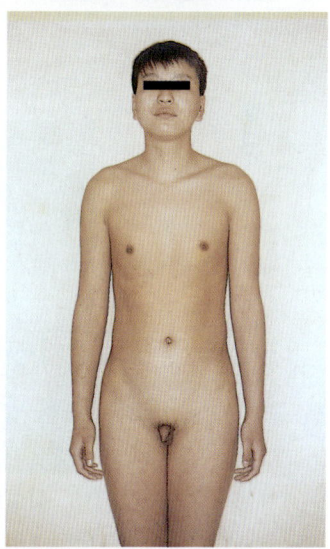

10 Klinefelter 症候群 (p.90)

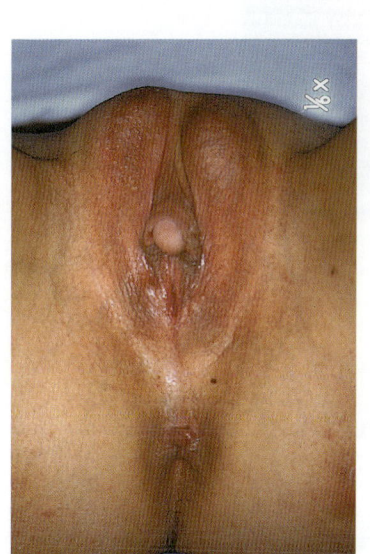

11 精巣（睾丸）性女性化症候群 (p.91)

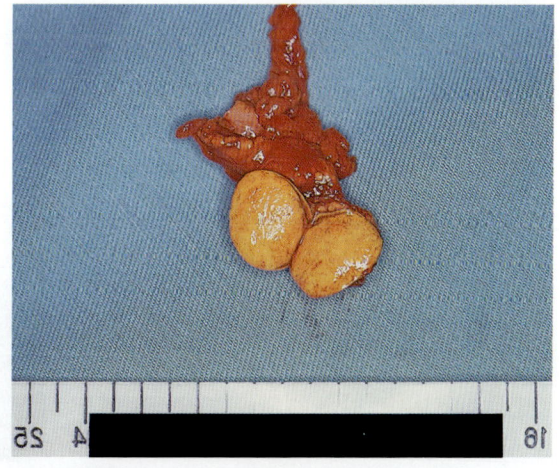

12 原発性アルドステロン症 (p.111)

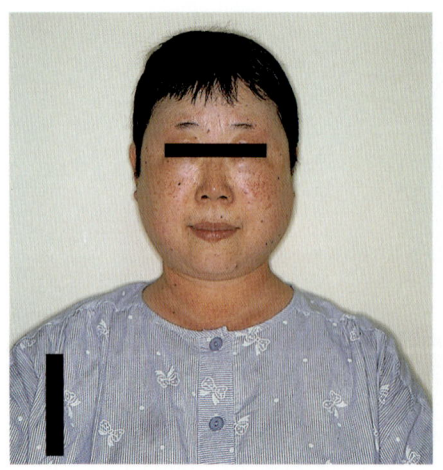

13 Cushing症候群（p.112）

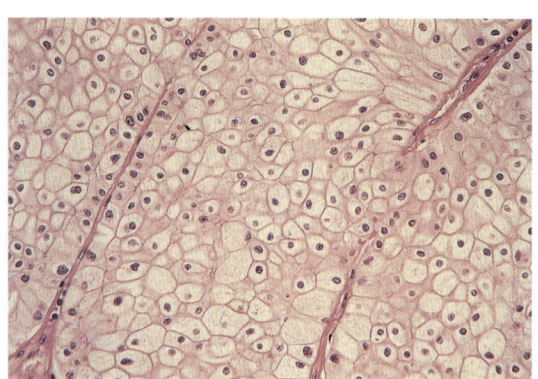

14 腎細胞癌（p.116）
典型的な腎癌の組織像：淡明細胞型，胞巣型，Grade 2

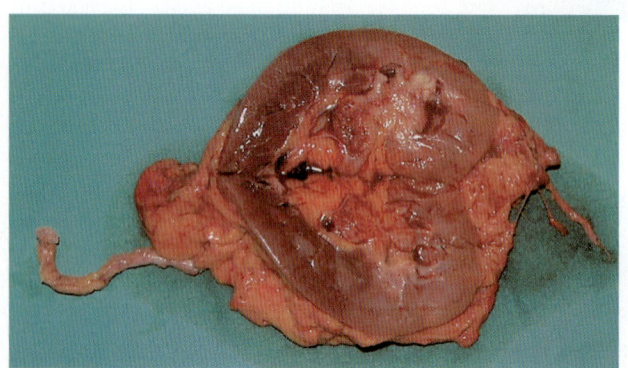

15 腎盂癌の肉眼所見（p.122）

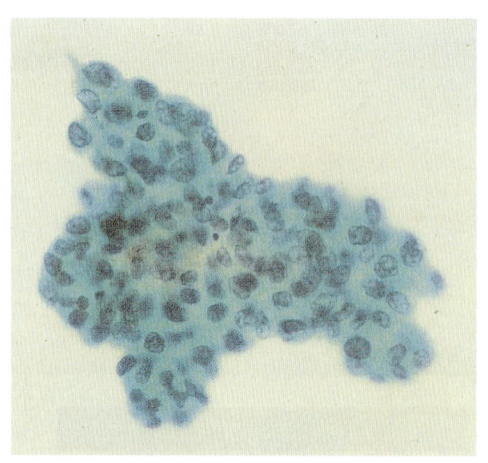

16 膀胱癌の尿細胞診（Class Ⅰ）（p.123）

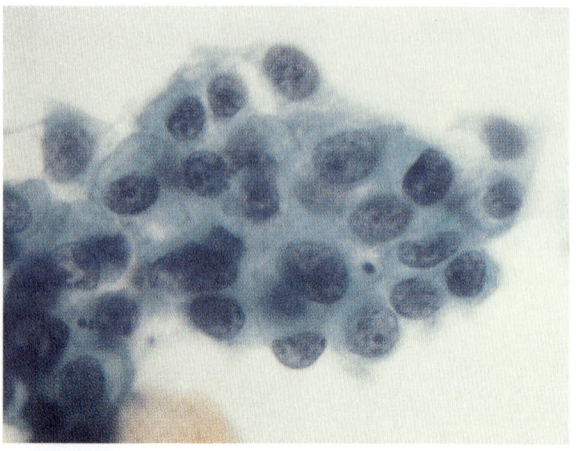

17 膀胱癌の尿細胞診（Class Ⅴ）（p.123）

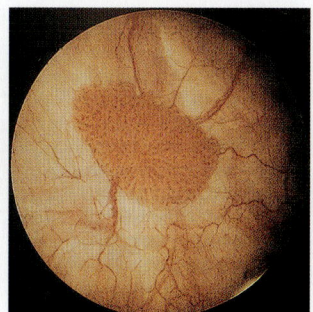

18 膀胱癌の内視鏡所見
（Grade1 表在性腫瘍）
（p.124）

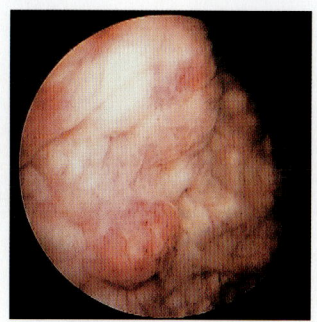

19 膀胱癌の内視鏡所見
（Grade3 浸潤性腫瘍）
（p.124）

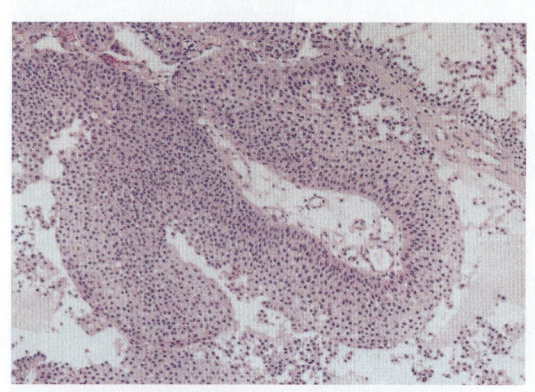

20 膀胱癌の病理組織像（TCC Grade1）（p.124）

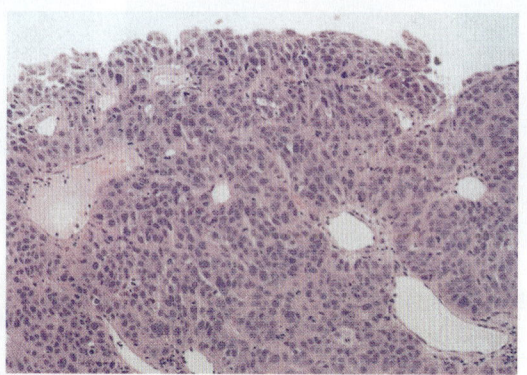

21 膀胱癌の病理組織像（TCC Grade3）（p.124）

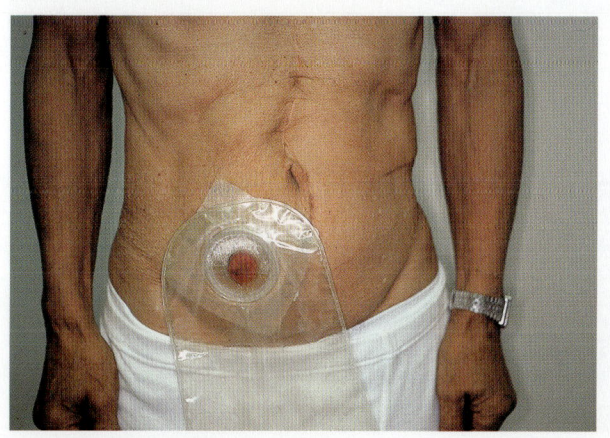

22 回腸導管（p.127）

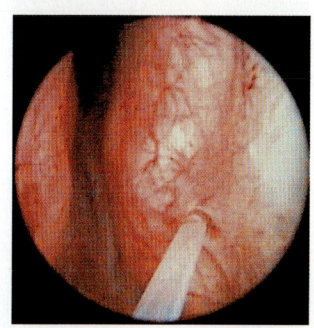

23 ILCP（レーザー療法）
（p.134）
内視鏡的にレーザー端子を腹腔内に穿刺している

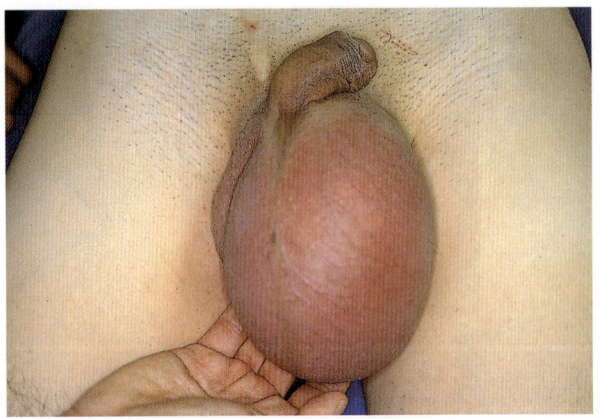
25 精巣腫瘍 (p.140)

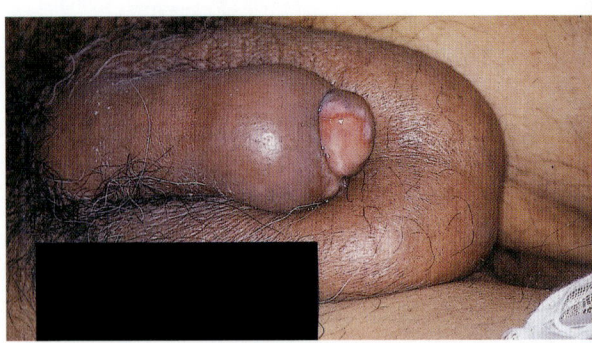
26 陰茎癌 (p.143)

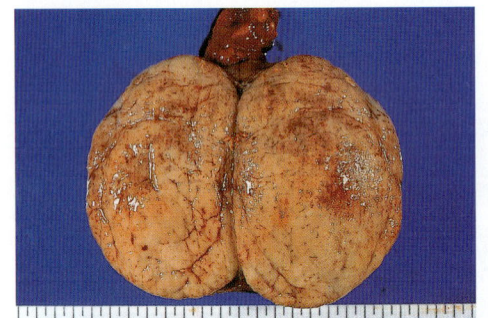
24 精巣腫瘍 (p.140)

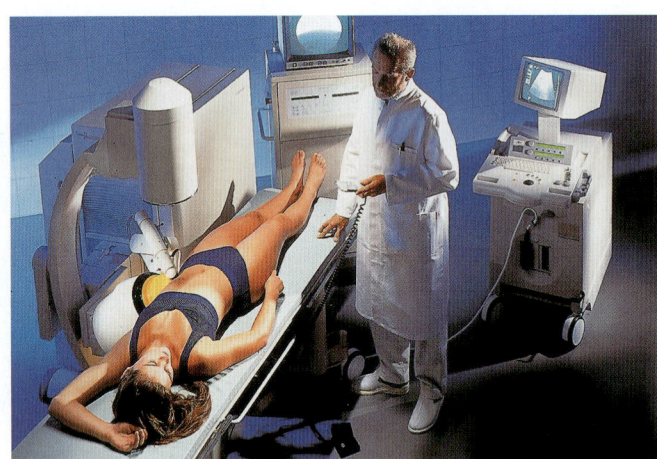
28 ESWLの装置 (ドイツ Dornier 社製 CS) (p.153)

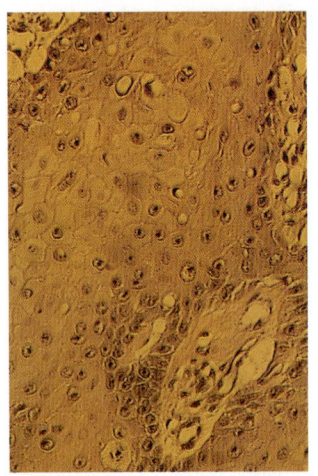
27 陰茎癌 (p.144)

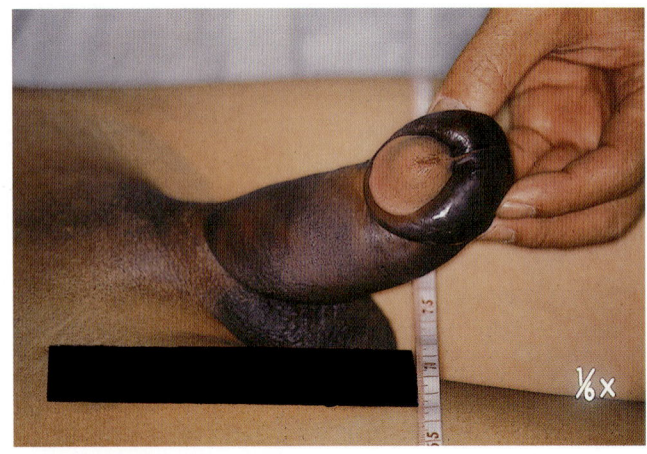
29 陰茎折症 (p.195)

Ⅰ　プライマリケア

1　症候論　　3
2　鑑別診断表　　8
3　緊急処置・治療　　10

I

マヤピエドラ 1

1 症候論

尿の性状に関する異常

1 尿混濁，膿尿

尿が濁った状態を混濁尿という。尿は正常では淡黄色（あるいは黄色）透明であるが，混濁尿とは透明度が低下した場合で一般的には血尿とは区別する。

混濁尿の原因は膿尿（細菌尿）か塩類尿（塩類が析出する尿；Ultzmann法で鑑別が可能）あるいは乳糜尿（フィラリア感染症などで起こるリンパ管閉塞のためにリンパ液が腎に逆流して尿中に混在した状態で乳白色の尿になる）である。

尿中に白血球が混在する状態を膿尿と呼び，尿路感染症の診断の決め手となる。膿尿に血尿を伴うと血膿尿と呼び，尿路感染が遷延したり，尿路腫瘍や尿路結石などで感染を伴う場合にみられる。また，尿中に多数の細菌を認めるが，白血球を認めない尿を細菌尿と呼ぶことがある。また逆に一般のグラム染色で細菌を認めないが膿尿を認める場合は無菌性膿尿と呼び，尿路結核に特徴的な所見である。

2 血　尿

赤血球が混ざっている尿のこと。尿路のどこからか出血していることになる。また，出血の程度により以下のように分類される。

a．血尿の程度による分類
肉眼的血尿：肉眼で見て血尿と分かる場合で尿路系に異常が見つかることが多い。原因としては糸球体腎炎，尿路結石，尿路腫瘍，尿路の感染症などが多い。精査でも原因が不明の場合は特発性腎出血と呼ばれる。
顕微鏡的血尿：顕微鏡検査（沈渣）で初めて分かる場合。原因は肉眼的血尿と同様であるが尿沈渣では高倍率（400倍）で赤血球が1視野に4個未満は病的意味がない場合が多い。

b．血尿の出現時期による分類（2杯分尿法で鑑別；尿コップを2杯に分けて採尿してもらう）
初期血尿：排尿の初めに出る（前部尿道からの出血）。
終末期血尿：排尿の終わりに出る（膀胱頸部または後部尿道由来）。
全血尿：排尿の初めから終わりまで全部が血尿（膀胱，腎，尿管由来）。

c．その他
無症候性肉眼的血尿：疼痛，発熱などの症状を欠き，血尿だけが症状の場合で膀胱癌の初発症状として最も多い（**重要！**）。また，腎癌，腎盂尿管腫瘍，腎結石などでも出現する。

3 多　尿

　1日尿量が多い場合で，一般的には3000 m*l*以上の場合を多尿と呼ぶ。原因は糖尿病，尿崩症，慢性腎不全（多尿期）などの内科的疾患で起こる。1日の尿回数も当然，増加するので頻尿との鑑別診断が重要！

4 乏尿，無尿

　1日尿量が400 m*l*以下を乏尿，1日尿量が100 m*l*以下を無尿と呼ぶが，両者には質的な差はない。尿閉とは異なる病態である。
　また，その原因により下記のように分類される。

a. 真性無尿

　腎臓での尿の生成障害による。腎血流低下による腎前性と腎実質障害による腎性に分類することができる。腎前性腎不全，腎性腎不全で生じる（§11　腎不全の項p.173参照）。

b. 仮性無尿

　腎では尿が生成されるものの尿管に通過障害があるため膀胱まで尿が達しない状態で，腎後性無尿とも呼び，腎後性腎不全の原因となる各種泌尿器科疾患で生じる（結石，腫瘍その他の後腹膜病変による両側の尿管の通過障害など）。後述の尿閉を起こす疾患でも腎後性無尿になることもある。

排尿に関する異常

1 排尿痛

　排尿のときに尿道や膀胱に感じる灼熱感や疼痛。下部尿路の炎症に特徴的であり，疼痛の出現時期により以下のように分類される。

a. 初期排尿痛

　排尿初期に感じる疼痛で，急性の前部尿道炎や尿道結石などに特有の症状である。

b. 終末期排尿痛

　排尿終了後に強い痛みが出現するもので，膀胱や後部尿道の急性炎症に起因することが多い。急性膀胱炎，急性前立腺炎などに特有の症状である。

c. 全排尿痛

　排尿の全期間を通して疼痛があるもので，高度の尿道炎や膀胱炎，間質性膀胱炎などでみられる。後述の膀胱しぶりvesical spasmは痛みとして訴えられることもある。

d. 排尿後痛
排尿終了後にみられる疼痛で，膀胱結核でみられる。

2 頻　尿

排尿回数は個人差が大きく，水分の摂取量や気温や体温にも影響を受けるが一般的に1日10回を超える場合を頻尿という。また，特に就寝中の排尿回数の増加を夜間頻尿と呼ぶ。

頻尿の原因としては以下が挙げられる。
1) 膀胱粘膜の機械的刺激によるもの
   急性膀胱炎，膀胱結石，膀胱異物など
2) 膀胱容量の減少によるもの
   機能的減少（前立腺肥大症，前立腺癌，薬物性など）
   器質的減少（膀胱癌，間質性膀胱炎，膀胱結核，放射線性膀胱炎など）
3) 神経因性あるいは心因性のもの
   神経因性膀胱，不安定膀胱，過活動膀胱，神経性頻尿など
4) 薬剤性など
   利尿薬の内服，多尿を起こす疾患（糖尿病，尿崩症など）

＊膀胱しぶり vesical spasm
極端に尿意を頻回に催し，排尿しようとしても出ない状態を膀胱しぶり（尿しぶり）と呼ぶ。急性膀胱炎，放射線性膀胱炎，間質性膀胱炎，経尿道的手術後，抗癌薬の膀胱注入後などに起こる。

3 排尿困難，尿閉

正常では排尿時は努力をせず，勢いよく尿が排出され，短時間のうちに膀胱が空になる。これが障害され，排尿時間の延長，排尿の際に強い努力を要する状態を排尿困難と呼ぶ。排尿困難が進行すると膀胱に残尿が残り残尿感（尿の切れが悪い状態）として感じる。また，膀胱に尿が貯まり尿意を感じて排尿の意志があっても，排尿できない状態を尿閉という（無尿とは異なる！）。

排尿困難を生じる疾患として前立腺肥大症が代表的であるが，他には前立腺癌，膀胱頸部硬化症，尿道狭窄，尿道結石，神経因性膀胱などがある。いずれも排尿困難が高度になれば尿閉を起こしうる。

CHART　1

【尿閉と無尿】
尿閉：下腹部膨隆，エコーで膀胱内の尿貯留
無尿：上記なく，導尿で尿の流出がみられない

4 尿失禁，遺尿

尿が不随意に漏れる状態を遺尿と呼び，これが社会的，衛生的に問題となってくる状態または客観的に尿漏れを証明できる状態を尿失禁と呼ぶ。尿失禁には多産婦や高齢女性が咳やくしゃみなど腹圧がかかったときに起こる腹圧性尿失禁，不安定膀胱や過活動膀胱などで尿意を感じてもトイレが間に合わな

いで漏らしてしまう切迫性尿失禁，また尿管異所開口や膀胱腟瘻などで常に尿が漏れる真性尿失禁，前立腺肥大症などで排尿困難が進行して尿閉になる前に不随意に起こる溢流性（奇異性）尿失禁に分類できる。（§10　機能障害の項p.157参照）。

　また夜間の小児の遺尿のことを特別に夜尿症（おねしょ）と呼ぶ。

5　二段排尿，尿線の異常

　排尿終了後，間もなく尿意を覚え，再び排尿によりかなりの尿量を排出することを二段排尿という。大きな膀胱憩室に特徴的である。また，排尿の途中で意識せずに尿が突然止まり，身体を動かして体位を変えると，排尿が再びみられることを尿線中絶と呼び膀胱結石に特徴的である。排尿の際，尿が1本の線とならずに分離してしまうことを尿線分裂と呼び，極端に尿流が悪くなる場合を尿線細小と呼び，前立腺肥大症や尿道狭窄などが代表的疾患である。

CHART 2

```
二段排尿   →   膀胱憩室
尿線中絶   →   膀胱結石
尿線分裂   →   前立腺肥大症，尿道狭窄
```

性機能に関する異常

1　生殖器発育不全

a．包　茎

　陰茎亀頭が包皮に覆われて外部に露出していない状態を包茎と呼ぶ。包皮が余剰でそのために亀頭が露出しないが，用手的に反転可能で亀頭を露出可能な場合を仮性包茎と呼び，包皮口が狭く反転しない状態を真性包茎と呼ぶ。医学的問題となる（手術が必要になる）のは後者の場合である。

　真性包茎の場合無理に反転させると陰茎が包皮口により絞扼され，血流障害を起こすため，緊急に整復処置あるいは手術を必要とする（嵌頓包茎と呼ばれる）。

　また，包皮囊内に尿が停滞し，恥垢が貯留して感染を伴いやすく，頻繁に亀頭包皮炎をきたす。また，陰茎癌の発生母地としても重要である（§6　先天異常の項p.71参照）。

　＊包茎以外の性器発育不全（矮小陰茎，停留精巣，尿道下裂，各種の半陰陽など）については§6　先天異常の項（p.71）参照。

2 早発生殖器発育異常

思春期に発現すべき二次性徴が異常に早期に出現する疾患である。実際には年齢のわりに陰茎，陰核が異常に発達した巨大陰茎や陰核肥大などで発見されることが多い（§6 先天異常の項p.71参照）。

3 勃起および射精障害 → 男性生殖器機能性疾患の項（p.167）参照

陰茎が性交に必要な硬度を維持することができない状態を勃起障害（ED）と呼ぶ。器質的原因によるものと機能的原因によるものがあり，頻度としては後者の機能的原因が多い。

勃起が持続し，痛みを伴うものを持続勃起症と呼び白血病などの血液疾患などで起こる。

一方，勃起は可能であるが射精できない場合は射精障害であり，精巣腫瘍に対する後腹膜リンパ節郭清術の後遺症として起こる。

また，射精はするが精液が膀胱に逆流してしまう逆行性射精は，前立腺肥大症に対する経尿道的前立腺切除術（TUR-P）の術後などに起こる。

4 陰囊内腫瘤 → §2 鑑別診断表（p.9）参照

無症候性の陰囊内腫瘤のなかで大切なものとして，精巣腫瘍がある。そのほかには陰囊水腫，精液瘤などがある。精巣腫瘍の場合，発生そのものは全悪性腫瘍のなかでそれほど高くないが，泌尿器科領域では青壮年期においては癌死の第1位を占めるため重要である。有痛性の陰囊内腫瘤については，精巣上体炎，精巣炎の炎症のほか，精巣（上体）垂捻転症も比較的多い疾患である。小児期に好発し，陰囊の上方に限局した青黒い腫瘤，圧痛を伴う（Blue Dot Sign）。

緊急手術（6時間以内）の必要な疾患として精索捻転症が挙げられる。

精索捻転症は乳幼児，前思春期にみられる。上記疾患との鑑別が困難な場合がある。本症の場合，精巣を挙上すると疼痛が増悪するPrehn（プレーン）徴候を認めるが，疼痛が激しいとはっきりせずに診断に迷うことがある。（p.87参照）

5 血精液症，膿精液症

精液中に赤血球が混在しているものを血精液症といい，白血球が混在しているものを膿精液症という。原因として，精囊，前立腺，後部尿道に炎症，腫瘍，結石などの病変があるときや，血小板減少や肝機能障害に伴う凝固障害にみられることもあるが，30～50代でみられるものはほとんどは原因不明である（p.169参照）。

CHART 3

【泌尿器科領域の症候】
1) 尿の性状に関する異常
2) 排尿に関する異常
3) 性機能に関する異常

2 鑑別診断表（特に重要なもの）

1 血 尿

	性別	好発年齢	随伴症状，所見	検査	禁忌または不適
糸球体腎炎	男＝女	若年者	蛋白尿，乏尿	IgA，β_2MG，腎生検	血管造影
腎 癌	男＞女	50～60歳代	側腹部痛，腫瘤触知	超音波，CT，MRI，血管造影	腎生検
腎動静脈瘻	女＞男	青壮年	肉眼的血尿	超音波ドップラーエコー，血管造影	腎生検
腎外傷	男＞女	青壮年	側腹部打撲	CT，IVP，血管造影	運動負荷
尿路結石	男＞女	青壮年	CVA疝痛，結石の排出	KUB，IVP，超音波，CT	MRI
ナットクラッカー現象	女＞男	若年者	左腎性血尿	超音波，CT，MRI，膀胱鏡	腎生検
膀胱癌	男＞女	60～70歳代	無症候性肉眼的血尿	尿細胞診，膀胱鏡，超音波，CT，MRI，IVP	RP
膀胱炎	女＞男	若年者	排尿痛，残尿感	尿細菌培養	膀胱鏡
膀胱結石	男＞女	高齢者	尿線中絶，排尿痛	KUB，IVP，超音波	MRI

表2.1 血尿がみられる疾患

2 混濁尿

	性，年齢	症状，所見	検査	禁忌または不適
腎盂腎炎	若年女性	CVA部叩打痛，高熱	尿細菌培養	RP
膀胱炎	若年女性	排尿痛，頻尿，残尿感	尿細菌培養	膀胱鏡
腎，膀胱結核	高齢者	酸性無菌性膿尿	尿中結核菌塗抹（PCR法），培養，IVP，膀胱鏡	RP
フィラリア症	全年齢層	乳糜尿，陰嚢浮腫	リンパ管造影	陰嚢穿刺
尿道炎	若年男性	排尿痛，尿道分泌物	尿検査，尿道分泌物のPCR法（淋菌，クラミジア），DNAプローブ法	膀胱尿道鏡
前立腺炎	若年男性	残尿感，下腹部不快感，急性細菌性では発熱	尿検査，マッサージ後検尿	膀胱尿道鏡，マッサージ

表2.2 混濁尿がみられる疾患

2. 鑑別診断表（特に重要なもの）

3 排尿困難

	性，年齢	症状，所見	診断，検査	禁忌または不適
前立腺肥大症	高齢男性	排尿困難，尿閉，夜間頻尿，残尿感	IPSS，超音波，尿流測定，残尿測定，尿道造影，PSA	尿道ブジー
尿道狭窄	男性（全年齢層）	尿道外傷，淋病の既往	尿道造影，尿流測定	尿道ブジー（非透視下）
神経因性膀胱	特徴なし	脳神経疾患，脊髄疾患の既往，神経学的所見	IVP，膀胱内圧，尿道内圧，括約筋筋電図	
尿道結石	壮高年男性	排尿痛，尿閉，結石排出の既往	KUB，IVP，尿道鏡	尿道ブジー
膀胱頸部硬化症	高齢男性	排尿困難，尿線細小	尿道造影，尿流測定	尿道ブジー

表2.3 排尿困難がみられる疾患

4 側腹部痛

	性，年齢	症状，所見	一般検査	画像診断
腎，尿管結石	青壮年男性	血尿，結石の排出	血中 C，P，Mg，尿酸，PTH	KUB，IVP，CT，超音波
腎盂腎炎	若年女性	発熱，混濁尿	尿培養，CRP，血液像（WBC）	超音波
腎膿瘍	特徴なし	高熱，悪寒戦慄	尿培養，CRP，血液像（WBC）	CT，MRI，超音波
腎腫瘍	高年男性	血尿，腫瘤触知	赤沈，CRP，IL6，IAP	CT，MRI，超音波，血管造影
腎梗塞	高齢者	心房細動の既往	LDH	CT，MRI，超音波

表2.4 側腹部痛のみられる疾患

5 陰嚢内容腫脹

	痛み	発熱	透光性	超音波所見	一般検査
精巣腫瘍	なし	なし	なし	solid	AFP，β-hCG，LDH
陰嚢水瘤	なし	なし	あり	cystic	穿刺液検査
精巣垂捻転症	あり	なし	あり	cystic	超音波検査
精巣上体炎	あり	あり	なし	solid	CRP，血液像
精巣炎	あり	あり	なし	solid	CRP，血液像，Mumps 抗体価
精液瘤	軽度	なし	あり	cystic	穿刺液検査（精子の確認）
精索捻転症	激痛	なし	なし	solid	CRP，血液像，超音波ドップラー検査
精索静脈瘤	軽度	なし	なし	hetero	超音波ドップラー検査

表2.5 陰嚢内容腫脹のみられる疾患

3 緊急処置，治療

1 尿閉に対する処置，治療

a. 導　尿

導　尿……尿道カテーテル類（図3.1）

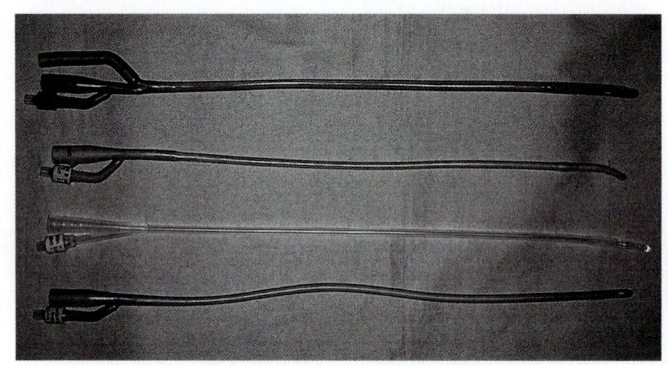

図3.1　尿道カテーテル類　☞巻頭カラー1

導尿は女性と男性では難易度が異なる。

1）**女性の場合**

　　患者をベッドに仰臥位として開脚させて外陰部を消毒した後に，尖端に潤滑剤（キシロカインゼリー，グリセリンなど）を塗布したカテーテルを外尿道口を確認し（高齢者などでは分かりにくい場合もある），ゆっくりと挿入する。3〜4cm挿入すると膀胱に入り，尿がカテーテルを通して流出してくる。外尿道括約筋の抵抗はほとんど感じないことが多い。

2）**男性の場合**

　　尿道が20〜25cmと女性に比べてはるかに長く（陰茎と前立腺の存在による），熟練しないと難しい。

　　まず患者をベッドに仰臥位とさせて，左手で陰茎を把持する（図3.2）。4指と5指で陰茎根部を垂直に固定し，拇指と示指で亀頭部を把持する。外尿道口を消毒した後に尖端に潤滑剤を塗布したカテーテルをゆっくり挿入する。12〜18cmで外尿道括約筋の抵抗を感じるので，ここで患者にリラックスさせる（口を開く。息を吐く。肛門を緩めるなど指示する）。患者が痛がるのに無理に挿入しようとすると尿道損傷を起こし，尿道出血や仮性尿道の原因となるので絶対に無理に挿入しないこと！

　　また，バルーンカテーテルを留置する場合は，必ず尿流出を確認した後にバルーンを拡張するようにする。

＊**持続導尿法**：膀胱にカテーテルを挿入したままにしておき，持続的に尿を排出させ，常に膀胱内を空にしておく処置である。

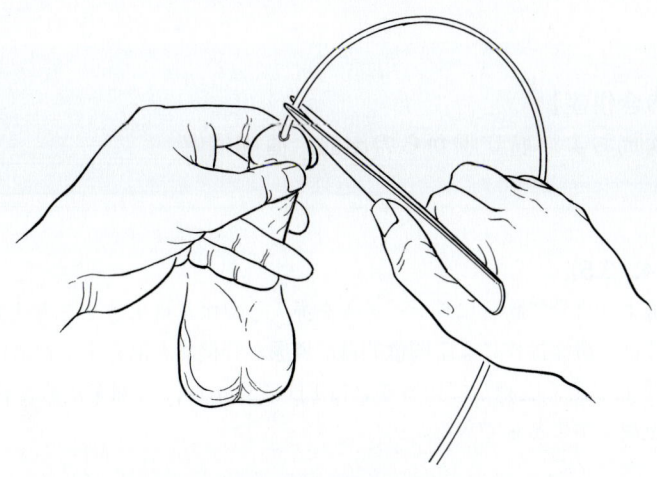

図3.2　導尿の手技

b．膀胱穿刺，膀胱瘻設置（図3.3）

　カテーテルを挿入しようとしても，尿道に病変があり挿入できない場合に行う。

　尿を充満させ恥骨上縁より1～2横指上の正中部より，やや針を下に向けて穿刺する。針を頭側に向けたり，膀胱に尿が充満していないときに穿刺すると腸を穿刺して腹膜炎を起こしてしまう！

　また，あまり下方に穿刺すると前立腺肥大症がある場合はこれを穿刺してしまい，出血や膀胱タンポナーデを起こす危険性があるので注意を要する。穿刺前に膀胱内に尿が充満していることの確認や，前立腺肥大の程度を予測するためにも超音波エコーにて穿刺前に確認することが望ましい。またはエコーガイド下に穿刺する。

　エコーがない場合は細く長い針と注射器でまず穿刺して，尿の逆流を確認する。

　膀胱に確実に到達している距離と方向を確認してから膀胱瘻を造設する。

　膀胱の背側には直腸があるので，尿の流出をみたらそれ以上深く穿刺すると直腸損傷の危険もある。尿路を確保する意味から同時に膀胱瘻を造設することが多く，最近では簡便な膀胱瘻用のセットもある。

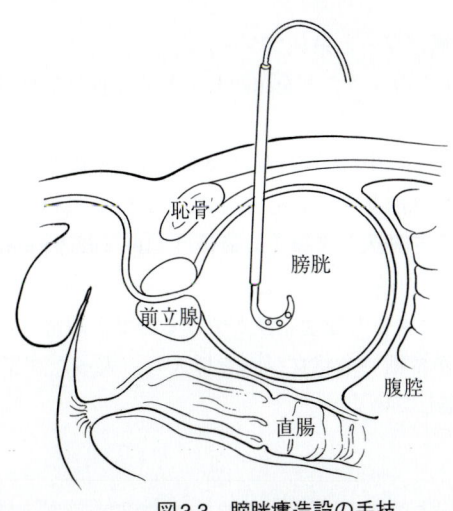

図3.3　膀胱瘻造設の手技

> **【膀胱穿刺の合併症】**
> 腹膜炎，膀胱および前立腺からの出血，直腸損傷

c. 自己導尿（図3.4, 3.5）

　必要なときに，尿道より自分で膀胱にカテーテルを挿入して尿を排出させる方法である。様々な原因による神経因性膀胱では，清潔操作による間歇的自己導尿が腎機能を温存するためには第一選択の治療になっている。膀胱機能が全く廃絶している場合は1日に5～6回，時間を決めて行う。ある程度自尿が可能な場合は回数を減らすこともできる。

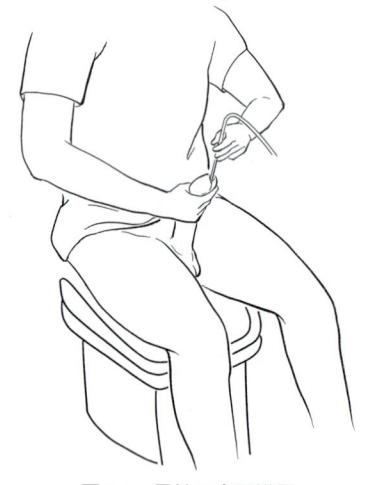

図3.4　男性の自己導尿

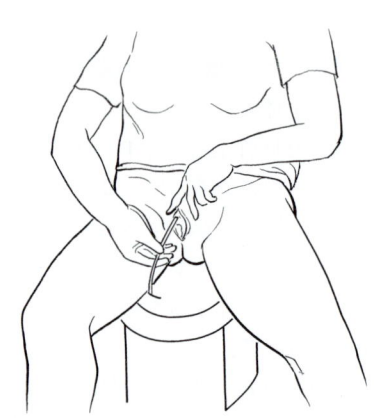

図3.5　女性の自己導尿

2 尿道狭窄に対する処置

＊尿道ブジー（図3.6, 3.7）（金属ブジーと糸状ブジー）

　尿道狭窄は尿道造影で場所や狭窄の長さなどを確認しておく。盲目的に行う尿道ブジーは仮性尿道を作るため禁忌。

　男性は前部尿道狭窄では直ブジーを用いるが，球部狭窄や膜様部狭窄では曲ブジーを用いる。

　まず，外尿道口よりゼリー様の麻酔薬を注入した後に，サイズの細いブジー（12Frなど）から順番に（14-16-18など）太いブジーを挿入してゆく。最後は24Fr（直径8mm）程度まで拡張し，10分程度放置後に抜去する。

　急激に太いブジーを挿入しようとすると尿道粘膜が裂けるので，順番にゆっくり挿入してゆくのがコツ。糸状ブジーの手技は何本か極細い糸状ブジーを挿入し，入ったブジーの対側に順番に太いブジーを接続し，尿道狭窄部を拡張していく。

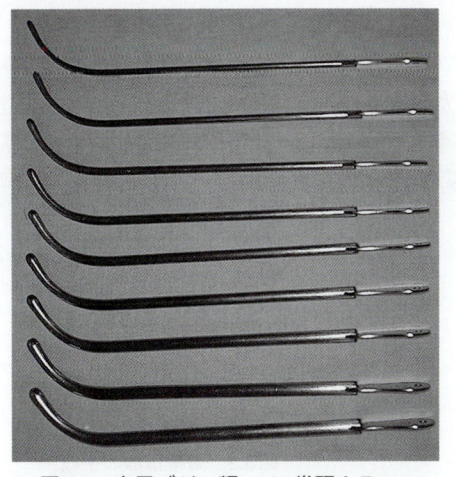

図3.6 金属ブジー類　☞巻頭カラー2

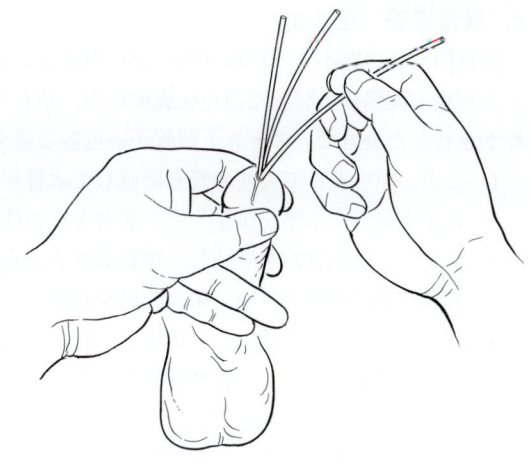

図3.7 糸状ブジーの手技

③ 無尿に対する処置

a. 腎後性無尿の確認

　無尿にも腎前性，腎性，腎後性無尿があり，それぞれに関して原因疾患がある。泌尿器科的な緊急処置が必要なのは腎後性無尿である。

　例えば，両側の尿管結石，後腹膜線維化症，後腹膜リンパ節への転移病巣，あるいは機能的単腎に発生した尿管結石や尿管腫瘍などである。また，下部尿路疾患（神経因性膀胱，前立腺肥大症など）でも進行すると腎後性腎不全を起こすことがある。

b. 尿管DJステント設置（図3.8）

　大きな腎結石に対する体外衝撃波結石破砕術（ESWL）施行後には，尿流確保のために使用することが多い。

1) 膀胱鏡を挿入し，逆行性尿路造影の手技にて尿管口よりガイドワイヤーを挿入する。
2) ガイドワイヤーにかぶせるように尿管にDJステントを挿入し，尖端が腎盂に届いたらガイドワイヤーを抜去する。
3) エックス線透視下に位置を確認（一方が腎盂内で，もう一方が膀胱内）する。
4) 交換は少なくとも2～3か月に1回膀胱鏡を用いて透視しながら交換する。放置するとこれを核とした結石が形成され，抜去困難になることもある。

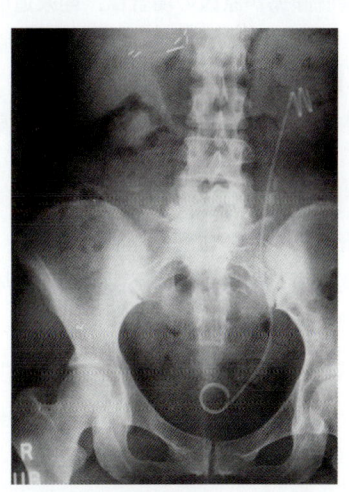

図3.8 尿管DJステント設置

c. 腎瘻造設（図3.9）

急性閉塞性の腎不全（腎後性腎不全）の場合に行う処置。

子宮癌，直腸癌の膀胱浸潤や後腹膜疾患，結石などによる水腎症が進行した場合で，ステント留置が不可能な場合などに行う。

1) まず，超音波にて両側の腎を確認して水腎症の程度をみる。
2) 腎瘻を造設する側を決定して，患者をうつ伏せとする。
3) エコーにて水腎症を確認し，穿刺部位を決定する。
4) 超音波下に穿刺を行い，尿の流出を確認する。
5) ガイドワイヤーを挿入し，透視下に腎瘻の造設を行う。
6) 透視で位置を確認して腎瘻を固定する。

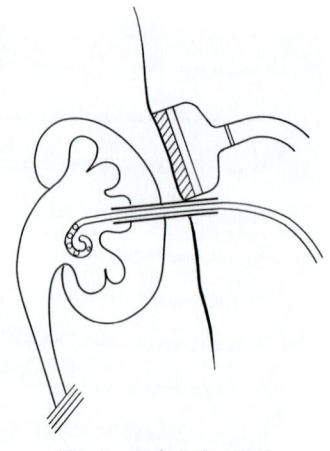

図3.9 腎瘻造設の手技

4 膀胱タンポナーデに対する処置

凝血塊が多量に膀胱内を占拠することで尿閉となる状態を，膀胱タンポナーデと呼ぶ。膀胱腫瘍，放射線性膀胱炎，前立腺肥大症に対する経尿道的前立腺切除術後などに多い。

a. カテーテルの尿道内留置

バルーンカテーテルを留置し，凝血塊を洗浄除去し（コアグラ抜き）持続的に膀胱内を洗浄（膀胱灌流）すると，膀胱内の凝血塊の形成を予防できる。膀胱内にマーロックス，ホルマリンなどを注入して止血する場合もある。

b. 経尿道的止血

膀胱に原因のある場合は，局麻あるいは腰麻下に経尿道的電気凝固術を行う。
膀胱腫瘍が原因の場合は，経尿道的膀胱腫瘍切除術を行う。

c. 動脈塞栓術

大腿動脈より出血している膀胱の動脈を検索し，塞栓物質を入れて閉塞させて止血を行う。

d. 上部尿路よりの出血

腎腫瘍（癌，血管筋脂肪腫など），腎動静脈瘻，腎動脈瘤や腎盂腫瘍により出血する。根治手術や動脈塞栓術を行う。原因不明の腎性血尿の場合は腎盂に硝酸銀を注入することもある。また近年は硬性尿管鏡下に凝固，止血も可能になった。

5 その他の緊急処置が必要な泌尿器科的疾患

　泌尿器科では比較的救急患者は少ないが，以下の疾患に関しては救急での処置が必要となる。詳細に関しては各論を参照のこと。

a．泌尿器科的外傷

　腎外傷は90％は保存的治療が中心だが，膀胱外傷では尿が漏れるのでドレナージが必要になることが多い。

　尿道外傷では骨盤骨折に合併するものや，高い所からの落下による外傷が多く，まず，膀胱瘻を造設して二期的に手術する場合が多い。

　陰茎折症および精巣外傷は緊急で手術する。

b．精索捻転症，嵌頓包茎

　精索捻転症は発症後なるべく早期（6時間以内）に捻転修復，精巣固定術を施行する。時間が経過すると精巣は壊死を起こす。壊死を起こした精巣は対側の精巣機能に影響することがあるので摘除し，また，反対側も捻転しやすい構造になっている場合が多いので，対側も観察し固定することが多い。

　また，真性包茎の陰茎の包皮を無理に反転させていると元に戻らなくなることがあり（嵌頓包茎），放置すると陰茎亀頭部が壊死を起こすために緊急に整復を行うが，用手的に整復できない場合には手術（背面切開か環状切開）を行う。

c．結石の疝痛発作

　尿管結石の疝痛発作は突然出現するため，初発の激痛の場合は救急車で受診することが多い。側腹部から背部の痛みであり悪心，嘔吐を伴うこともある。鎮痛薬の投与で，まず除痛を図る。

　また，5mm以下の結石は自然に排出することが多いが，排石がない場合はESWLなどの治療を行う。

d．急性腎不全（透析）

　泌尿器科の疾患でも急性腎不全になることはよくある。泌尿器科的なものは腎後性腎不全が多く，様々な原因による尿流の障害による。

　DJステントや腎瘻造設が必要となり，施行時期が遅ければ透析療法が必要になる。

e．泌尿器科の感染症，敗血症

　急性腎盂腎炎，急性前立腺炎は進行すると敗血症に発展することもあるので，高熱が続くときは入院治療が必要。

6 泌尿器科の代表的な手術

ほかにもたくさんあるが，特に重要な手術は表3.1で挙げる手術である．

副腎の手術	経腰的副腎摘除術，腹腔鏡下副腎摘除術
腎臓の手術	単純腎摘除術，根治的腎摘除術，腎移植術（生体移植術，献腎移植，自家腎移植）
膀胱の手術	TUR-BT，膀胱全摘除術， 尿路変更術 （尿管皮膚瘻術，回腸導管術，導尿型代用膀胱造設術，自排尿型代用膀胱造設術）
前立腺の手術	TUR-P，前立腺レーザー治療，前立腺全摘除術
尿失禁の手術	尿道吊り上げ術，TVT手術
尿路結石の手術	ESWL，TUL，PNL
小児泌尿器科の手術	腎盂形成術，逆流防止術，精巣固定術，尿道形成術

表3.1 泌尿器科の代表的手術

Check Test 1

- (1) 血尿は排尿の初めに出る。
- (2) 乏尿とは1日尿量が400ml以下の場合を呼ぶ。
- (3) 終末時排尿痛は急性膀胱炎の症状である。
- (4) 夜間頻尿は尿道狭窄に特有の症状である。
- (5) 尿閉とは，膀胱に尿が貯留しても自力で排尿できない状態である。
- (6) 切迫性尿失禁とは常に尿が漏れている状態である。
- (7) 尿線中絶は膀胱結石に特徴的である。
- (8) 逆行性射精はTUR-Pの術後に必発である。
- (9) Prehn徴候は精巣上体炎で陽性である。
- (10) 真性包茎は陰茎癌の発生母地となる。
- (11) 勃起障害（ED）は器質的原因が多い。
- (12) 腎癌は女性の方が多い。
- (13) 尿路結石の患者にMRIは不適である。
- (14) ナットクラッカー現象の主な症状は，右腎性血尿である。
- (15) 酸性無菌性膿尿では結核をまず疑う。
- (16) 急性前立腺炎には前立腺マッサージは禁忌である。
- (17) 尿道結石では尿道ブジーは禁忌である。
- (18) 精巣炎では発熱がある。
- (19) 腎梗塞が疑われた場合は心電図をとる。
- (20) 男性の導尿では，外尿道括約筋部では力を加えて進める。
- (21) 膀胱穿刺では，膀胱に尿が貯まっていれば腸を穿刺することはない。
- (22) 男性の前部尿道狭窄には直ブジーを用いる。
- (23) DJステントは約1年に1回交換すればよい。
- (24) 腎瘻造設には超音波エコーが必要であり，透視は必要ない。
- (25) 膀胱タンポナーデは上部尿路の病変でも起こりうる。

Answer

- × 排尿終末時の血尿もある。
- ○ 1日100ml以下を無尿と呼ぶ。
- ○ ほかに残尿感，頻尿などがある。
- × 前立腺肥大症や不安定膀胱の症状。
- ○ 無尿は膀胱に尿が貯まらない状態である。
- × 常に漏れているのは真性尿失禁。
- ○ 排尿時に膀胱頸部に結石が嵌頓するために起こる。
- ○ 内尿道括約筋を切開するため，ほぼ必発と考えてよい。
- × Prehn徴候が陽性なのは精索捻転症。
- ○ 陰茎癌患者はほとんどが真性包茎。
- × 機能的原因が多い。
- ○ 男性に多い。
- ○ 結石の精査には不適。
- × 左腎性血尿。
- ○ 膿尿が続いて細菌が検出できない場合である。
- ○ 敗血症のおそれがあるため禁忌。
- ○ 尿道外傷を生じる可能性が高い。
- ○ ムンプス精巣炎を合併するものがほとんどであり高熱を伴う。
- ○ 心房細動の有無は重要。
- × 無理に力を加えると括約筋反射が起こり進まなくなる。
- × 深く穿刺すると直腸に達することもある。
- ○ 後部尿道には曲ブジーを用いる。
- × 長く放置すると結石が形成される（2〜3か月に1回交換する）。
- × 位置確認のために透視が必要。
- ○ 腎癌や腎動静脈瘻でも起こりうる。

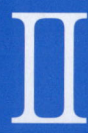

II 総論

4	解剖，発生，生理	21
5	診察，検査	40

II

論 考 II

4 解剖, 発生, 生理

腎尿路系の解剖, 発生, 生理

1 腎尿路系, 副腎の解剖

泌尿器科で扱う臓器は, 大きく分類すると腎尿路系（腎臓, 尿管, 膀胱, 尿道）と男性生殖器系（精巣, 精巣上体, 精管, 精囊, 前立腺, 陰茎）ということになるが, そのほかに副腎も重要な臓器の1つである。

a. 副 腎（図4.1）

副腎は腎の上極に位置する臓器であり, 様々なホルモンを分泌する。

右は三角形, 左は半月型で左の方が大きい。また, 副腎は皮質と髄質からなり, 皮質は中胚葉起源で3層に区分される。外側の球状帯からは電解質コルチコイド（アルドステロン）が, 中間の束状帯からは糖質コルチコイドが, 内側の網状帯からはアンドロゲンが分泌される。髄質は外胚葉起源であり, カテコラミン（アドレナリン, ノルアドレナリン）が分泌される。

副腎の動脈は左右ともに上中下の3本の副腎動脈であり, それぞれ下横隔動脈, 腹部大動脈, 腎動脈から分枝する。一方, 静脈は1本の副腎静脈があり, 右は下大静脈に, 左は腎静脈に注ぐ。

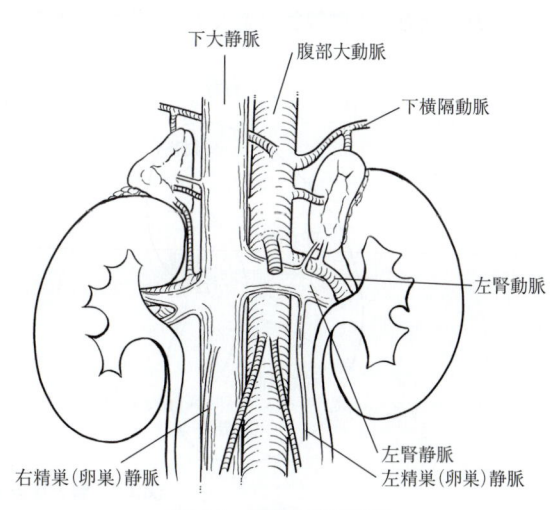

図4.1 副腎の血管支配

【副腎皮質の解剖】
外側（球状帯）：電解質コルチコイド（アルドステロン）
中間（束状帯）：糖質コルチコイド
内側（網状帯）：アンドロゲン

CHART 5

b. 腎（図4.2, 4.3）

　後腹膜（腹腔内ではない）に存在するそらまめに似た実質臓器である（大きさは日本人では長さ10cm，幅5cm，厚さ3cm，重さ120～130g程度）。腎の上端は第12胸椎上縁，下端は第3腰椎中部の高さで右がやや低い。図4.2は周囲臓器との位置関係である。腎臓は線維被膜で覆われているが，腎，副腎，尿管，大動脈，下大静脈は腎筋膜（Gerota筋膜）と呼ばれる膜で包まれている。腎臓は副腎と同様に皮質と髄質に分類できる。皮質には腎小体*や近位尿細管が存在し，髄質には遠位尿細管や集合管が存在する。

　右腎動脈の起始部は第1，2腰椎の椎間板の高さで，左腎動脈は第2腰椎上部と右側がやや高い（腎の位置は左側が高い！）。長さは右側が少し長い。腎動脈はまず腎門部で前枝と後枝に分枝し，さらに5本の区域動脈となる。区域動脈は葉間動脈，弓状動脈，小葉間動脈と分枝し，輸入細動脈となり糸球体を形成する。

　腎静脈は左側が右側の3倍とかなり長い（生体腎移植におけるドナー腎摘出の多くは左側を用いる理由である）。腎静脈は左側はほとんど1本であるが，右側は2本以上のことも多い。

　腎静脈の分枝は右側はほとんどなく，左腎静脈には上方から副腎静脈，下方から性腺（精巣あるいは卵巣）静脈，後方から腰静脈が流入する。また，腹膜側からの位置関係はVAU（静脈-動脈-尿管）である。

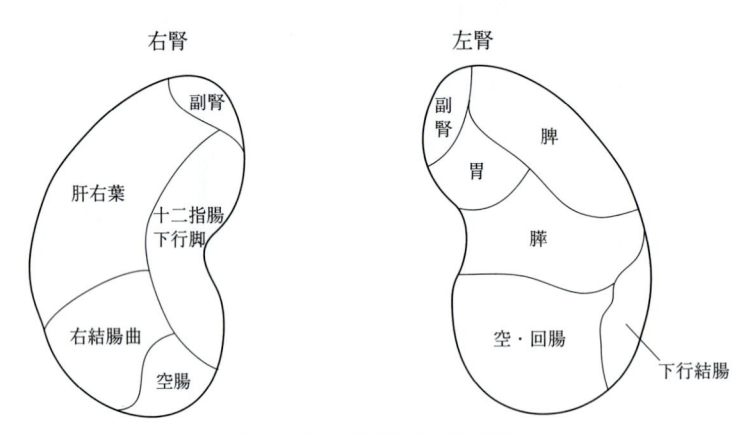

図4.2　腎と周囲臓器の位置関係

4 解剖，発生，生理

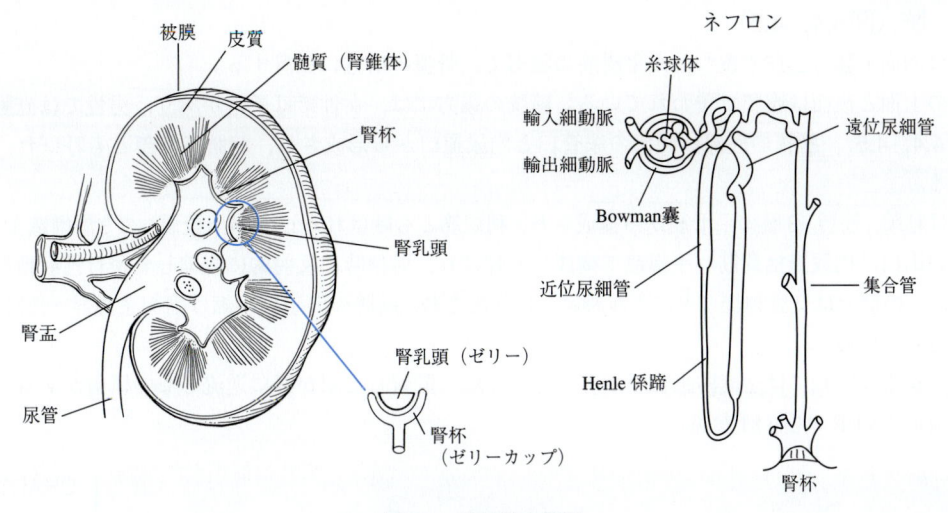

図4.3 腎の微小解剖

*腎小体：Malpighian 小体とも呼ばれ，毛細血管の集合体の糸球体を Bowman 囊が覆っている構造になっている。糸球体には1本の輸入細動脈が入り，1本の輸出細動脈が出ている。腎小体と尿細管で1つの単位（ネフロン）を形成し（図4.3），1腎に100～150万個存在する。尿細管の詳しい解剖に関しては③腎尿路系の生理（p.28）を参照。

CHART 6

【腎，腎動脈の位置】
　腎の位置は左が高い
　腎動脈の起始部は右が高い

c. 尿　管

　尿管は長さ25～30cmで直径が3～7mmの，蠕動で尿を腎盂から膀胱まで運ぶ管である。尿管には3か所の生理的狭窄部があり（p.150参照），結石が嵌頓しやすい場所になっている。
　骨盤腔での走行は，総腸骨動静脈の前面を走行し，男性では精管の後ろを交叉し，女性では子宮頸部の側方を通る。
　動脈支配は上中下の3部に分かれ，上は腎動脈から，中は腹部大動脈から，下は内腸骨動脈の枝から分枝する。静脈も同様に3区画されるが，注がれる静脈は個人差が大きい。
　粘膜は移行上皮と呼ばれる伸縮性のある上皮で，腎盂，尿管，膀胱，尿道の一部を覆っている（尿の通り道の大部分）。

CHART 7

【尿管の長さと太さ】
　長さは25～30cm――――結構長い！
　直径（内径）は3～7mm―直径5mmの尿管結石でも嵌頓する！

d. 膀　胱（図4.4, 4.5）

膀胱は内面を移行上皮で覆われた平滑筋の臓器で，骨盤の前方に位置する。

膀胱の上面と後面は腹膜で覆われている。膀胱の後方には，女性では子宮があり，男性では直腸がある（図4.4, 4.5）。膀胱の底部は両側の尿管口と内尿道口から形成され，膀胱三角部とも呼ばれ，発生が異なる。

膀胱は粘膜，筋層（3層の平滑筋から構成され，利尿筋とも呼ばれる），外膜（漿膜）の3層構造をとる。

膀胱の出口は内尿道括約筋（平滑筋で構成）と呼ばれ，射精時に反射的に収縮して逆行性射精を防いでいる。この部分は交感神経（主に下腹神経）に支配され，膀胱の筋層の収縮は副交感神経（骨盤神経）に支配されている。

また，正常な膀胱には逆流防止機構が存在し，膀胱に貯留した尿が腎に逆流しない構造がある（膀胱尿管逆流症；VURの項p.81参照）。

CHART　8

【膀胱の神経支配】
　　内尿道括約筋は交感神経（下腹神経）
　　膀胱利尿筋は副交感神経（骨盤神経）

---

e. 尿　道（図4.4）

尿道は膀胱から連続して尿を体外に排出する通路である。また，男性では後部尿道に精液が噴出し，射精する（精路でもある）。男性では長さが25〜30 cm（尿管と同じ！）で，女性では3〜4 cmと短い。男性の尿道は後部尿道と前部尿道に分かれ，後部尿道はさらに前立腺部尿道と膜様部尿道に分かれる。

また，前部尿道は球部尿道と振子部尿道に分かれる（図4.4a）。前立腺部尿道には精丘があり，射精管が開口する。膜様部尿道には外尿道括約筋（横紋筋）があり，尿の禁制を保っている。陰茎の亀頭部は尿道が太くなっていて，舟状窩と呼ばれており扁平上皮で覆われるが，後方は移行上皮で覆われている。

CHART　9

【尿道の分類】
　　後部尿道：膜様部尿道と前立腺部尿道
　　前部尿道：球部尿道と振子部尿道

4 解剖，発生，生理

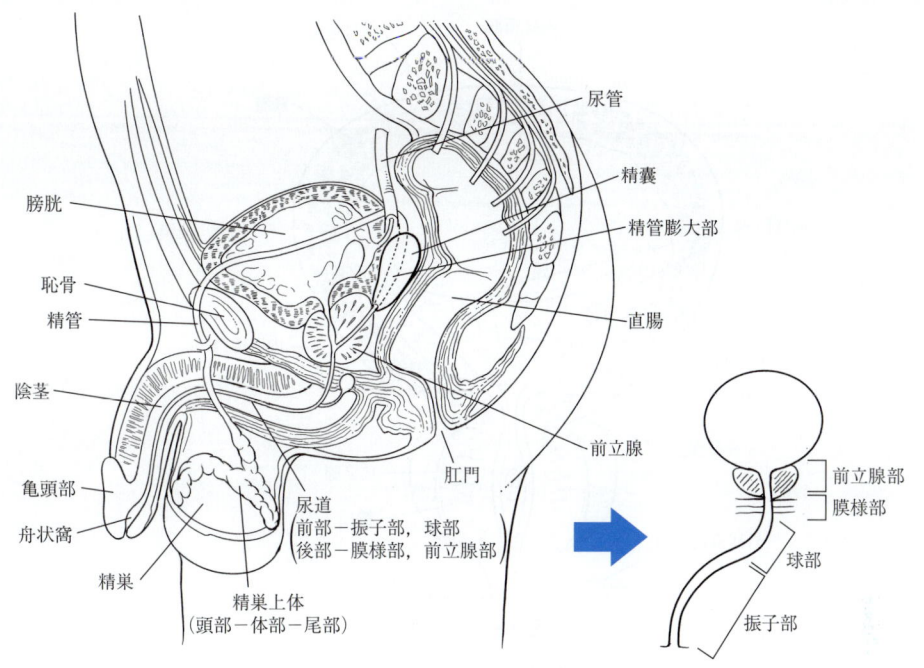

図4.4a 男性の骨盤内図

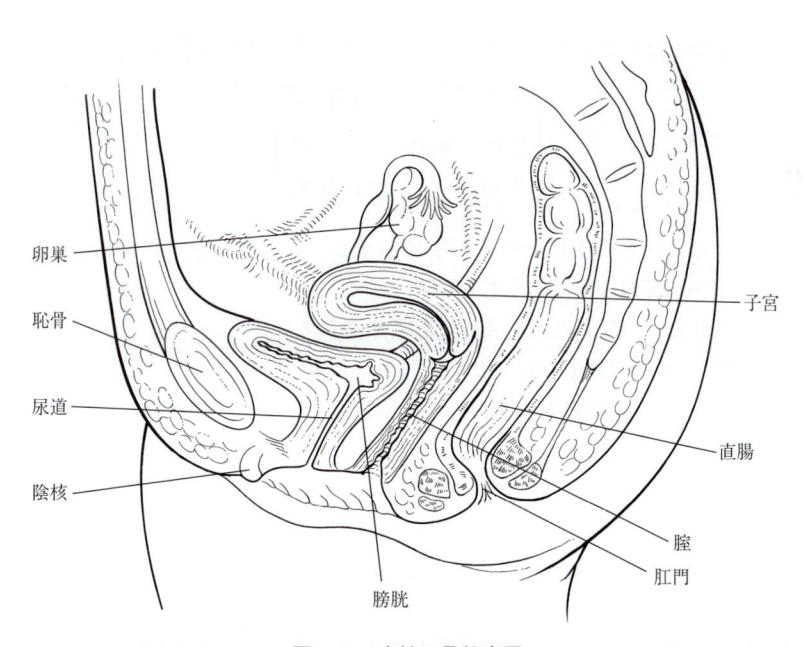

図4.4b 女性の骨盤内図

Ⅱ 総論

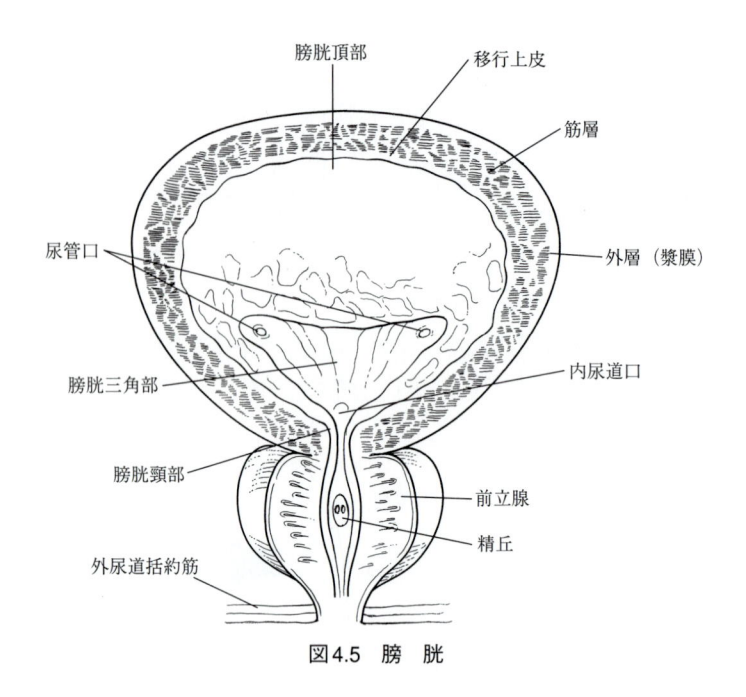

```
                    膀胱頂部      移行上皮
                                 筋層
        尿管口
                                 外層（漿膜）
        膀胱三角部
                                 内尿道口
        膀胱頸部
                                 前立腺
                                 精丘
        外尿道括約筋
```

図 4.5 膀 胱

2 腎尿路系の発生（図4.6，4.7，4.8）

ヒトの腎・尿路・生殖器はおおまかにはそれぞれ以下の胚葉より形成される。

| 腎〜尿管 ── 中胚葉 |
| 膀胱〜尿道 ── 内胚葉 |
| 生殖器 ── 内胚葉 |

発生第3週に内胚葉と外胚葉の間に中胚葉が生じてくる。中胚葉はさらに3つの部分に分かれるが，そのうち，中間中胚葉から腎臓の原基が生じる。

また，発生の過程で前腎，中腎，後腎の3つの組織が発生する。

1）胎生4週目初め頃に前腎が発生→ヒトでは機能せずに退化する。
2）胎生4週目終わり頃に中腎が発生→管状の中腎細管を形成する（図4.6）。

中腎細管の一部は，大動脈から分枝してきた糸球体を取り囲むようにBowman囊を作るまでに至るが，胎生8週目頃より退化しはじめ，胎生16週目にはほとんど消失してしまう（魚類ではこれが腎臓として機能することになる）。

3）胎生5週目終わり頃に後腎が発生→ここから2つの組織が形成される。1つは造後腎芽体でもう1つは尿管芽である。

尿管芽は総排泄腔から枝分かれするように延長してきて，その先端に造後腎芽体が先端を覆うように付着する。

造後腎芽体は中腎と同様，大動脈から分かれてきた糸球体を包むようにBowman囊を形成し，さらに尿細管〜集合管の弓部までが発生する。

尿管芽は分岐を繰り返して造後腎芽体の中に入り込み，その末端が集合管となり，弓部で造後腎芽体

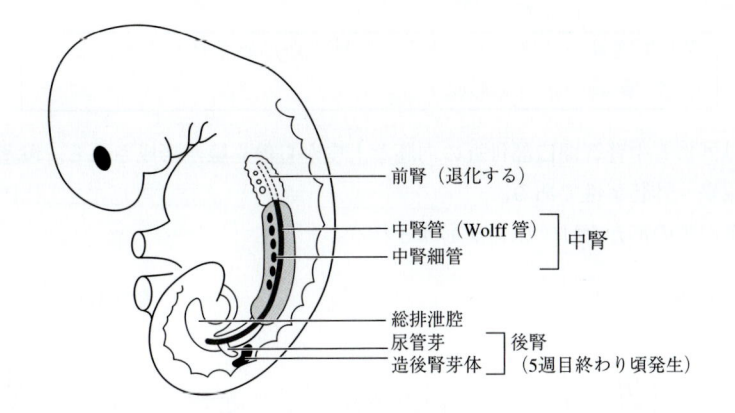

図4.6 胎生第5週

から形成された集合管と交通することで，一連の通路が完成する。この段階までは腎臓はまだ骨盤内で形成されているが，この後，骨盤内から上行して正常の位置に収まる（**図4.7**）。

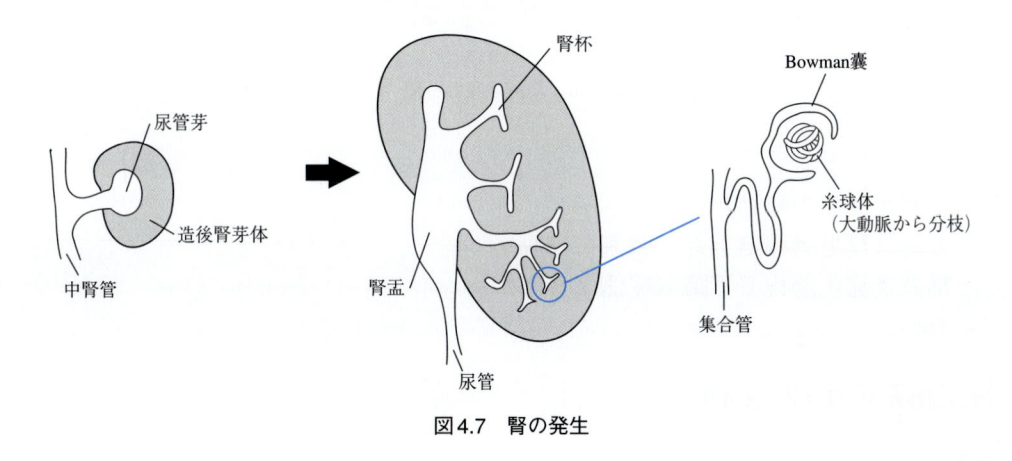

図4.7 腎の発生

この経路のいずれかが障害されると先天異常を起こすことになる。
例えば，尿細管の形成異常→先天性嚢胞腎，腎上行の際に両腎が融合→馬蹄腎，などがある。

CHART 10

【尿管芽と造後腎芽体が形成する部位】
尿管芽→腎盂～腎杯～腎錐体～集合管
造後腎芽体→集合管～遠位尿細管～Henle係蹄～近位尿細管～Bowman嚢

中胚葉が形成されるのとほぼ同時期に，胎児の尾側で外胚葉と内胚葉が接して排泄腔膜が形成される。この排泄腔膜が袋状になって総排泄腔を形成し，胎生第7週目には尿直腸隔膜が排泄腔を二分して，腹側は原始尿生殖洞となる（背側は肛門直腸管→後の肛門，直腸）。原始尿生殖洞は，さらに前述した中腎管の開口部によって頭側と尾側に分けられ，頭側の膀胱尿道管，尾側の尿生殖洞に分かれる（図4.8）。

II 総論

> 膀胱尿道管→内側の上皮から膀胱粘膜が形成されることになる。
> 尿生殖洞→尿道を形成する。

＊**男性**→尿道以外にも中腎管開口部付近の内胚葉上皮から前立腺が形成される。陰茎亀頭部の粘膜は亀頭由来＝外胚葉性である。

＊**女性**→内胚葉由来の部分だけで尿道が形成される。

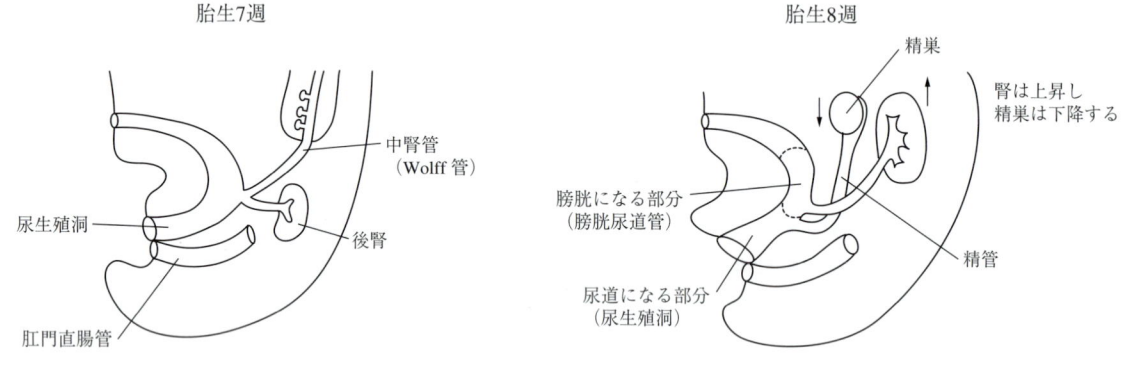

図4.8 総排泄腔の分離

CHART 11

【腎臓と精巣の移動】
腎臓は発生過程で上昇（頭側に移動）
精巣は発生過程で下降（尾側に移動）

3 腎尿路系の生理（図4.9）

a. 腎臓の生理

腎臓はネフロンという単位から構成されている。

ネフロンとは糸球体－近位尿細管－Henle係蹄－遠位尿細管－集合管という一連で構成され，この単位それぞれで原尿の濾過，必要な物質の再吸収，分泌を行っている．腎臓の機能を成す最小単位だと考えればよい。

CHART 12

【ネフロンとは？】
糸球体－近位尿細管－Henle係蹄－遠位尿細管－集合管

腎臓は多種の機能を有しているので，その機能の測定に当たっては多面的に行う必要がある．腎機能を大きく分類すると，1）排泄機能，2）体内環境の維持，3）内分泌・代謝機能，に大別される。

1）排泄機能

一般に腎機能という場合には不要な物質を排泄する機能のことを示すと考えられるが，腎臓は糸球体

4 解剖，発生，生理

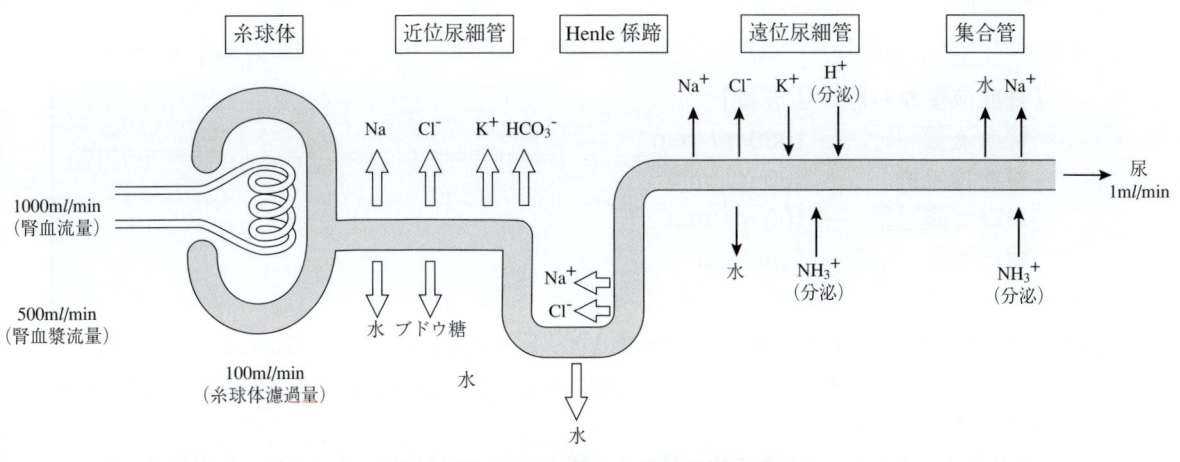

図4.9 ネフロンと尿生成（再吸収と分泌）

において原尿を濾過した後に近位尿細管，Henle係蹄，遠位尿細管において，水分や電解質などの選択的な再吸収，分泌を行い，最終的に排泄される尿となるので，その過程を追って機能を検討する必要がある。一般的には，排泄機能の評価にはクリアランスという指標を用いる。

> CHART 13
>
> 【クリアランス】
> クリアランスとは『1分当たりに尿中に排泄される物質の量が血漿何mlに含まれていたか』のことであり，
> 　クリアランス＝物質の尿中濃度×尿量/血漿中の濃度　で表される

①腎血流

通常，人間の心拍出量の約20〜25％が腎血流量（RBF：renal blood flow）となる（約1000 ml/min）。このうち，原尿として濾過される可能性があるのは血漿成分だけであるので，実際は腎血漿流量（RPF：renal plasma flow）を指標とする（約500 ml/min）。腎血漿流量を測定するためには，腎臓に流れ込んだ後，ほとんどが腎から排泄される物質のクリアランスを測定すればよいことになり，代表的な物質としてパラアミノ馬尿酸（PAH）が挙げられる。

②糸球体濾過

糸球体は流入する血漿から原尿を濾過するが，腎血漿流量の約20％が原尿として排泄されることになる。よって糸球体濾過量（GFR：glomerular filtration rate）は約100 ml/minということになる。

糸球体濾過量は腎臓の排泄機能のなかで最も基本的な指標である。測定するためには糸球体から濾過され，その後に再吸収も分泌もされない物質のクリアランスを測定すればよいことになる。代表的な物質としてはイヌリンが挙げられる。

II 総論

> **CHART 14**
>
> 【腎血流量から尿の生成量】
> 腎血流量————1000 ml/min
> 腎血漿流量———500 ml/min
> 糸球体濾過量——100 ml/min
> 尿排泄量————1 ml/min

　臨床的にはイヌリンを含めて外因性の物質のクリアランスを測定することは煩雑になるので，簡便な内因性の物質のクリアランスを測定することで代用される。そのために用いられる物質が，筋肉から放出される<u>クレアチニン</u>である。

　筋肉から血漿中へのクレアチニンの放出量は，一個人においてはほぼ一定なので，内因性クレアチニンクリアランスは，腎排泄機能の非常に簡便な指標となる。また，血漿クレアチニンの値も，一定の範囲内では指標となりうる（ただし，血漿中のクレアチニン値はGFRが正常の約2/3まで下がらないと上昇しないとされているので，注意を要する）。

　また，窒素代謝の最終産物である血漿中の尿素（実際は尿素中に含まれる窒素：尿素窒素の量として測定される＝BUN：blood urea nitrogen）は，ほとんどが糸球体で濾過されるので，糸球体濾過量の指標となり，通常は尿素窒素：クレアチニンが約10：1となっている。ただし，尿素窒素は蛋白摂取量や脱水等により，その値が大きく左右されるので，クレアチニンと関連して解釈する必要がある。

　「クレアチニンクリアランス（もしくはクレアチニン）はGFRの簡便な指標となる」ことは上記の通りであるが，以下のように例外があることに注意したい。

・腎機能悪化時

　実際にはクレアチニンは尿細管から少量は分泌されているが，少量であるので通常は無視しうる。しかし，糸球体濾過量が減少しているときにはこの分泌量が重要になり，実際，GFRが20 ml/minくらいのときにはクレアチニンクリアランスは，GFRより約50％程度高く算出される。

・小児，高齢者

　クレアチニンは筋肉より放出される物質であり，筋肉の量が少ない小児や高齢者ではクレアチニンの放出量そのものが減少しているので，血漿クレアチニン値は正確なGFRの指標とはいい難い。

> **CHART 15**
>
> 【クレアチニンにだまされるな！】
> 　腎機能低下
> 　小児，高齢者ではGFRの指標にならない

2）体内環境の維持

　腎臓は肺と同様に体内のpHの調節をつかさどるだけでなく，電解質，浸透圧の維持に必要な物質の取捨選択を行う。この作用に関係するのが尿細管以降である。近位尿細管，Henle係蹄，遠位尿細管，集合管がそれぞれ分泌，再吸収する物質が異なるので，各々を簡単に表記すると

　①近位尿細管：原尿中の糖，K^+，HCO_3^-の大部分，Na^+/Cl^-，H_2Oの約70〜80％を再吸収する。

②Henle係蹄：下行脚では主にH_2Oの再吸収，上行脚ではNa^+/Cl^+の再吸収を行う（原尿が下行する間に濃縮され，上行する間に希釈されることになるこのシステムは，腎間質の浸透圧が腎皮質に近いところでは低く，腎乳頭近くでは高いことで維持されており，この浸透圧差はHenle係蹄とそれに伴走する血管系で維持される＝対向流系counter-current systemという）。
③遠位尿細管：抗利尿ホルモン（ADH）やアルドステロンの調節を受けて，Na^+やH_2Oの再吸収を行う。またアンモニア，水素イオンの分泌も行う。
④集合管：抗利尿ホルモンやアルドステロン等にも反応するが，H^+の分泌を調節することで尿の最終pHを決定する（図4.9）。

それぞれの機能を詳細に測定することは困難であるが，原尿が排泄されるまでに経由する過程がどの程度障害されているかを確認する方法としてはPSP試験とFishberg濃縮試験が挙げられる（p.63参照）。

3）内分泌・代謝機能

腎臓により調節されている内分泌機能は以下のようなものがある。

①レニン-アンジオテンシン-アルドステロン系

レニンは傍糸球体装置juxtaglomerular apparatus（Henle係締から遠位尿細管に移行する部分にある緻密斑macula densaと呼ばれる核が密集した部分，このすぐ傍らにある糸球体に流入する血管中膜内の傍糸球体細胞juxtaglomerular cell，糸球体外のメサンギウムの三者から構成される部位）から分泌される。レニンは血中のアンジオテンシノーゲンという$α_2$グロブリンをアンジオテンシン-Ⅰに変換し，アンジオテンシン-Ⅰは主に肺の内皮細胞に存在するアンジオテンシン変換酵素（ACE：angiotensin converting enzyme）によりアンジオテンシン-Ⅱとなり，アルドステロン分泌の亢進や，糸球体メサンギウムの収縮等の生理作用を呈する。レニンの分泌刺激になるもののうち，主なものが糸球体細動脈の血流低下であるので，メサンギウムの収縮→細動脈の血流が低下することにより，ネガティブフィードバックが完成することになる（図11.5（p.182）参照）。

②その他

レニン-アンジオテンシン-アルドステロン系以外に腎臓を介する内分泌機能としては

・エリスロポエチン分泌

近位尿細管周囲の毛細血管の内皮細胞が，血中酸素濃度を感知して産生，造血作用を呈する（慢性腎不全患者が貧血になる理由の1つはエリスロポエチンが産生されないためであり，現在は遺伝子組み替えで産生されたエリスロポエチンを投与できるようになっている）。

・ビタミンD活性化

ビタミンDは消化管から吸収されて，まず最初に肝臓で水酸化を受けて25-OH-Vit.Dとなる。さらに腎臓で水酸化を受け，$1,25-(OH)_2$-Vit.Dとなり，これがビタミンDの最終的な活性産物であるので，腎機能障害の場合にはVit.Dの活性化が進まず，上皮小体ホルモンへのネガティブフィードバックが効かなくなり，結果として上皮小体機能亢進症を引き起こすことになる（§9　尿路結石症（p.148）も参照）

・その他

キニン-カリクレイン系やプロスタグランジンの代謝にも関係しているが，詳細は高血圧に関する成書を参照のこと。

CHART 16

【腎臓の内分泌機能】
　血圧の調節 ──── レニンの分泌
　造血作用 ──── エリスロポエチンの分泌
　Ca代謝 ──── Vit.Dの活性化

4 排尿の生理 →（図10.1（p.157）参照）

a. 蓄尿時

膀胱が尿により伸展されると，その情報は骨盤神経を介して脊髄後根から仙髄に入り，陰部神経核（Onuf核）を興奮させ，その遠心路は陰部神経を経由して外尿道括約筋を収縮させる。また，骨盤神経から仙髄に入った求心性刺激は，同時に脊髄内を上行し胸腰部交感神経核に至り，遠心性刺激は下腹神経を経由して膀胱頸部に至り，頸部の緊張を増大させるとともに，骨盤神経節で副交感神経の伝達を抑えて膀胱利尿筋の収縮を抑制し，膀胱利尿筋を弛緩させる。その結果，蓄尿時には膀胱内圧よりも尿道内圧が高い状態となり，蓄尿作用が維持される。

b. 排尿時

膀胱からの求心性刺激は骨盤神経から脊髄に入り，吻側部橋の排尿中枢に至る。

遠心性刺激は仙髄副交感神経節を興奮させて，下腹神経を介して膀胱を収縮させる。さらに，仙髄陰部神経核を抑制して膀胱頸部と膀胱利尿筋の弛緩作用，および骨盤神経節での興奮伝達の抑制を解除する。この一連の反射によって尿道の内圧が低下して，膀胱利尿筋が収縮することにより，円滑な排尿が可能となる。

また，大脳皮質の排尿統括野は尿意を知覚し，外尿道括約筋を弛緩させ，腹圧をかけるなどの排尿補助活動を統括する。

男子生殖器系の解剖，発生，生理

1 男子生殖器系の解剖（図4.4a，4.10）

a. 精　巣（図4.4a）

精巣はかつては睾丸と呼ばれたように，白膜という強靱な線維性の膜で包まれた楕円球状の臓器で，精子の形成と男性ホルモンの生成という重要な作用をもつ。日本人成人の平均は約10gである。

支配動脈は精巣動脈であり，腹部大動脈に起始部をもち，精巣静脈は右側は下大静脈に，左側は左腎静脈に注ぐ（このため精索静脈瘤は左側に起こりやすい）。精巣の微細解剖は図7.2（p.102）参照。

b. 精巣上体（図4.4a）

精巣上体は頭部，体部，尾部の3部に区別される細長い臓器で，精子の成熟作用がある。精巣輸出管が精巣上体頭部に連続していて，精巣上体は尾部で精管に連続する（図7.2（p.102）参照）。

c. 精管，精嚢（図4.4a）

精管は精巣上体（副睾丸）から前立腺部まで長さ約40cmの長い平滑筋の管であり，精子の通り道である。精子の通路は精巣－精巣上体－精管－精管膨大部－（精嚢）－前立腺－射精管－尿道である。

精嚢は膀胱の後部下方に付着している細長い袋状の臓器であり，精液の一部を作り，精子を貯留する。精嚢の排出管は精管膨大部と合流し，前立腺内部で射精管となり，精丘に開口する。

CHART 17
【精子の通り道は？】 精巣－精巣上体－精管－精管膨大部－（精嚢）－射精管（前立腺内）－尿道

d. 前立腺（図4.4a，4.10）

前立腺は後部尿道の周囲に存在する栗の実大（約10～15g）の実質臓器であり，精液の一部を作り，精子を活性化させる。前立腺内部は射精管が左右から貫いている。

前立腺の構造はかつては内腺，外腺に2分されて考えられていたが，現在では移行領域（TZ：transition zone），辺縁領域（PZ：peripheral zone），中心領域（CZ：central zone），前部線維筋組織（AF：anterior fibromuscular tissue）に分類される。

前立腺肥大症は移行領域から発生し，前立腺癌は主に辺縁領域から発生する。

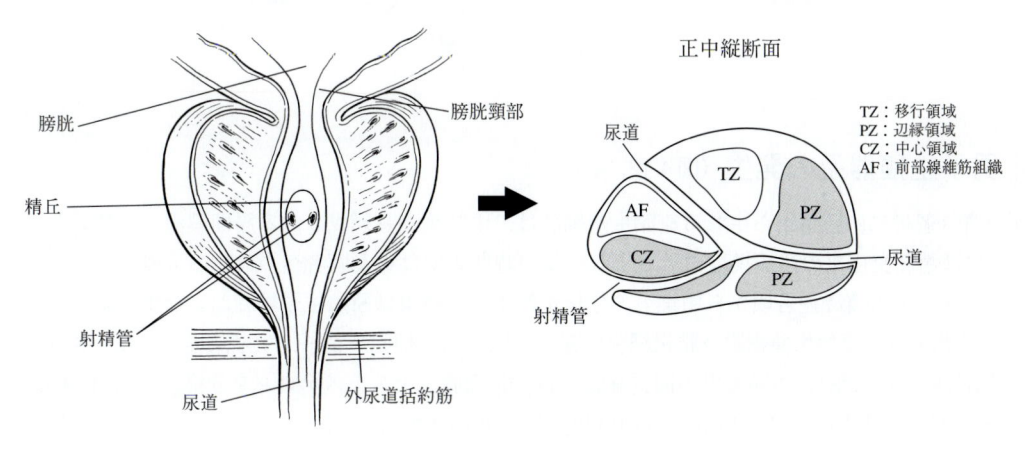

図4.10 前立腺の解剖

CHART 18
【前立腺の新しい解剖は？】 TZ（移行領域）――――前立腺肥大症の発生母地 PZ（辺縁領域）――――前立腺癌の発生母地 CZ（中心領域）――――射精管を囲む領域 AF（前部線維筋組織）――前方の線維筋組織

e. 陰 茎（図4.11）

　陰茎は陰茎根，陰茎体部，陰茎亀頭部の3部に分かれる。また，陰茎は陰茎海綿体と尿道を囲む尿道海綿体の2つの海綿体組織をもつ。尿道海綿体の根部は尿道球を形成し，遠位部は陰茎亀頭部につながる。また，陰茎海綿体の根部は左右の脚に分かれる。陰茎海綿体は強固な線維組織である白膜で覆われており，勃起時には硬度が得られる。脈管系は図4.11と3 生殖の生理（p.37），および§10　男性生殖器機能性疾患（p.167）を参照のこと。

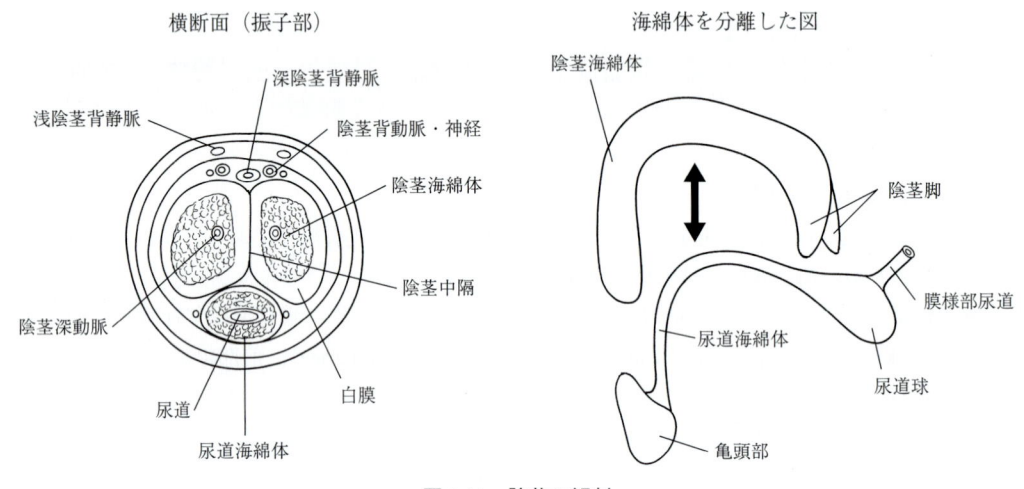

横断面（振子部）
- 深陰茎背静脈
- 浅陰茎背静脈
- 陰茎背動脈・神経
- 陰茎海綿体
- 陰茎中隔
- 陰茎深動脈
- 白膜
- 尿道
- 尿道海綿体

海綿体を分離した図
- 陰茎海綿体
- 陰茎脚
- 膜様部尿道
- 尿道海綿体
- 尿道球
- 亀頭部

図4.11　陰茎の解剖

2 男子生殖器系の発生（図4.12, 4.13）

　胎生第3週目に内胚葉から生じる原始生殖細胞は，中胚葉から形成される腸間膜沿いに移動し，胎生6週目には中胚葉由来の生殖巣堤に付着する。この時期までは男女両者への分化の可能性を有していると考えられ，胎生第7週目頃から精巣への分化が始まる。精巣は原始生殖細胞および生殖巣堤から形成され，それぞれ，原始生殖細胞→精祖細胞＝精母細胞→精子細胞→精子，生殖巣堤の上皮→Sertoli細胞（精祖細胞の支持細胞），生殖巣堤の間質細胞→Leydig細胞（テストステロンを分泌），に分化する。

　従来はY染色体上のH-Y（histocompatibility-Y）antigenが関与しているとされていたが，最近ではH-Y antigenとは異なる位置であるY染色体の短腕遠位部にあるSRY（sex-determinig region of Y chromosome）領域に，精巣決定因子があることが判明している。

> CHART 19
>
> 【男性への分化を決定する因子は？】
> SRY（スライ）

　ちなみに，女性への分化は胎盤からのエストロゲンおよび男性ホルモン欠如で起こるとされる。
　また，2 腎尿路系の発生（p.26）で記載した中腎管（Wolff管）は，腎にはならなかったが，まだ残存しており，発生第8週目頃にテストステロンの分泌が始まると生殖管として発達する。

Wolff管→精巣上体〜精管〜精嚢〜射精管が形成される。

また，同じく残存していた中腎傍管（Müller管）は，（後の）Sertoli細胞から分泌される抗Müller管因子（MIF：Müllerian duct inhibitory factor）によって退縮する（図4.12）。

一方，女性では逆にWolff管が退縮し，

Müller管→卵管〜子宮〜腟上部1/3を形成する。

胎生第18週目頃に，発達してきた精巣はそれまで存在した腹腔上部から下降しはじめ，胎生第26週には鼠径管，胎生第30週には陰嚢内に下降する。この際，腹膜を一緒に引きずることになり，これが鞘状突起となる。

> CHART 20
>
> 【精巣の下降に伴う異常】
>   下降が不十分な場合→停留精巣
>   鞘状突起が解放されたままの場合→先天性鼠径ヘルニア
>   ＊両者が合併することも多い

外生殖器は生殖腺より遅く分化する。排泄腔膜（p.27参照）の一部がヒダ状に隆起し，胎生第4週目に腹側が融合して生殖結節となる（図4.13）。

生殖結節→男性では亀頭，女性では陰核になる。

ヒダのままの部分→男性では陰茎海綿体，女性では小陰唇になる。

ヒダの外側の部分（生殖隆起）→男性では陰嚢，女性では大陰唇になる。

> CHART 21
>
> 外陰部形成障害に伴う異常：半陰陽
> 尿道形成異常：尿道下裂，尿道上裂

II 総論

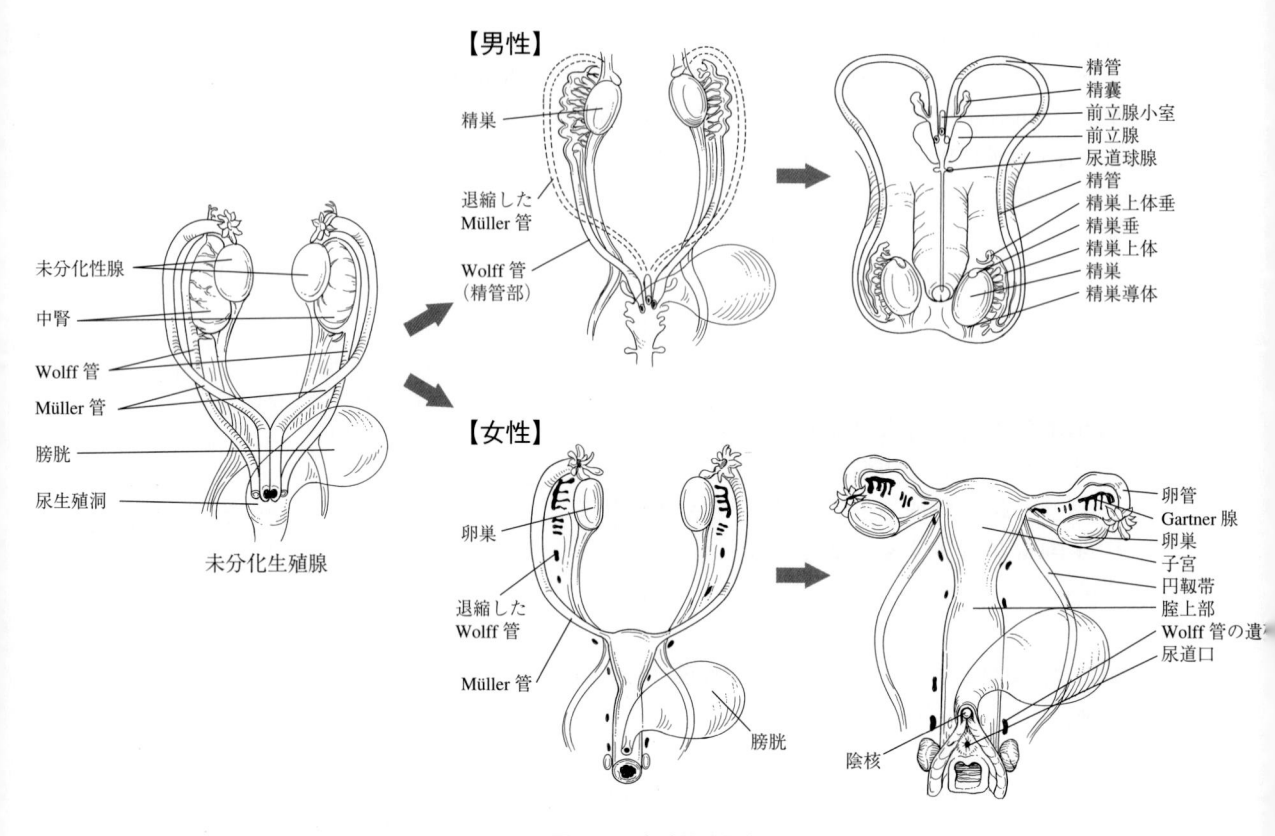

図4.12 生殖器の発生

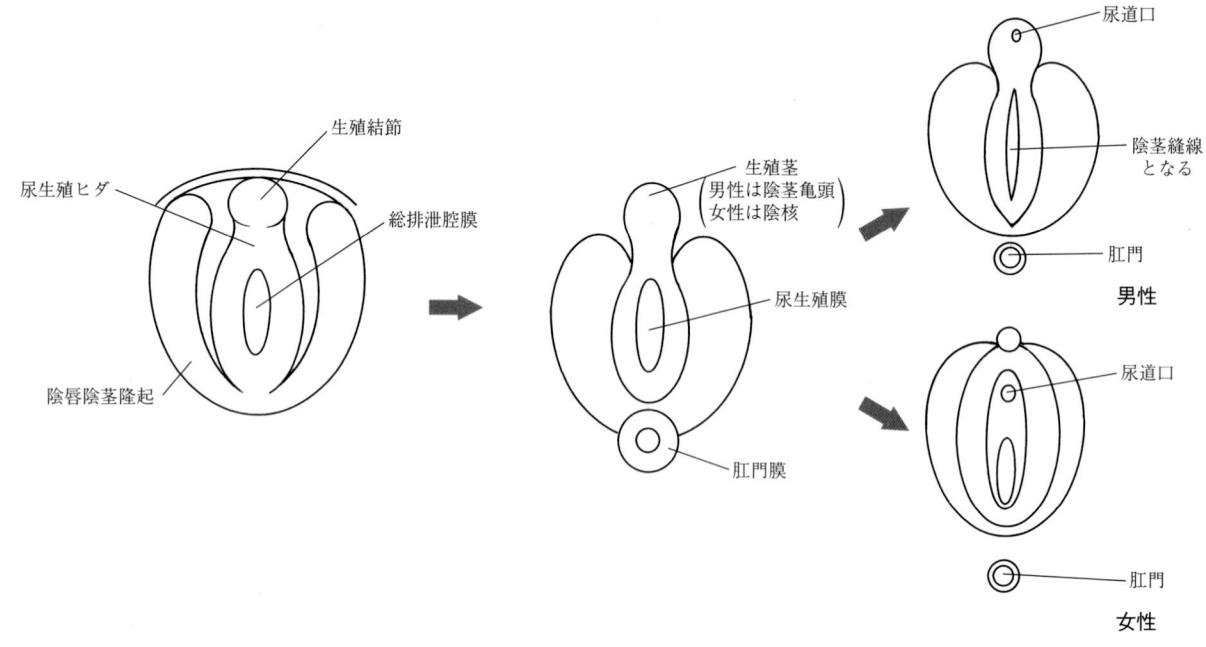

図4.13 外陰部の発生

3 生殖の生理（射精も含む）

生殖に必要な男性の生理機能は以下の4段階に分かれる。すなわち，
1) 精巣における精子の形成
2) 精巣上体における精子の成熟
3) 精液の生成
4) 勃起と射精（性交の成立）

である。

1）精巣における精子の形成（図4.14）

精巣は精子の形成とアンドロゲン産生という2つの重要な機能を有し，精子形成は精細管内で，アンドロゲン産生は間質にあるLeydig（ライデイヒ）細胞で行われる。精細管内には精上皮があり，これは精細胞とSertoli（セルトリ）細胞*からなっている。精細胞は精祖細胞，第一次精母細胞**，第二次精母細胞，精子細胞を経て，精子が形成される。この精子は精巣網から精巣上体へと移動してゆく。精細管における精子の形成期間は約70日であり，この過程は次々と各所で起こっているため，1日の精子の形成量は，

100×10^6 個といわれている。

* Sertoli細胞は精上皮のサイクルの統御や精細胞への栄養補給，アンドロゲン代謝など重要な役割を負う。

** 第一次精母細胞は減数分裂で4個の精子細胞となる。

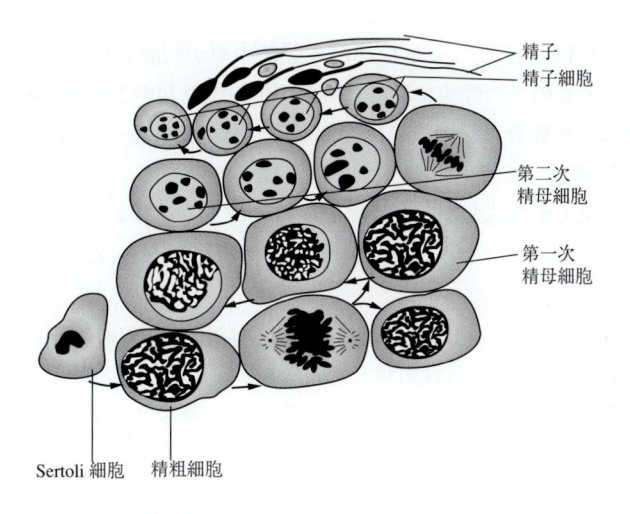

図4.14 精子の形成

> **CHART 22**
>
> 【精巣の細胞の役割分担】
> Leydig（ライデイヒ）細胞　→　アンドロゲン産生
> 精細胞　　　　　　　　　　→　精子に成長する
> Sertoli（セルトリ）細胞　　→　精上皮のサイクルの統御など

2）精巣上体における精子の成熟

　精巣上体には，精子の移送，濃縮，成熟，貯蔵という4つの作用がある。
　精子は精巣上体内を通過する10～14日のうちに成熟する。また，精巣上体の環境の維持にはアンドロゲンが必要である。

3）精液の生成

　精液は精子と精漿に分かれるが，精漿は主に前立腺液（15～30％）と精囊からの分泌液（50～80％）からなる。精子の運動は前立腺液により促進し，精囊からの分泌液により抑制される。精漿には果糖，酸性ホスファターゼ，プロスタグランジンなどが含まれている。

4）勃起と射精

　勃起とは陰茎海綿体への血液の流入量が増加し，流出が減少するために陰茎白膜が硬直する状態と定義できる。
　また，勃起erectionには性的刺激により間脳の高位勃起中枢が刺激され，これが仙髄（S_2～S_4）の勃起中枢を興奮させて生じるものと，性的刺激によらない反射性勃起の2種類がある。
　勃起に関係する動脈は，内腸骨動脈の枝の内陰部動脈が陰茎深動脈となり陰茎海綿体内に流入する。また，静脈は深陰茎背静脈として流出するが，Buck筋膜の内側で海綿体白膜との間に挟まれて存在しているために，動脈血の流入が急速であると静脈が圧迫されることにより勃起状態が持続して，充分な性交時間が得られるのである。これらのいずれかの機序に障害があると，勃起障害（erectile dysfunction：ED）と呼ばれる。
　射精ejaculationは，後部尿道への精液の移動emissionと陰茎外への射出があり，この際に膀胱頸部（内尿道括約筋）が閉鎖することで逆行性射精を防いでいる。射精の高位中枢は視床下部であり，下部中枢は腰髄～仙髄であり，勃起とは異なる。当然，支配神経も異なり，精巣腫瘍における後腹膜リンパ節の郭清後には，勃起は可能でも射精ができない状態になることもある。

> **CHART 23**
>
> 【勃起に関わる血管】
> 動脈系──内腸骨動脈，内陰部動脈，陰茎深動脈
> 静　脈──深陰茎背静脈

Check Test 2

- □(1) 左副腎静脈は下大静脈に注ぐ。
- □(2) 腎静脈は，通常は左の方が長い。
- □(3) 腎の位置は左が高く，腎動脈も左が高い。
- □(4) ネフロンは一腎に約200万個存在する。
- □(5) 尿管は骨盤腔では精管の後方を交叉して膀胱を貫く。
- □(6) 内尿道括約筋は交感神経で支配される。
- □(7) 尿道の長さは男性では尿管の長さとほぼ等しい。
- □(8) 腎臓の発生では，まず中腎から尿管芽と造後腎芽体の発生で始まる。
- □(9) 腎血流量は100ml/minである。
- □(10) 小児では血中クレアチニン値はGFRの指標にはなりにくい。
- □(11) 遠位尿細管ではナトリウムイオンや水素イオンの分泌を行う。
- □(12) 腎機能障害ではビタミンDの活性化障害が起こる。
- □(13) 膀胱頸部の緊張は下腹神経（交感神経）の作用による。
- □(14) 精巣動脈の起始部は左右ともに腹部大動脈である。
- □(15) 精巣上体は精子の通り道であり，頭部から尾部に進む。
- □(16) 精管の長さは約20cmである。
- □(17) 前立腺肥大症は前立腺移行領域から発生する。
- □(18) 尿道海綿体の根部は左右の脚に分かれる。
- □(19) 精巣は胎生7週目頃から分化する。
- □(20) 男性ではMüller管が退縮する。
- □(21) 生殖結節は男性では陰茎海綿体に，女性では陰核に分化する。
- □(22) アンドロゲン産生はSertoli細胞で行われる。
- □(23) 精漿は前立腺液が70％で精囊分泌液が30％である。
- □(24) 勃起は深陰茎背静脈が白膜とBuck筋膜の間に挟まれて成立する。
- □(25) 射精の高位中枢は視床下部で，下部中枢は腰仙髄である。

Answer

左副腎静脈は左腎静脈に注ぐ。

大動脈を乗り越える分，長くなる。

腎動脈は右の方が左より高い。

100〜150万個。

精管の後方を交叉して，壁内尿管に移行する。

膀胱利尿筋は副交感神経で支配される。

25〜30cmで，ほぼ同じ長さである。

後腎から発生する。

1000ml/minであり，100ml/minは糸球体濾過量である。

小児や高齢者（筋肉が少ない）では指標になりにくい。

ナトリウムイオンは再吸収し，水素イオンは分泌する。

そのため二次性上皮小体機能亢進症が発生する。

利尿筋の収縮は骨盤神経（副交感神経）の作用による。

精巣静脈では右側は下大静脈だが，左側は左腎静脈に入る。

精巣輸出管は精巣上体頭部に連結する。

精管は精巣上体から前立腺部まで約40cmである。

前立腺癌は主に辺縁領域から発生する。

尿道球となる。陰茎海綿体の根部が脚となる。

原始生殖細胞と生殖巣堤からなる。

Sertoli細胞から出る抗Müller管因子（MIF）により退縮する。

男性では亀頭部になる。

間質に存在するLeydig細胞から産生される。

前立腺液が15〜30％で精嚢分泌液が50〜80％。

弁様機構により陰茎海綿体内の血液を保持する。

勃起に関する中枢とは異なる。

5 診察，検査

泌尿器科的診察

泌尿器科においても他の分野と同様に，手順を踏んだ診察を行うことが重要である。「泌尿器科の診察」と考えるだけで羞恥心をもつ患者が多いので，なるべく侵襲が少なく，患者の負担にならないような診察，検査から行うように心掛ける必要がある。

1 問 診

a. 全身症状

泌尿器科疾患の症状は，尿路生殖器に限らず出現することがあるので，部位や発症の様式を含めた病歴を聴取することが重要である。例えば，
・尿路感染症での発熱は→腎盂腎炎では間欠熱となることが多く→前立腺炎や精巣上体炎では稽留熱となることが多い。
・尿路結石発作の症状は，悪心，嘔吐，（下腹部痛）といった消化器症状を伴うことも多い。

b. 既往歴・家族歴

患者の病歴によっては，治療方針に重大な変更が加わることがあるので注意を要する。
過去に内服した，もしくは注射した薬に対するアレルギー歴は重要である。
・ペニシリンや造影剤に対するアレルギーは，対象薬剤の投与で重篤な状態（アナフィラキシーショックなど）を起こすことがあるので特に注意する。
また，遺伝が関与すると考えられる代表的な泌尿器科疾患として
・嚢胞腎→常染色体優性遺伝
・精巣性女性化症候群→伴性劣性遺伝
・シスチン尿症→常染色体劣性遺伝
などがあり，そのほか，von Hippel-Lindau 病や von Recklinghausen 病等の家系内に腫瘍が多発する疾患については重要な情報になりうる。

2 視 診

体表から見て分かる代表的な所見としては
・中心性肥満，満月様顔貌 moon face，野牛肩 buffalo hamp，皮膚線条→Cushing 症候群
・上腹部腫瘤→腎腫瘍（成人では腎細胞癌，小児では Wilms 腫瘍など），水腎症（小児の場合。成人では体表から分かることは少ない）
・下腹部膨満→尿閉等の膀胱内の尿貯留

- 年齢不相応の外陰部所見→性腺機能の異常
- 外陰部の発赤，腫脹→精巣上体炎，精索捻転症，精巣腫瘍，外陰部の皮下膿瘍（フルニエ壊疽）などが挙げられる。

3 触　診

a. 上腹部

患者の両膝を軽く曲げさせて，腹壁の緊張を緩めて行うようにする。

まず，圧痛や腫瘤が触れないかどうかを確認し，腎に対しては腹壁と背部から挟むようにして双手診（図5.1）を行う。

- 腎の大きさはどのくらいか，左右差がないか→通常は触れない場合も多い（特に肥満者）
- 圧痛がないか→あれば腎および周囲に炎症が及んでいる可能性がある
- 腫瘤があれば，可動性があるか，ないか

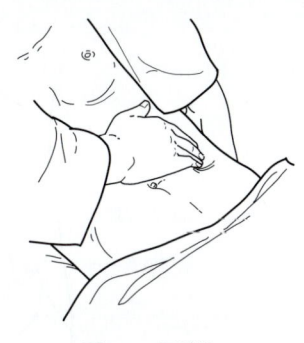

図5.1　双手診

b. 背部

第12肋骨と脊柱で囲まれる領域を**肋骨背部角**（CVA：costo-vertebral angle；図5.2）といい，腎および周囲に炎症がある際にこの部位を叩くと痛みが生じる（CVA tenderness陽性）。

尿管結石，先天性水腎症，腎盂腎炎，膿腎症，腎梗塞などでこの所見が生じる。

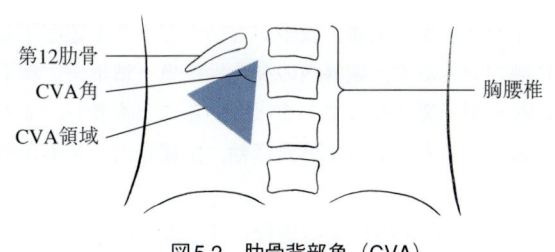

図5.2　肋骨背部角（CVA）

CHART 24

【CVA部の痛みの原因となる疾患】
尿管結石，先天性水腎症，腎盂腎炎，膿腎症，腎梗塞，腎腫瘍など

c. 尿管の走行部

通常，所見は得られないが，尿路結石発作の際に尿管の走行沿いに痛みを訴えることがある。

d. 下腹部

下部尿路の通過障害があり，膀胱内に多量の尿が貯留している時は下腹部が膨隆しており，圧迫することで強い尿意を訴える。また，膀胱炎や前立腺炎などでは下腹部痛が出現する。

e. 鼠径部

　陰嚢内腫瘤の鑑別に，鼠径ヘルニアか陰嚢水腫が挙げられるが，鼠径ヘルニアの場合には患者に腹圧をかけてもらうと鼠径部が膨隆する（**図5.3**）。

　性行為感染症や陰茎腫瘍の場合には，鼠径部リンパ節が腫脹することがあるので注意する。

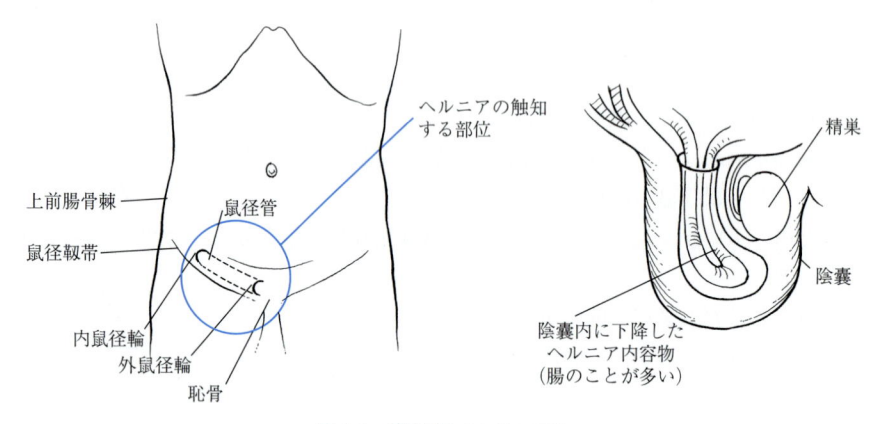

図5.3　鼠径部（ヘルニア）

f. 外陰部

＜男性の場合＞

1）陰嚢部

　陰嚢内内容物が正常に触知できるか，圧痛，腫脹がないかどうかを確認する。通常は精巣，精巣上体，精管（精索）は別々に触知できるが，陰嚢内の炎症性疾患（精巣炎，精巣上体炎，精索捻転等の急性陰嚢症）の場合にはこれらが一塊となってしまっていることも多い。また，停留精巣では陰嚢内に精巣が触知しないこともあり，精索に沿って外鼠径輪，鼠径管内に精巣が触知しないかどうかを丁寧に触診する必要がある。

＊急性陰嚢症の鑑別の1つとして，精索捻転症の場合には陰嚢内容を手で挙上させると疼痛が増強する（**Prehn徴候陽性**：他の炎症性疾患では挙上することで疼痛が軽減するとされ，このことをPrehn徴候陰性という）という所見もあるが，現実には鑑別は難しく，最近では超音波ドップラーで両側陰嚢内の血流量を比較することで鑑別することが多い。

＊陰嚢が腫脹する病変では陰嚢に懐中電灯を当てて，反対側で光が見える（透光性）ことの有無で陰嚢水腫のような嚢胞性の病変か，腫瘍のような充実性の病変かが鑑別できる。もちろん超音波があれば診断可能である。

CHART 25

【陰嚢内容腫脹の鑑別診断】
・痛み，発熱の有無
・透光性の有無
・超音波が極めて有用！

2) 陰茎部

包皮が翻転しているかどうかを確認するとともに，外尿道口から膿汁の流出がないか，発疹が出現していないか，腫瘤や硬結が形成されていないかを確認する。

＜女性の場合＞

主に外尿道口周囲の診察が主体となるが，排尿時痛や出血の原因となる尿道カルンクル（尿道粘膜が一部増生してポリープ状に突出したもの）はよくみられる所見である。また，膀胱脱や尿道脱も診断可能である。そのほか，尿失禁の場合，外尿道口から失禁しているのか，もしくは膀胱腟瘻のようなものが原因なのかを鑑別することも可能である。

g．直腸診

主に前立腺の診察のために行われる。仰臥位もしくは側臥位の状態で，股関節と膝関節を強く曲げた姿勢（砕石位）で行う（図5.4）。

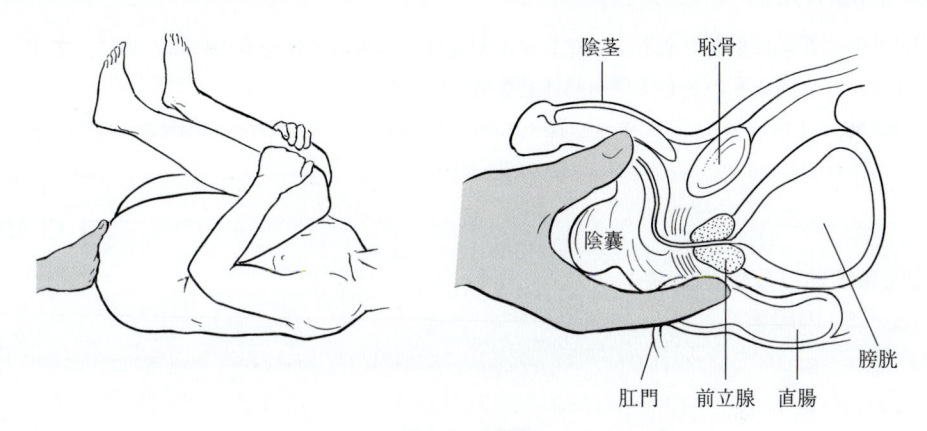

図5.4　直腸診

前立腺は通常，肛門から約2～4cmのところで触れる。表面が平滑で軟らかく（耳たぶくらい），クルミ大に触知するのが正常の所見である。前立腺肥大症ではこれが大きくなり硬度を増す（母指球の硬くなる状態；図5.5）。前立腺癌の進行例では凹凸や硬結があったり，全体が石のように硬く触知することもある。前立腺炎を起こしている場合には，局所に熱感や圧痛が認められる。また，前立腺結石でも硬く触れる場合がある。

精嚢は通常は触知しないが，精嚢結核では前立腺の最奥部に硬く触知する場合もある。

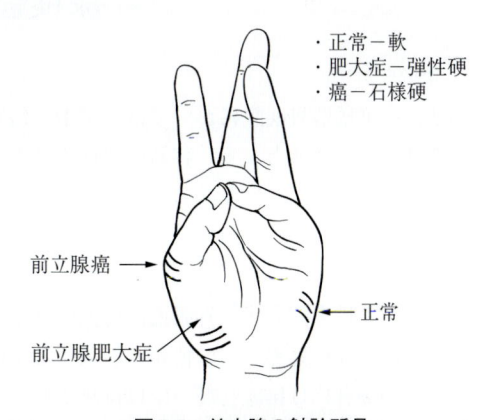

・正常－軟
・肥大症－弾性硬
・癌－石様硬

図5.5　前立腺の触診所見

Ⅱ 総　論

> CHART 26
>
> 【前立腺疾患の触診所見】
> 　正　　常────軟らかい筋肉
> 　前立腺肥大症──硬い筋肉
> 　前立腺癌────骨あるいは石の硬さ

4 聴　診

　腎血管性高血圧では腎動脈に狭窄が生じているため，腹部の聴診で血管雑音が聞こえることがある。

5 神経学的所見

　神経因性膀胱の鑑別に重要である。知覚レベルや運動レベルの障害をみつけるために，まず主な反射弓を確認する。代表的なものとして球海綿体筋反射*がある。

　*球海綿体筋反射：陰茎を強く牽引すると，肛門括約筋や球海綿体筋が収縮する。この反射の中枢は腰髄〜仙髄部に存在するので，反射が正常でない場合には，主に S_2〜S_4 にある排尿中枢の障害も疑われる。

> CHART 27
>
> 【球海綿体筋反射の消失】
> 　S_2〜S_4 の障害

尿検査，分泌物検査

　多くの泌尿器科疾患においては，尿中に何らかの所見が現れることが多く，また患者に対してほとんど苦痛を与えることなく，容易に採取できることから，非常に重要な検査でもある。

1 採尿法

　男性・女性を問わず，外尿道口周囲には常在菌を含めた雑菌が存在することより，排尿初期の尿には疾患に関係ない外界からの情報が混入する可能性がある。そこで，
・男性の場合には排尿初期の尿は排泄させ，中間尿を検査用に採取させる（中間尿採取）。
・女性の場合は中間尿採取は困難なことが多く，特に尿路感染症の正確な診断のためには，外尿道口を消毒し，細いカテーテルを挿入して尿を採取する（カテーテル採尿）。
＊血尿の部位を特定する方法としてはThompsonの2杯分尿法という方法がある。排尿初期（約1/2）と後期の尿を別々の容器に採取して，別々に血尿（混濁）の所見をとる。

→初期尿のみに所見がある場合には,前部尿道から前立腺部の出血
→後期尿のみに所見がある場合には,膀胱頸部からの出血
→両者ともに所見がある場合は,膀胱や上部尿路のからの出血

尿試験紙法ではpH,蛋白,糖,ウロビリノゲン,ケトン体,潜血反応,尿比重などが分かる。尿浸透圧の測定は浸透圧計が必要である。

2 尿標本の作成・観察

まず,尿をよく撹拌した上で1500回転/10分間の遠心を行い,上清は蛋白,糖等の化学的検査に用いる。沈渣をピペットでよく撹拌してから,1〜2滴をスライドグラスに滴下,カバーグラスをかけて検体とする。細菌学的検査や細胞学的検査が必要な場合には,グラム染色(一般細菌),Ziehl-Neelsen染色(抗酸菌),Papanicolaou染色(細胞学的検査)等を行ってから観察を行う。

CHART 28

【尿の標本】
　　グラム染色─────── 一般細菌
　　Ziehl-Neelsen 染色── 抗酸菌
　　Papanicolaou 染色── 細胞診

a. 一般沈渣の所見(図5.6)

赤血球,白血球や上皮成分,円柱,結晶などが観察される。円柱が多い場合には腎実質性の疾患も念頭に置く必要が出てくる。強拡大(×400:HPF=high power field)の視野での所見で,

赤血球数:1〜2個まで
白血球数:5個まで

は正常とする。

変形赤血球(金平糖状)は糸球体障害を疑う。

b. 細菌学的検査の所見

染色での所見以外に細菌培養によって10^5個/m/以上の細菌数が認められた場合に初めて,その菌を尿路感染の起因菌として認める(中間尿やカテーテル尿でないと正しい結果が得られない)。

c. 細胞学的検査の所見

Papanicolaou染色の所見を正常(Ⅰ,Ⅱ),癌の疑いあり(Ⅲa,Ⅲb),癌の可能性高い(Ⅳ,Ⅴ)までの5段階評価で分類するが,癌があるときに必ずしも陽性所見が得られないことや,尿路感染症が存在する場合には疑陽性が出現しやすいことにより,あくまで補助的手段として用いられることが多い。細胞学的な検査の代用として,尿中のNMP(nuclear matrix protein)-22やBTA(bladder tumor antigen)といった蛋白を指標にする方法も考案されているが,まだ定まった評価は得られていない。

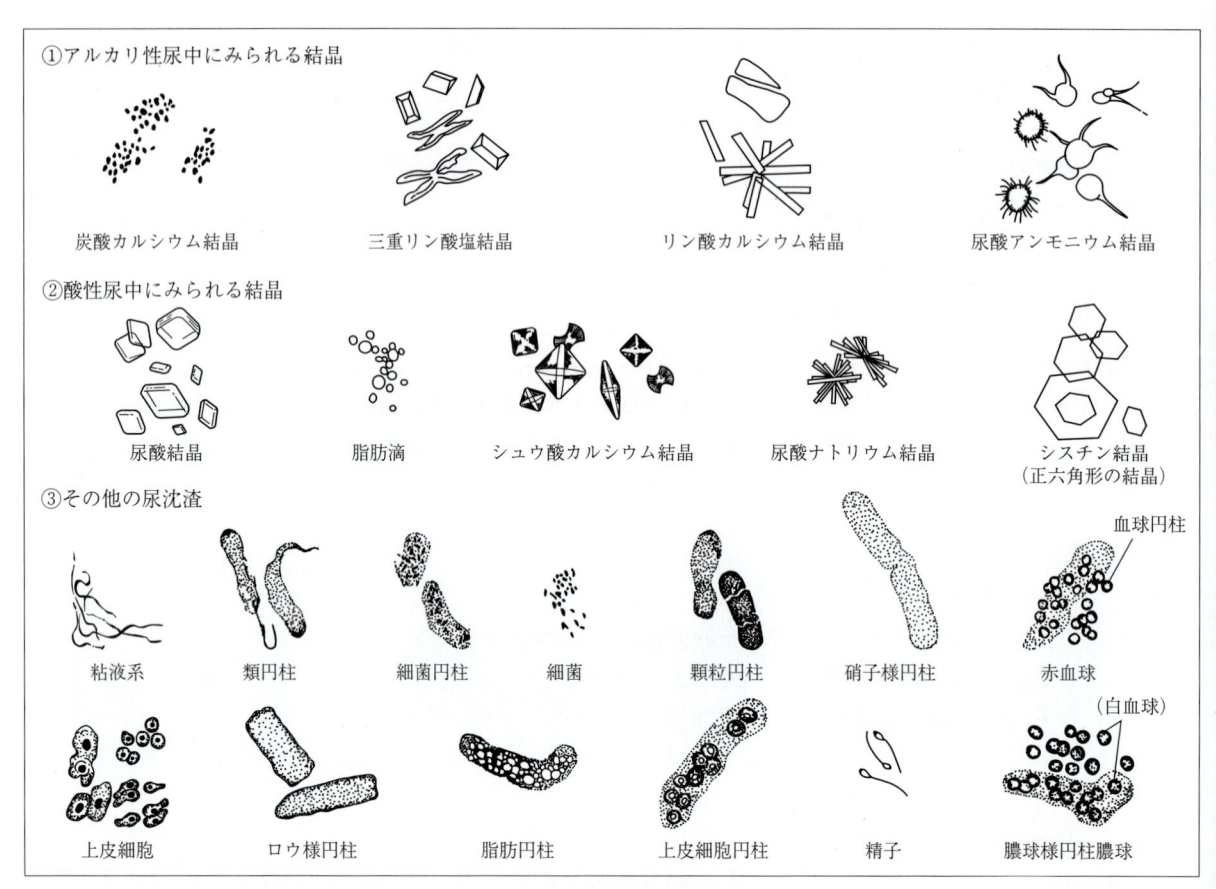

①アルカリ性尿中にみられる結晶

炭酸カルシウム結晶　　三重リン酸塩結晶　　リン酸カルシウム結晶　　尿酸アンモニウム結晶

②酸性尿中にみられる結晶

尿酸結晶　　脂肪滴　　シュウ酸カルシウム結晶　　尿酸ナトリウム結晶　　シスチン結晶（正六角形の結晶）

③その他の尿沈渣

粘液系　　類円柱　　細菌円柱　　細菌　　顆粒円柱　　硝子様円柱　　血球円柱 赤血球

上皮細胞　　ロウ様円柱　　脂肪円柱　　上皮細胞円柱　　精子　　膿球様円柱膿球 （白血球）

図5.6　尿沈渣の種類

3　尿道分泌物検査

　尿道分泌物が認められる場合には，分泌物の細菌学的検査も行う。分泌物を培養する方法もあるが，特にクラミジアや淋菌に関しては，最近は分泌物中に含まれる菌体のDNAの特異的配列を認識するDNA probe法やPCR（polymerase chain reaction）法により，目的とするDNA配列を増幅して検出する方法が発達しており，検査時間も短いためこちらの方が繁用されている。最近では初尿でも検出可能になっている。

4　前立腺分泌液検査

　直腸に挿入した指で前立腺のマッサージを行うと，前立腺液が外尿道口より滴状に排出される。顕微鏡的に観察すると，通常は白血球数は10～15/HPFであり，これより多い場合には前立腺炎等の炎症が存在すると推察できる。また，前立腺マッサージ前後の尿を3分して，下部尿路の感染部位を同定するStamey & Mearsの3杯分尿法（詳細は成書を参照）という検査が行われる場合もある。

精液検査

主に男子不妊症の原因検索のために行われる。

あらかじめ5日間以上禁欲した状態で用手法で採取する（時間の経過により検査所見が変化する可能性があるので，検査直前に採取する）。

正常所見については近年様々な報告がなされているが，現在WHOが定めている正常所見は

排出量　2 ml以上
精子数　20×10^6/ml以上
運動率　50％以上
正常形態率　50％以上

である（図5.7）。

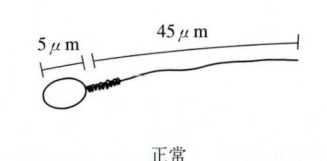

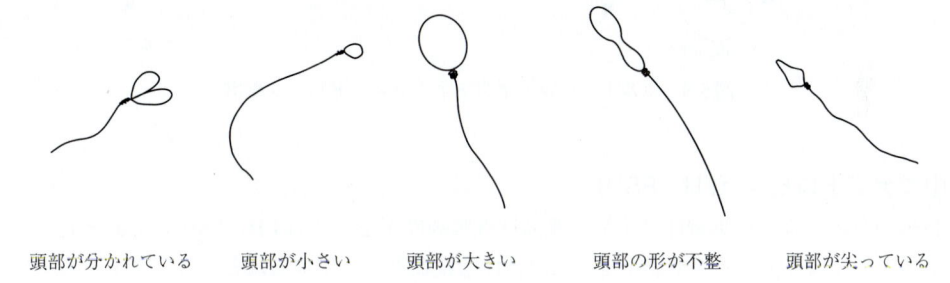

図5.7　精子の形態

頭部が分かれている　頭部が小さい　頭部が大きい　頭部の形が不整　頭部が尖っている

血液・生化学的検査（内分泌学的検査）

泌尿器科領域の疾患では，先にも述べた通り全身性の変化をきたすこともあるので，一般的な末梢血所見，生化学的検査の所見も重要であるが，それらは他の成書を参考にして頂いて，この項では特に泌尿器科学において用いられる内分泌学的検査について記載する。

1 間脳（視床下部）-下垂体-性腺および副腎皮質系（図5.8）

生殖器の発育や精巣の機能発現，また，副腎皮質からのホルモンの分泌には視床下部-下垂体-標的臓器という内分泌機構とネガティブフィードバック機構が関与している。これらの機構が正常に機能していない場合は，血中のホルモンなどに変化が現れることになる。

生殖器の発育異常や精巣機能の低下が疑われる場合，以下の項目の検査を考慮する。

a. 血中テストステロン

正常成人男性で330〜740 ng/dlである。思春期前の男児や女性にも少ないながら存在する（→テストステロンは95％以上が精巣で産生されるが，一部は副腎皮質で産生されるため）。

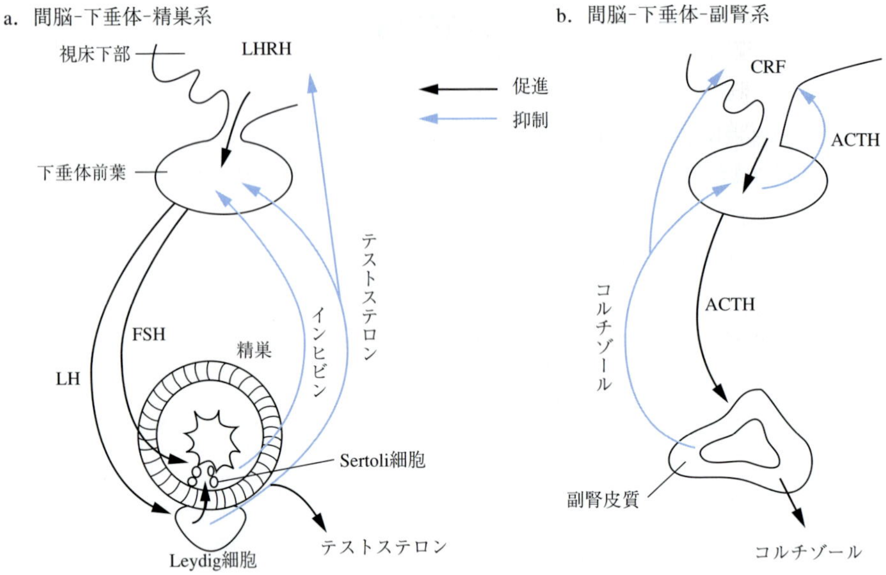

II 総論

a. 間脳-下垂体-精巣系　　　　　　　　b. 間脳-下垂体-副腎系

図5.8　ホルモン分泌とネガティブフィードバック機構

b. 血中ゴナドトロピン（LH，FSH）

性腺自体の原因による性腺機能低下症（原発性性腺機能不全）ではLH，FSHは高値を呈するが，間脳－下垂体系の原因による性腺機能不全（二次性性腺機能不全）では低値となる（フィードバック機構を理解する！）。

c. 刺激試験

障害部位の決定のために行われる。下垂体からのゴナドトロピン分泌能をみるためには合成LHRHによる刺激が，性腺によるテストステロン分泌能をみるためにはゴナドトロピン作用のあるhCG（human chorionic gonadotropin：ヒト絨毛性ゴナドトロピン）による刺激が行われる。

副腎皮質の機能異常が疑われる場合に，以下の検査を考慮する。

d. コルチゾールおよびその代謝産物

血中コルチゾールはCushing症候群で増加する代表的なホルモンである。Cushing症候群の場合は，単に増加するだけでなく，日内変動も消失していることが特徴である。また，代謝産物である尿中17-OHCSの量も増加している。

e. アンドロゲンおよびその代謝産物

男性ホルモン活性をもつ最も強力なホルモンはテストステロンであり，その大部分は精巣のLeydig間質細胞で合成されているが，副腎由来のデヒドロエピアンドロステロン（DHA）等も男性ホルモン活性を有している。また，これらのホルモンの代謝産物が尿中17-KSであり，副腎由来のアンドロゲンの代謝産物のみならず，テストステロンの分泌能も測定することになる。

f. 副腎皮質刺激ホルモン（ACTH）

　Cushing症候群において，ACTH依存性か非依存性かにより大きく病因分類を行う。ACTHの過剰分泌によるCushing病や，異所性ACTH産生症候群ではACTHは高値を呈し，副腎皮質ホルモン産生過剰状態から始まる副腎皮質過形成，腺腫，癌ではACTHは低値を呈する。

g. 刺激試験

　入手のしやすさから，まず合成糖質コルチコイドであるデキサメサゾン負荷試験によって，ACTHや副腎由来のコルチコイドの分泌量が，どのように変化するかを測定することが多い。ACTHやCRH負荷による試験も行われることがある。

2 レニン-アンジオテンシン-アルドステロン系

　二次性高血圧である腎血管性高血圧や原発性アルドステロン症の鑑別に用いられる（図11.5（p.182）参照）。

- 腎血管性高血圧→レニン活性高値
- 原発性アルドステロン症→血中/尿中アルドステロン量の増加，レニン活性の低下が特徴である。

3 副腎髄質系

　褐色細胞腫の診断に用いられる。血中/尿中のカテコラミンとしてアドレナリン，ノルアドレナリン，代謝産物として尿中VMA（バニリルマンデル酸）などが測定される。

4 上皮小体

　尿路結石の原因として原発性の上皮小体機能亢進症が関わっていることもあり，血中のCaやPの測定とともに上皮小体ホルモン（PTH）の測定が行われる（p.148参照）。
　また，慢性腎不全でも二次性上皮小体機能亢進症を呈することがある（p.174参照）。

画像診断等

1 内視鏡検査（図5.9）

　病変を直接観察できる点で非常に有用である。膀胱用と尿管−腎盂内用は長さ，太さが全く異なるものを用い，成人用と小児用では（当然）全く異なるサイズの物を使用する。また，十分な検査の体位が取れない等の場合に用いる軟性鏡（一般的には硬性鏡を用いる）にも，膀胱用と腎盂−尿管用がある。
　有用ではあるが侵襲的な検査であるので，無菌的に行うこと。また，医原性の外傷（尿道外傷や尿管外傷）を作らないように気をつける必要がある。膀胱癌の確定診断には必要な検査である（図8.16（p.124）→巻頭カラー18, 19も参照）。

Ⅱ 総論

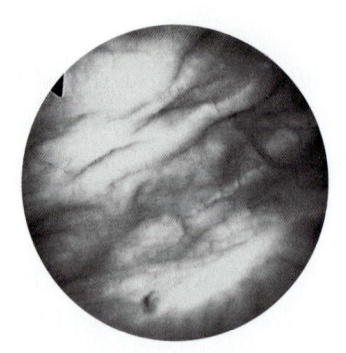

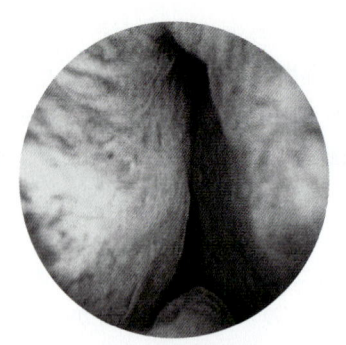

| 膀胱内(正常左尿管口) | 前立腺部尿道
(前立腺肥大症) | 外尿道括約筋部 |

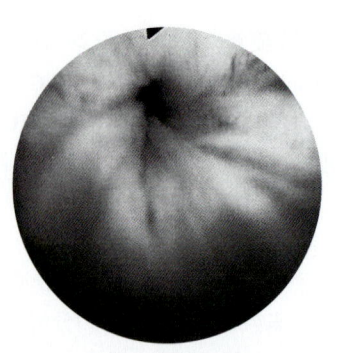

図5.9　膀胱尿道部内視鏡所見　☞巻頭カラー3, 4, 5

> **CHART 29**
>
> 【内視鏡検査の禁忌】
> 　前立腺炎，膀胱炎，腎盂腎炎等の高度な感染症が存在する場合
> 　通過部位に高度の狭窄がある場合（前立腺肥大症が高度でも狭窄と同様の状態になる）

2 単純Ｘ線撮影（図5.10）

　泌尿器科領域で扱う範囲は1枚の単純写真でほぼカバーできるといっても過言ではない。この写真は腎－尿管－膀胱の頭文字をとってKUB（kidney-ureter-bladder）という。

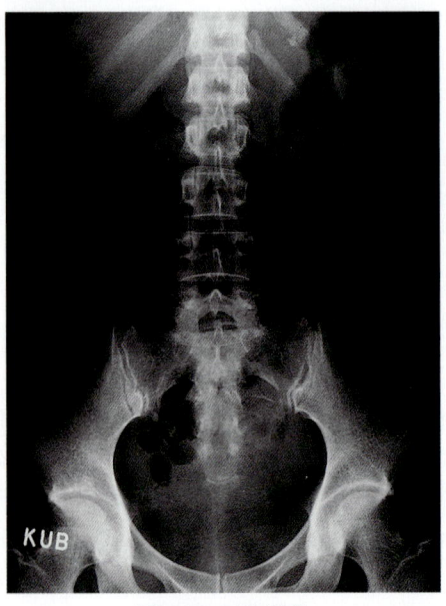

図5.10　KUB所見

> **【腹部単純写真とKUBの違いは？】**
> ＜撮影範囲＞
> 　腹部単純写真：横隔膜から骨盤腔全体
> 　KUB：腎の高さから小骨盤腔全体まで
> ＜撮影方法＞
> 　腹部単純写真：腹部に対して垂直に撮影
> 　KUB：小骨盤腔内が見えるように約30°の角度をつける。また，KUBは結石等の陰影をはっきりさせるため，腹部単純写真より線量が多い

CHART 30

KUBで観察できる項目は非常に多いが，以下のように絞ってみる。

a. 腎臓部
腎陰影の高さ（通常は左側の方が高い），左右差，腎内異常陰影（結石，石灰化）等に注意する。また，周辺との境界が不明瞭な場合には炎症や腫瘍の存在を疑う。

b. 尿管部
主に結石の診断に用いられる。生理的狭窄部位（腎盂－尿管移行部，総腸骨動脈との交差部，尿管－膀胱移行部の3か所）には特に注意する。結石のなかにはX線を透過するためにKUBでは確認できないものもあるが，全体の10％以下とされる。

c. 膀胱部
膀胱が尿などで充満していると膀胱陰影が確認できる。膀胱結石の診断で鑑別に注意を要するのが静脈石phlebolithという静脈の石灰化像で，結石より輪郭が明瞭で中央に透過性の部分を有していることが多い。

d. 前立腺・尿道部
前立腺内には砂状にみられる前立腺結石が散見されるが，他の結石とは異なり病的意義は少ない。また，尿道内の結石や異物は恥骨結合より下方で認められる（→KUBは臥位と立位で撮影し，恥骨結合部以下も確認することが望ましい）。

e. 骨陰影
一般的に前立腺癌の骨転移巣は造骨性の変化をきたし，腎癌の骨転移巣は溶骨性の変化をきたすことが多い。上皮小体機能亢進症では骨回転が亢進するため，骨梁が薄くなる所見が認められることもある。また，神経因性膀胱での二分脊椎の所見にも注意が必要である。

3 造影X線撮影

a. 静脈性腎盂造影（IVP：intravenous pyelography；図5.11）

　静脈注射された造影剤が，糸球体より排泄され尿細管内で濃縮された後，腎杯から始まる尿路全体を満たしていくという過程を，経時的に捉える検査である。つまり，この検査は定量的ではないにせよ，腎機能検査の一部も（特に分腎機能検査）成している。

1）実施方法

　造影剤を投与する際に，飲食を最低3時間以上避けていることを確認してから行う。まず，比較のために単純写真（KUB）を撮影してから，尿路用の造影剤を40〜50ml静脈内注射し，造影剤が上腎杯を満たすように頭低位にする。標準的には注射後5分，10分後を撮影，水平位に戻してから15分後を撮影，さらに立位を撮影する。小児などでは1分，3分などの早期の撮影を追加することがある。また，より鮮明な所見を得るために，造影剤100mlを点滴静注して造影する場合もある（DIP：drip infusion pyelography）。

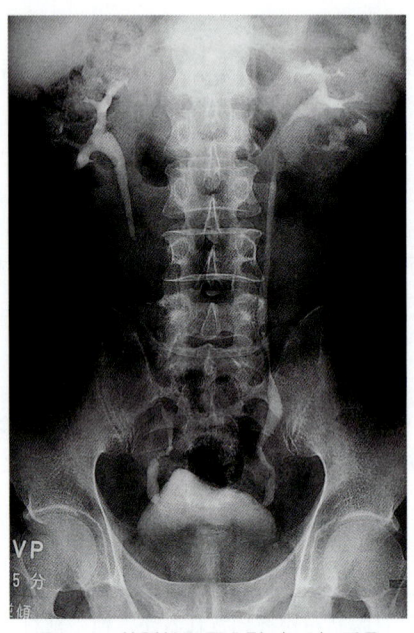

図5.11　静脈性腎盂造影（IVP）所見

CHART 31

【造影剤を投与してはいけない場合】
　絶対的禁忌：ヨードアレルギー
　相対的禁忌：投与前の飲食後（嘔吐し誤嚥する可能性あり），著しい脱水時，
　　　　　　　骨髄腫

2) 所　見

経時的に変化する所見を以下のような部位に分けて追っていく。
①ネフログラム相：腎実質が濃染する相，注入後5分の写真が観察に適している。
②腎盂，腎杯：注入後10分で造影剤が充満されてくるので観察に適している。
③尿管：注入後15分もしくは立位撮影時に造影剤が腎盂から流出する際によく造影される。
④膀胱：経過中に造影剤で充満されているが，立位時の像で最も多くの造影剤で満たされる。

主な所見としては
①ネフログラム：左右対称である（高さは生理的に異なることがある）ことが重要。
　＊突出像が認められる：腫瘍，囊胞の存在を疑わせる
　＊立位時に1.5椎体以上の下降がある：（側腹部痛，血尿等の症状があれば）遊走腎
　＊腎の長軸が正中で椎体を交差する：馬蹄腎
②腎盂，腎杯：造影剤の排泄遅延や腎盂像の圧排像等は腎盂内（もしくは腎実質）に存在する占拠性病変（SOL：space occupying lesion）の存在を疑わせる。
③尿管：蠕動運動で造影剤が排泄されるので，1枚の写真で全長を観察できることはまずない。
　＊拡張した尿管とその先の造影遅延（もしくは造影されない）では通過障害を疑う。
④膀胱：膀胱内の造影剤が充満できない場所（陰影欠損 filling defect）では腫瘍や結石の存在を疑う。

b．逆行性腎盂（尿管）造影（RP：retrograde pyelography；図5.12）

　細径の尿管カテーテルを，膀胱鏡を経由して腎盂まで挿入して，尿路内に直接造影剤を注入する方法で，IVPでは得られないコントラストの強い画像を得ることができる。ヨードアレルギーの患者でも行えるが，造影剤を強く注入すると腎盂から血管内に逆流（溢流）することがあるので注意！
　また，腎盂までカテーテルが挿入できないことも所見となる（尿管の病変の診断に有用）。

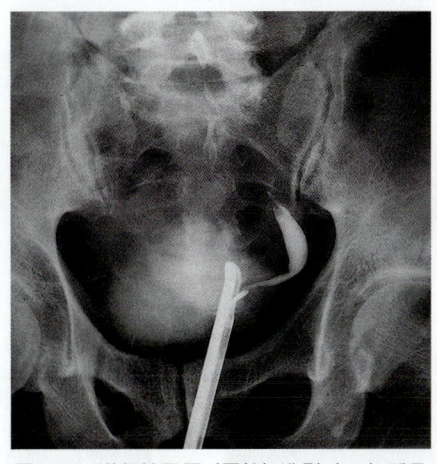

図5.12　逆行性腎盂（尿管）造影（RP）所見

c. 順行性腎盂造影（AP：anterograde pyelography；図5.13）

腎盂内に針を穿刺して腎盂ー尿管の造影をすることも可能であるが，腎実質を穿刺するために出血をきたすことがあり，通常は腎瘻を穿刺する際に同時に行われる。尿管の通過障害の原因診断に有用。

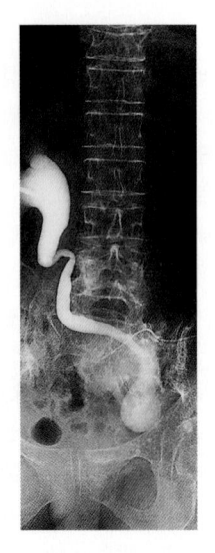

図5.13　順行性腎盂造影（AP）所見
Kock pouch造設後の尿管狭窄に対するAP

d. 膀胱造影（CG：cystography；図5.14）

膀胱内にカテーテルで造影剤を注入することでIVPの膀胱充満像よりコントラストの強い画像を得られることができ，排尿直後に実施すれば残尿測定も兼ねることになる。女性では尿失禁の原因の検索の目的で，造影剤以外に金属チェーンを同時に挿入し，膀胱後径と尿道の角度を測定するチェーンCGとして行われることもある（図5.14a）。また，膀胱造影の後に造影剤を排尿させながら撮影を行う排尿時膀胱造影（VCG：voiding cystography）では，膀胱尿管逆流症（VUR：vesicoureteral reflux）や下部尿路通過障害を診断できる（図5.14b）。主な所見としては，
・膀胱腫瘍：陰影欠損像
・神経因性膀胱：pine tree（松の木）状に変形した膀胱像になる。

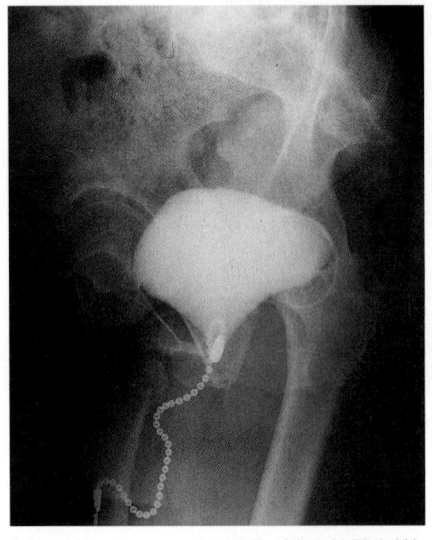

図5.14a　チェーンCG所見（腹圧性尿失禁）

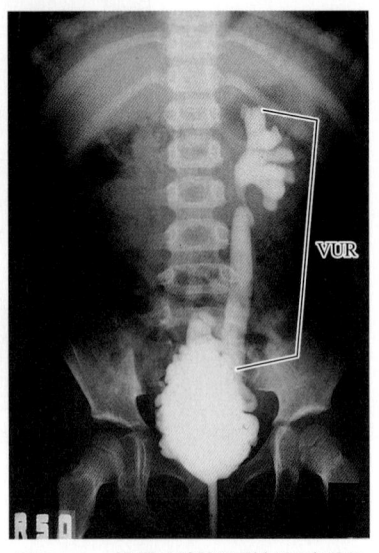

図5.14b　排尿時膀胱造影（VCG）所見
神経因性膀胱による膀胱の変形（pine tree）とVURがみられる

e. 尿道造影（UG：urethrography；図5.15）
　VCGでも尿道の情報は得られるが，詳細な観察には逆行性造影の方が適している。尿道全長の特徴をつかむには斜位像が欠かせない。主な所見としては，
・前立腺肥大症：膀胱底の挙上，前立腺部尿道の扁平化，前傾，延長
・前立腺癌：尿道粘膜の虫食い像
・尿道外傷：造影剤の溢流，断裂像

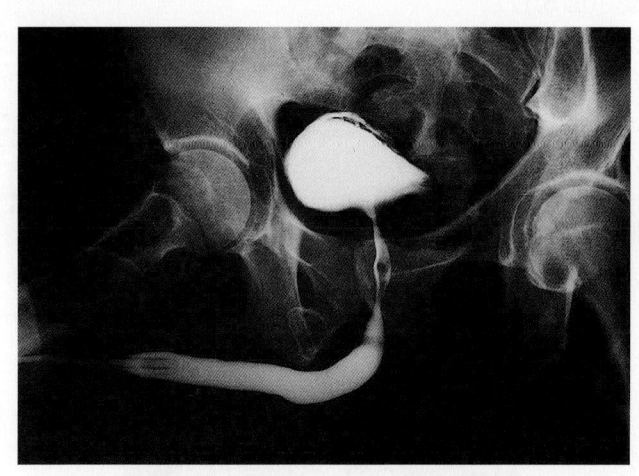

図5.15　尿道造影（UG）所見（正常）

f. 精嚢造影（図5.16）
　精管の通過障害，精嚢の形態を見るために行われる。経尿道的な方法と経精管的な方法とがあるが，後者の方が一般的である。陰嚢に小切開を入れて精管を露出し，造影剤を注入する。

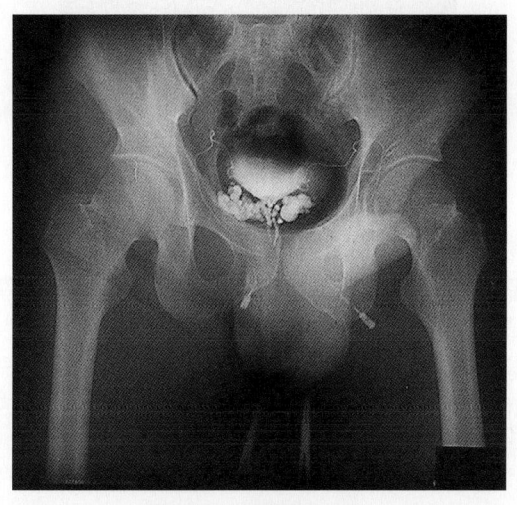

図5.16　精嚢造影所見
正常の精嚢造影。精管が描出されている

4 血管造影

a. 大動脈造影

CT, MRI 等の断層撮影の発達でその意義は薄れているが，細部の詳細な画像を得るためにはいまだに必要な検査で，特に生体腎移植の際のドナーの血管の情報を得るためには不可欠な方法である。

b. 選択的腎動脈造影（図5.17）

大腿動脈より腎動脈にカテーテルを通して造影剤を注入する方法で，腎血管性の病変が疑われる場合や，腎占拠性病変の鑑別（嚢胞か腫瘍か）の目的で行われる。最近は画像をデジタル処理することが容易になってきているため，静脈よりの造影剤注入でも重なる骨陰影等を除去することで，動脈造影と同等の情報を得ることができるようになってきている。主な所見としては，
- 腎腫瘍：豊富な新生血管像（ただし，腎腫瘍の約10％は乏血管性），腫瘍濃染像tumor stain
- 腎嚢胞：動脈分枝の延長，ネフログラムの欠損像

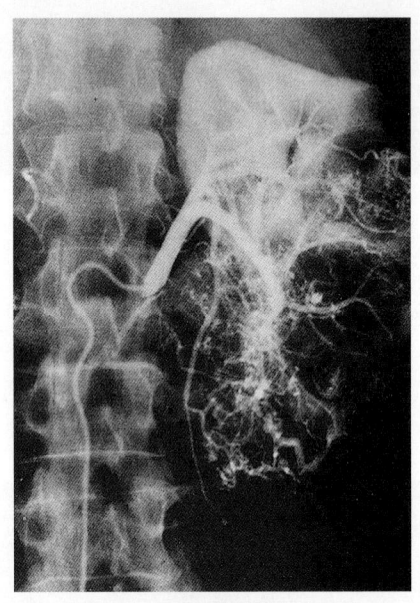

図5.17　選択的腎動脈造影所見
（左腎細胞癌）

c. 副腎静脈造影（副腎静脈採血）

副腎血管造影は造影より採血の方が診断意義が高い。右副腎静脈（右腎静脈より下大静脈沿いに数cm上方），左副腎静脈（左腎静脈起始部より数cm腎側）の各々にカテーテルを挿入して採血すると同時に，それぞれ静脈合流部より遠位側と近位側よりの採血も行い，病変の部位を特定する。ただし，副腎静脈にカテーテルを挿入かつ留置（採血のため）することは容易ではないので，存在診断だけであればシンチグラムで代用することも多い。

5 核医学検査

a. 腎シンチグラム（図5.18）

腎に集積しやすい核種でその後の排泄形態に応じて用いる用途を分ける。

> ^{131}Iもしくは^{123}I-hippuran：腎血流量測定
> ^{99m}Tc-DTPA：糸球体機能（GFR）

これらの物質を注入した後に腎近辺に関心領域を設定して計測すると，腎イメージのみならず尿路への排泄も定量することが可能になり，その排泄パターンより尿流の動態が観察できる。核種の体内動態をグラフにしたものはレノグラム*と呼ばれる。現在は腎シンチと同時に施行することが多い。

*レノグラム：^{123}I-hippuranは静注後に速やかに腎尿細管から分泌されるため，この放射能の両腎における排泄過程を測定することにより分腎の機能が障害パターンとして認識される（図5.19）。

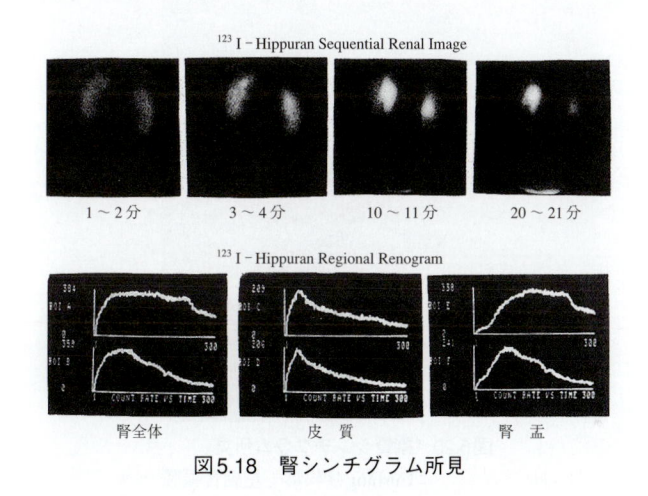

図5.18 腎シンチグラム所見

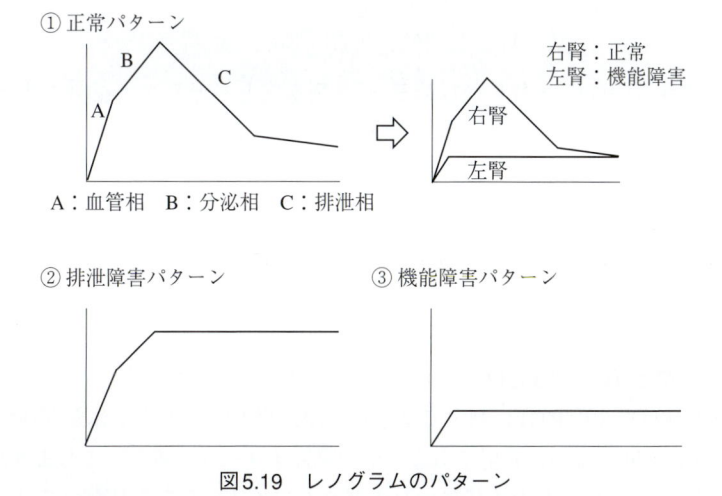

図5.19 レノグラムのパターン

Ⅱ 総論

b. 副腎シンチグラム（図5.20）
　副腎皮質と髄質では用いる核種が異なることに注意！
＜副腎皮質のシンチグラム＞
　副腎皮質で産生されるステロイドが，コレステロールから生合成される性格を利用して，コレステロールの一種であるアドステロールを^{131}Iでラベルしたものを投与して，3日目と6日目に関心領域のスキャンを行う方法で，副腎の形態のみならず副腎機能の評価に用いられる。
＜副腎髄質のシンチグラム＞
　カテコラミンの前駆物質であるMIBGに^{131}Iをラベルして投与すると，かなり長期にわたり副腎髄質に残存するので，鮮明な画像が得られる。褐色細胞腫の局在診断，また悪性褐色細胞腫の転移巣検索に有用である。

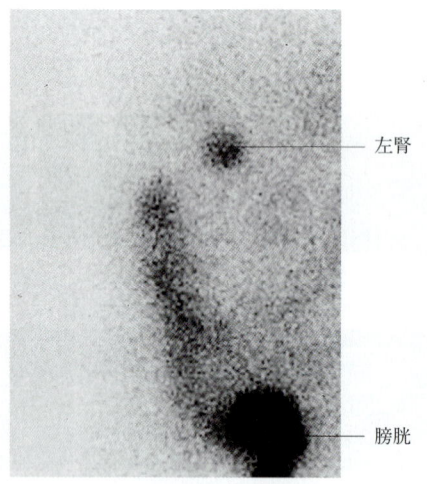

図5.20　副腎シンチグラム所見
　　　　Cushing症候群；左副腎腺腫
　　　　＊図8.5（p.113）も参照

CHART 32

副腎シンチグラムの前にはあらかじめヨード剤を内服させておく必要がある

→ヨードは甲状腺ホルモンの生合成に不可欠の物質であり，ヨードを飽和させておかないと^{131}Iが甲状腺に取り込まれ，甲状腺が被曝してしまう（チェルノブイリ原発の近隣で甲状腺癌が異常な高率で発生しているのは，このことが原因！）。

c. 上皮小体シンチグラム（図5.21）
　上皮小体機能亢進症は血中のPTHの測定でなされるが，異所性に上皮小体が存在することもあるので手術の前など，存在診断のために有用である。甲状腺のイメージと重なってしまうため，^{201}Tl（タリウム）のイメージから^{123}Iで撮影した甲状腺シンチグラムのイメージを差し引いて（subtraction），上皮小体のイメージを得る（ただし，^{201}Tlが集積する部位は局所での血流増加がある部位であり，上皮小体

に特異的に取り込まれているのではない。最近，心筋シンチグラムに用いられる^{99m}Tc-MIBIが上皮小体に取り込まれることが報告されてから，この核種で上皮小体シンチグラムを撮影する場合もある）。

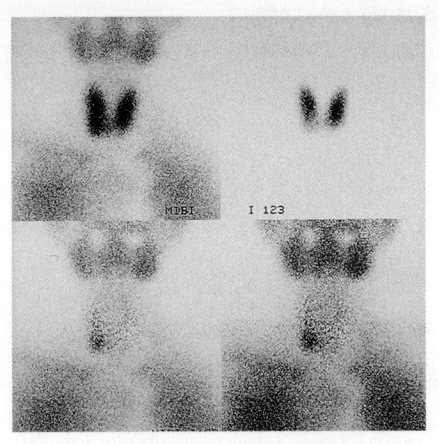

図5.21 上皮小体シンチグラム所見
原発性上皮小体機能亢進症；腺腫

d. 骨シンチグラム（図5.22）

骨形成が亢進している部位に取り込まれる^{99m}Tc-MDPを用いて骨のイメージを得ると，特に造骨性の転移巣を形成する悪性腫瘍の転移の検索に有用である。

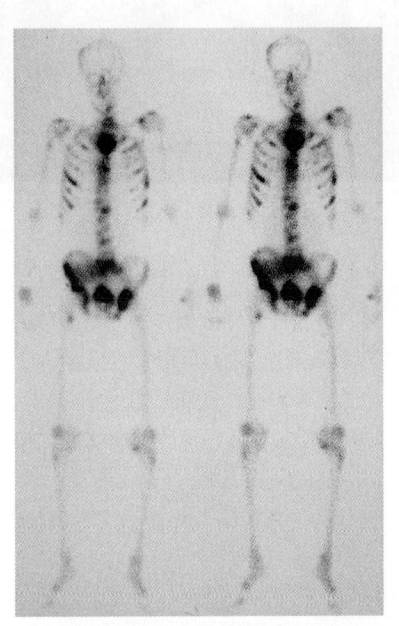

図5.22 骨シンチグラム所見
前立腺癌の全身骨転移時

II 総論

> **CHART 33**
> 【泌尿器科領域の悪性腫瘍の骨転移巣】
> 　造骨性変化をきたすもの：前立腺癌
> 　溶骨性変化をきたすもの：腎細胞癌，膀胱癌，精巣腫瘍

ただし，必ずしも一致しないこともあり，骨転移を疑うような症状（局所の疼痛，腫脹等）がある場合には，局所の画像診断も平行して撮影する。

6 CT（図5.23）

他の分野と同様に，泌尿器科診断学のなかでCTの占める役割は重要性を増しており，この1章ではとても書ききれないが，特に鑑別診断に役立つ腎腫瘤性病変の鑑別のみを記載する。

1) **腎嚢胞**：単純CTで水と同じ吸収値を示し，壁の性状が薄くて均等である。造影CTで壁も内容物もenhanceされない。

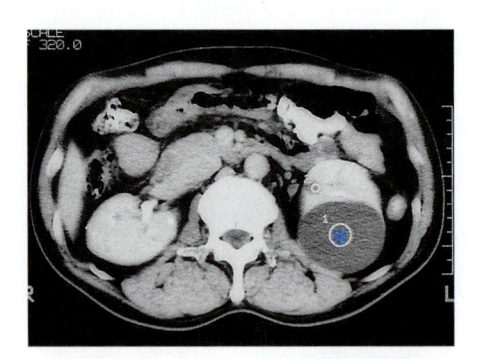

図5.23a　腎嚢胞（*）のCT所見

2) **腎細胞癌**：腎実質との比較で等しいか，もしくはやや低吸収値を呈する充実性の陰影としてとらえられることが多い（ごくまれに，嚢胞性腎細胞癌のように嚢胞内に腫瘍が発生，もしくは癌細胞の壊死による嚢胞形成を呈する場合もある）。造影早期に濃染する腫瘍陰影を呈することが多いが，約10％の症例では低吸収値のままのこともあり，鑑別に苦慮する。

3) **腎血管筋脂肪腫**：脂肪成分を含むことが多いため，腫瘍内に脂肪と同様の低吸収値の部分があれば鑑別は容易である。

最近では造影された腎血管を立体的に再構築して表示する3D-CTが実施できるようになり，従来は血管造影でしか得られなかった腎血管の情報が得られるようにもなっている。

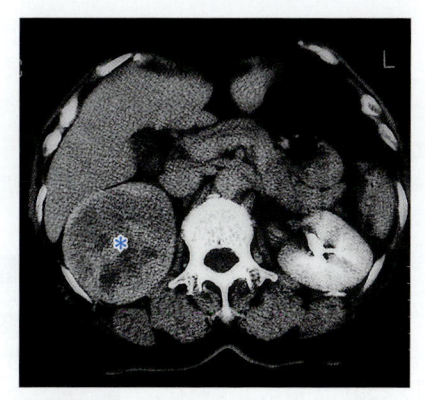

図5.23b　腎細胞癌（＊）のCT所見

7 MRI

CTと同様，MRIによる診断学も日進月歩なため，詳細は成書に譲るが，現在特に有用な分野としては，

1）膀胱癌の進達度の診断（**図5.24a**）
2）前立腺癌の局在診断および進達度（浸潤度）の診断（特に経直腸コイルを用いた撮影法；図5.24b）
3）MR urography（MRIで水の成分を意味するT2値が長い成分のみを使用して，尿路内の描出を行う→造影剤を使用せずに尿路造影が可能！）

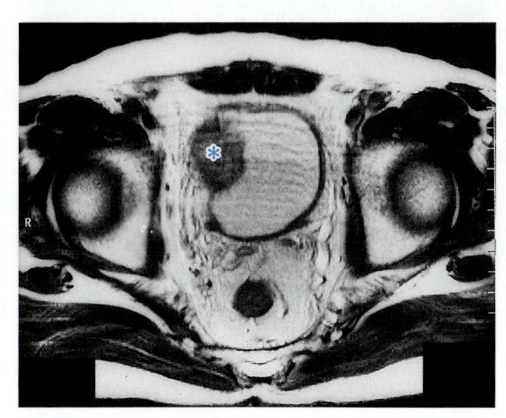

図5.24a　膀胱癌（＊）のMRI所見 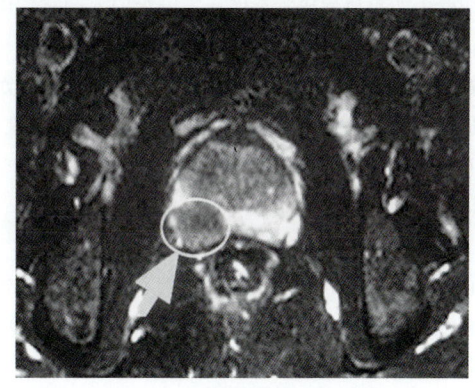　　　　　図5.24b　前立腺癌のMRI所見

8 超音波診断（図5.25）

今やルーティン検査となりつつあるこの分野も，様々な派生的検査が出現しているため詳細は成書に譲り，ここでは疾患鑑別に重要な部分のみを記載する。

a. 腎

正常所見は楕円状の充実組織として描出され，通常は肝実質よりやや低いエコーレベルの皮質に囲まれるように腎盂，腎杯，腎動静脈などが一塊として高いエコーレベルの central echo complex：CEC（図5.25a）を形成している。

- 腎細胞癌：腎実質と等しい，もしくはやや高いエコーレベルの充実性の陰影を呈する。
- 腎盂癌：CEC内に充実性腫瘤として描出される。水腎症や拡張した腎杯像を伴うことも多い。
- 腎血管筋脂肪腫：脂肪成分の高いエコーレベルの部分を含む腫瘤像を呈することが多い。
- 腎囊胞：辺縁明瞭で壁構造が薄く，内容が水と同様の低エコーレベル値を呈する。
- 腎結石：結石そのものの石灰化像とともに，結石像の後方に強い音響陰影を伴う。
- 水腎症：CEC内に拡張した腎盂・腎杯が水成分の低エコーレベルの領域として現れる。

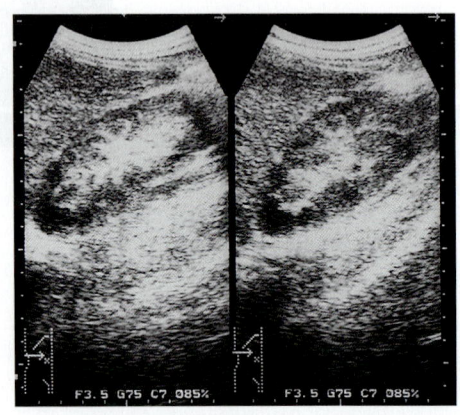

図5.25a　正常腎のエコー所見

b. 尿管・膀胱

尿管の所見は水尿管を伴っていないと通常は得られない。膀胱の所見は膀胱内が充満した状態であれば得られる。

- 結石：膀胱内もしくは尿管下端の結石の描出が可能である。
- 尿管・膀胱腫瘍：周囲臓器への浸潤や壁進達度の診断に有用なこともあるが，むしろ低侵襲なスクリーニング検査としての意義の方が高い。

c. 前立腺

正常前立腺の断面像は解剖学的な内腺，外腺領域の鑑別が可能である。経腹的よりも経直腸的超音波検査（TRUS：trans-rectal ultrasonography）の方がより正確な所見を得られる。

- 前立腺肥大症：内腺領域が外腺領域を圧排するように腫大し，外腺は菲薄化する（図5.25b）。
- 前立腺癌：外腺領域に低エコーレベルを呈する陰影がみられる。進行癌になると前立腺が変形し，非対称な形となり輪郭が消失する。

d. 陰囊内容

- 陰囊水腫：精巣を囲むように低エコーレベルの領域が広がっている。
- 急性陰囊症：精索捻転と精巣上体炎等の鑑別が重要である（図5.25c）。カラードップラーエコーで精巣の血流の所見を得ると，健常側との比較で精索捻転では低下，そのほかでは同等または亢進している。
- 精巣腫瘍：精巣内に充実性の腫瘤陰影を呈する。

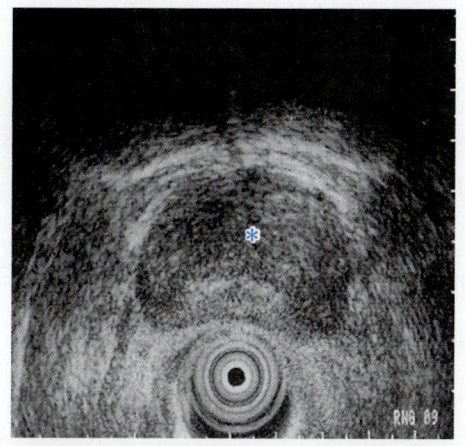

図5.25b 前立腺肥大症（＊）経直腸的のエコー所見

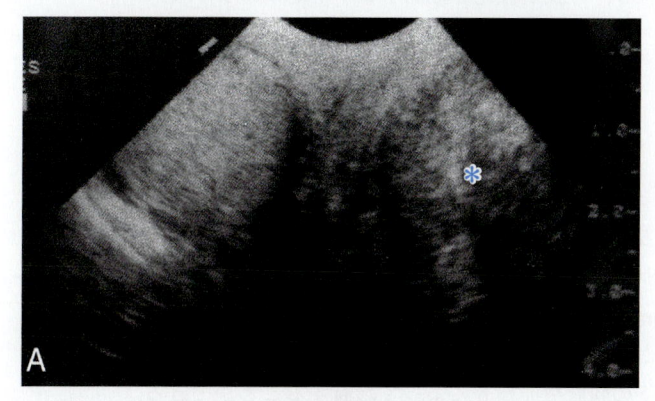

図5.25c 急性陰嚢症のエコー所見
写真左側の健常側に対し，右側では捻転による壊死でエコー像の乱れ（＊）がみられる

腎機能検査

1 血液生化学検査

BUN，クレアチニン，クレアチニンクリアランスなど。

2 PSP試験

PSP（phenolsulfonphthalein）は1回腎内に流入すると，ほとんどが尿細管から排泄されるので，その排泄能は尿細管機能の指標となる。PSP試験の前には排尿せずに，さらに十分利尿がつくように飲水した後にPSPを静脈注射で投与して，経時的に血中濃度を測定する→正常値については成書を参照のこと（かなり幅がある）。

3 Fishberg濃縮試験

脱水の際に抗利尿ホルモンが反応性に増加し，尿細管等に作用して尿を濃縮させる機能を調べる検査である．前日夜より絶飲食にて，起床直後，1時間安静臥位にした後，さらに1時間後にそれぞれ排尿させ，いずれかの尿の比重が1.025以上であれば正常とみなす．

4 画像による分腎機能検査

腎レノシンチグラム（p.57参照）．

5 その他

血液ガス検査の情報も，腎臓の機能を推測する手がかりになる

膀胱機能検査

最近，膀胱機能障害に対して様々な呼称を用いるようになっている．例えば，
1) bladder outlet obstruction（BOO：ブーと発音）：膀胱出口閉塞
2) lower urinary tract symptoms（LUTS：ラッツと発音）：下部尿路症状
3) unstable bladder：不安定膀胱などである．
これらの概念は以下の膀胱機能検査によって診断することができる．
膀胱機能検査は「蓄尿する機能」と「排尿する機能」の両者を測定することが必要である．
「蓄尿する機能」の検査：膀胱内圧測定（CMG：cystometrography）
「排尿する機能」の検査：尿流量検査，排尿時膀胱内圧測定（voiding cystmetry），
　　　　　　　　　　　内圧－尿流検査（pressure-flow study）
が挙げられるが，膀胱内圧測定は排尿時膀胱内圧測定を同時に実施することが多い．

a. 尿流量検査

時間当たりの排尿量（尿流率）を縦軸に，時間を横軸にしてグラフにしたもので，最大尿流率，平均尿流率，最大尿流率に至るまでの到達時間等を評価する．簡便であるが排尿量によって大きく左右され，また再現性に乏しい（図5.26）→§8　尿路性器の腫瘍　前立腺腫瘍（p.131）も参照のこと．

b. 膀胱内圧測定（排尿時膀胱内圧測定）

上記のように，膀胱の蓄尿機能と排尿機能の両者を同時に測定できる検査である．本来は膀胱内に水を注入して圧力を測定することが望ましいが，煩雑になるため実際は二酸化炭素の注入で代用されることが多い（図5.27）．

経尿道的に細径のカテーテルを留置して，経時的（通常，100 ml/min程度）にガスの注入を行いながら膀胱内圧の変化を観察する．真の排尿筋の圧力は測定された圧力より腹腔内圧を差し引いた値とな

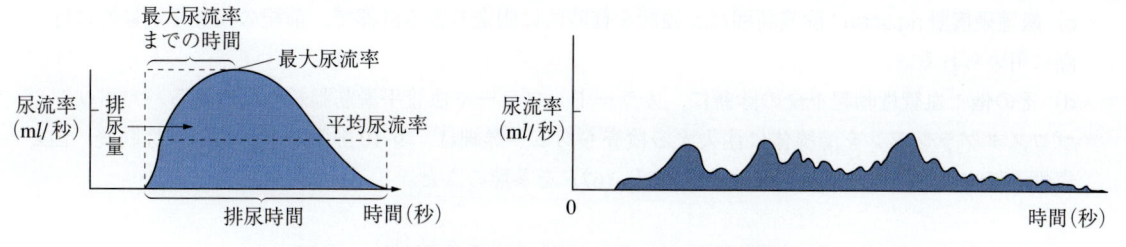

図5.26 尿流量検査所見（左は正常，右は前立腺肥大症）

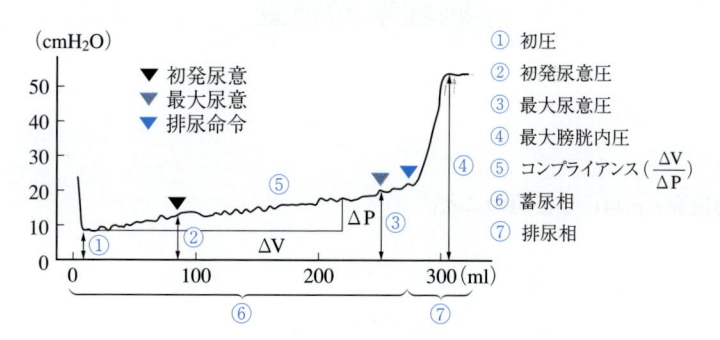

図5.27 膀胱内圧－排尿時膀胱内圧測定図

① 初圧
② 初発尿意圧
③ 最大尿意圧
④ 最大膀胱内圧
⑤ コンプライアンス（$\frac{\Delta V}{\Delta P}$）
⑥ 蓄尿相
⑦ 排尿相

るので，同時に腹腔内圧（直腸内圧で代用する）を測定して，その差し引いた値を使用することが好ましい。

また，排尿に際しては排尿筋と尿道括約筋の協調が必要なので，同時に括約筋筋電図（肛門括約筋の筋電図で代用することも多い）をモニターしておくこともある→§10 排尿障害，神経因性膀胱，ED，男性不妊症など 神経因性膀胱（p.157）も参照のこと。

性（生殖）機能検査

1) 精液検査：精液検査（p.47）参照
2) 内分泌検査：血中テストステロン，LH，FSH，プロラクチンなど
3) 精嚢造影：画像診断 ③造影X線撮影 f. 精嚢造影（p.55）参照
4) 精巣生検：病理学的検査 ②生検（p.66）参照
5) 勃起能を確認する検査としては以下のようなものが挙げられる。
    a) スタンプテスト：もっとも簡便な方法であり，弛緩時の陰茎の周囲に切手をきつめに一周分張っておいて，夜間のREM睡眠時に起こる勃起現象を確認する（朝，起床時に切手が切れているか確認する）。
    b) AVSS（audio visual sexual stimulation）：その名のとおり，性的刺激のある画像を見せ，音声を聞かせることでの勃起現象の有無を確認する。

以上の両者は簡便ではあるが定量性に欠けているので，あくまで機能的な勃起不全のスクリーニングに用いられる。

c）**陰茎硬度計 rigiscan**：陰茎周囲径と硬度を経時的に測定できる計器で，前記の検査を定量的に行う際に用いられる。
d）**その他**：血管性勃起不全の診断に，カラードップラーや血管平滑筋弛緩作用のあるパパベリンやプロスタグランジンを海綿体に注入する検査もある→詳細は，§10排尿障害，神経因性膀胱，ED，男性不妊症など　男性生殖器機能性疾患（p.167）を参照のこと。

病理学的検査

1 細胞診
尿検査・分泌物検査（p.44）を参照のこと。

2 生　検
以下の各目的に応じて行われる。
1）**腎生検**：腎炎，ネフローゼ症候群等の病理学的診断を行う際に必要である。
　エコーガイド下に背部から針を刺して行う場合が多いが，小児や出血傾向のある症例では，むしろ開放生検の方が安全な場合もある。
＊合併症：出血，腎動静脈瘻が起こりうる。出血がひどい場合には腎摘出術を行わざるを得ないこともある。
＊注意：腎腫瘍では一般的に生検は禁忌とされている（血行性に転移しやすいため）。
2）**膀胱生検**：膀胱腫瘍の確定診断を行うために経尿道的に行われる→§8　尿路・生殖器の腫瘍（p.123）を参照のこと
3）**前立腺生検**：前立腺癌の確定診断を行うために行う。現在は経会陰的に経直腸エコーガイド下で前立腺の外腺（辺縁領域）を中心にして（前立腺癌は前立腺の辺縁領域を発生母地とするものが多い→p.135参照）複数箇所（6～8か所）の組織をサンプリングすることが一般的になっている。経直腸的に行われることも多い。
＊合併症：血尿，前立腺炎，排尿痛
4）**精巣生検**：男子不妊の原因検索のために行われる。陰囊の一部を切開して精巣組織をごく少量のみ採取し，Bouin液で固定する（ホルマリンでは精細管内の細胞が脱落してしまう）。
＊注意：精巣腫瘍では生検は禁忌とされている（リンパ行性に転移しやすいため）。

Check Test 3

- (1) 囊胞腎は遺伝性疾患なので家族歴をよく聞く。
- (2) von Hippel-Lindau病の家系では腫瘍が多発する。
- (3) 小児の水腎症は腹部腫瘤として触知することが多い。
- (4) 精索捻転症ではPrehn徴候は陰性である。
- (5) 前立腺肥大症の触診所見は弾性軟である。
- (6) 二杯分尿法で排尿後期のみ血尿の場合は，膀胱頸部に病変がある。
- (7) 尿細菌培養検査はPapanicolaou染色で行う。
- (8) 尿路感染の起炎菌は10^3個/ml以上の菌数を認めた場合である。
- (9) 精液検査では精子数20×10^6/ml以上を正常とする。
- (10) 血中のテストステロン値は女性では0である。
- (11) 二次性性腺機能低下症ではLH，FSHは低値である。
- (12) 骨髄腫の患者に対するIVPは禁忌である。
- (13) チェーンCGでは膀胱尿管逆流症の診断に用いる。
- (14) 前立腺肥大症の尿道造影の所見には後部尿道の延長がある。
- (15) レノグラムには^{131}I-アドステロールを用いる。
- (16) 前立腺癌の骨転移巣は造骨性変化を示す。
- (17) 腎CTでは脂肪のdensityの腫瘤の場合は腎血管脂肪腫を考える。
- (18) 膀胱癌の浸潤度診断で最も精度が高いのはCTである。
- (19) 膀胱内圧測定には二酸化炭素を注入する。
- (20) 前立腺生検は経会陰式にエコーガイド下で行うことが多い。

Answer

- 常染色体優性遺伝の遺伝性疾患である。
- 腎癌，褐色細胞腫などが多発する。
- Wilms腫瘍との鑑別診断が必要である。
- 陰囊を挙上すると痛みが増強する（陽性である）。
- 弾性硬（筋肉の張る硬さ）。
- 排尿初期尿は前部尿道か前立腺部からの出血である。
- グラム染色が一般的。
- 10^5個/ml以上。

- これ以下を乏精子症と呼ぶ。
- 副腎由来のものがあるため0ではない。
- 原発性性腺機能低下症では高値になる。
- 腎機能障害を惹起することがあるので禁忌。
- 尿失禁の原因検索のために行う。
- ほかに後部尿道の前傾，扁平化，膀胱底の挙上がある。
- ^{123}I-hippuranを用いる。^{131}I-アドステロールは副腎シンチグラムで用いる。
- 腎癌，膀胱癌は溶骨性の変化を示す。
- 腎の良性腫瘍では最も頻度が高い。

- MRIが最も精度が高い。

- 水を注入する場合もあるが，多くは二酸化炭素で代用する。
- 経直腸式に行われることもある。

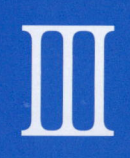

III 各論

- 6 尿路性器の先天異常　71
- 7 尿路性器の感染症　97
- 8 尿路性器の腫瘍　111
- 9 尿路結石症　147
- 10 排尿障害，神経因性膀胱，ED，男性不妊症など　157
- 11 腎不全，腎血管性疾患　173
- 12 尿路性器の外傷　189

Ⅲ 各 論

6 尿路・生殖器の先天異常（性分化異常を含む）

腎および腎盂の先天異常

1 先天性単腎症

本症においては種々の先天異常を合併することが多い。
対側腎は代償性肥大がみられる。同側の尿管は欠損することが多く，尿管口の欠損，三角部の形成異常をみることが多い。また，同側の性器系の異常をみることもある。

▶症　状
無症状のことが多い。

▶診　断
尿路造影で無機能。CT，エコーで単腎。膀胱鏡で三角部形成不全，尿管口欠損で確定診断。

2 単純性腎囊胞

50歳以上で40～50人に1人の割合で発生する。原因は不明。先天性説と後天性説あり。

▶症　状
傍腎盂囊胞で大きくなると水腎症を起こし，側腹部痛がある。また，腹側に大きくなると胃部圧迫感などの症状があるがほとんどは無症状。

▶診　断
エコーやCTで偶然発見され，診断されることが多い。

▶治　療
通常は無治療。大きな囊胞で症状のあるものは囊胞穿刺＋エタノール（塩酸ミノサイクリンを使用することもある）注入により再貯留を防止する。穿刺だけでは再度滲出液が貯留する。

3 囊胞腎

幼児型（infantile type）と成人型（adult type）があり，幼児型は大部分が死産，または生後まもなく死亡するか，生後，腹部腫瘤，血尿で発見，腎不全が進行し，肺炎で死亡することが多い。鑑別診断として先天性水腎症，Wilms腫瘍，神経芽細胞腫などがある。
成人型は常染色体優性遺伝。大小様々な囊胞が両側性に発生し，最終的には腎不全になる。40歳頃から腎機能が低下することが多い。

▶症　状
腹部腫瘤，高血圧，血尿の症状が多いが，囊胞内感染を合併すると疼痛，発熱が加わる。囊胞の拡張に伴い，腎不全となり，透析，移植が必要になる。

Ⅲ 各 論

▶診 断

　尿路造影ではspider-legあるいはdragon-shapeと表現される腎盂，腎杯系の変形がある（図6.1）。CT，エコーで両側腎，肝，膵にも多数の嚢胞が認められることが多い。脳動脈瘤の合併も約10％と高い。

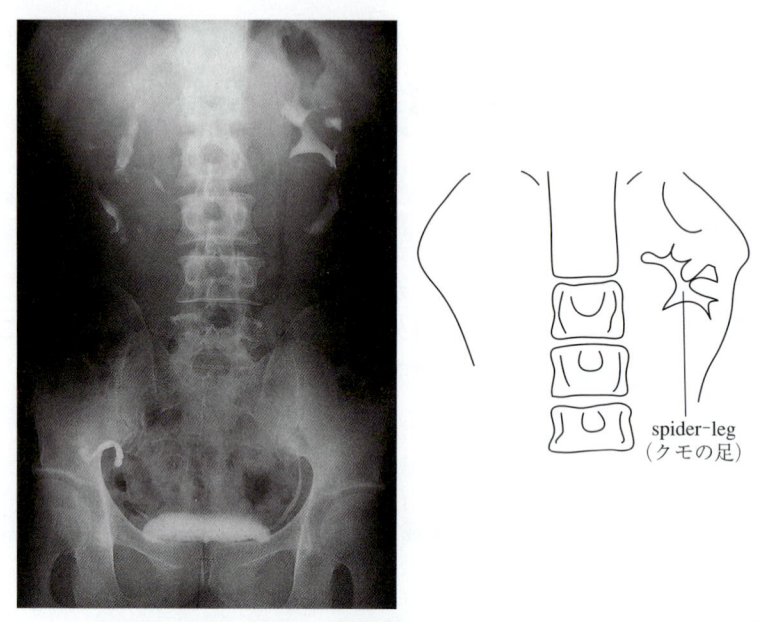

図6.1　囊胞腎のIVP所見

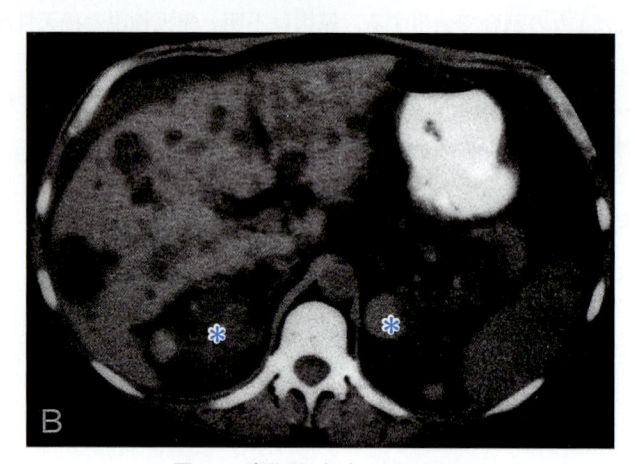

図6.2　囊胞腎（＊）のCT所見

▶治 療

　囊胞による腸管の圧迫症状や疼痛がある場合は囊胞穿刺を施行するが，最近は腎動脈塞栓術なども行われる。血尿，感染，腎腫瘍の合併がある場合は腎摘除術。

4 海綿腎

　腎錐体における集合管の囊状の拡張。

▶症　状

80％に結石を合併する。この結石で発見されることが多く，また海綿腎に特有の症状は血尿である。

▶診　断

尿路造影で腎錐体部に花房（カリフラワー）状の造影所見（図6.3）があれば診断がつく。男女比は2.5：1で男性に多い。鑑別診断は腎結核，腎石灰化症（海綿腎よりも石灰化がびまん性）。

▶治　療

結石に対する治療。まれに腎不全になることもある。

5 馬蹄腎

融合腎*の代表的疾患。600人に1人の率で発生する。

90％は下極での融合。峡部（isthmus）は第4〜5腰椎の高さで大動脈，下大静脈の前面で，下腸間膜動脈より下にある。尿管は峡部の前面を通過するために，しばしば水腎症の原因になる（図6.4）。

*融合腎 renal fusion：400人に1人の割合で発生。その形態によって菓子型腎，ランプ腎，交叉性腎転位（L型腎，S型腎）などがあるが最も頻度が高いのが馬蹄腎である（図6.5）。

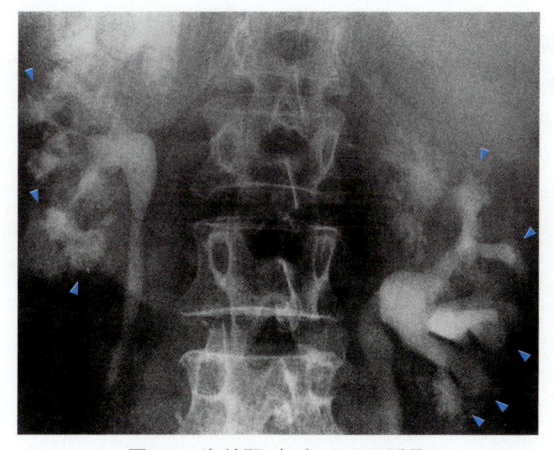

図6.3　海綿腎（▲）のIVP所見

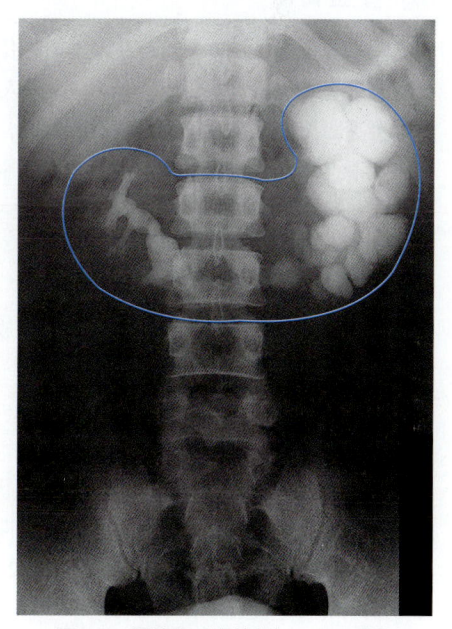

図6.4　馬蹄腎（青線部）のIVP所見
　　　（左水腎症を伴う）

▶症　状

水腎症，結石，腎盂腎炎を合併した場合の症状のほか，Rovsing徴候（脊柱を後屈させると腎の痛みが増強し，前屈させると緩解すること）がある。

▶診　断

尿路造影で腎の長軸の逆ハの字型（腎の下方にて交叉する），ネフログラムの癒合，峡部の存在，CTやMRIあるいはエコーでも確認できる。鑑別診断は回転異常，腎腫瘍，嚢胞腎（腎盂腎杯の変形）。

Ⅲ 各論

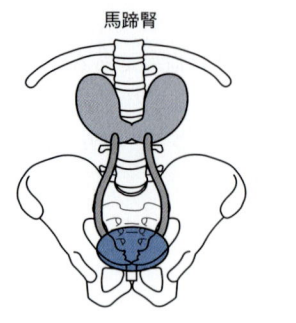

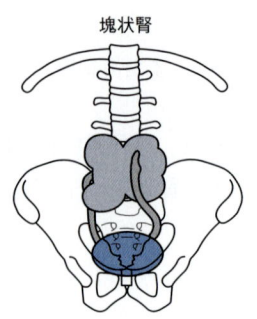

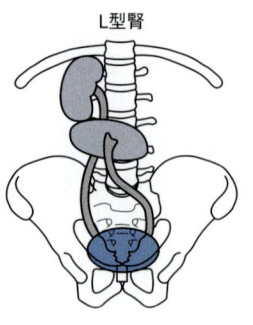

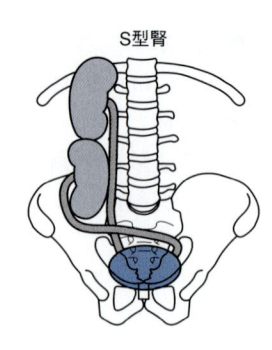

馬蹄腎　　　　　塊状腎　　　　　L型腎　　　　　S型腎

図6.5　融合腎の種類

▶治　療

結石，腫瘍などの合併症がなければ治療の必要はないが，尿路通過障害などが強く，症状もある場合は峡部離断術を施行する場合もある。

6 骨盤腎

正常腎は胎生2か月の終わりに本来の位置（第2腰椎）まで上昇するが，この上昇機転が不完全であると腎変位 ectopic kidney* となる。800人に1例発生する。

骨盤腎は腎変位の代表的な疾患であり，血管支配の異常が上昇機転を阻害する。骨盤腎の支配血管は腸骨動脈，腹部大動脈，中仙骨動脈，下腸間膜動脈である。

*腎変位 ectopic kidney：腎の位置異常で骨盤腎が代表的であるが広義には融合腎も含まれる。L型腎やS型腎のように一側の腎が他側に変位するものは交叉性腎転位と呼ばれる。

▶症　状

無症状が多く，水腎症などがなければ放置する。

7 重複腎盂尿管

重複腎盂尿管 double pelvis and ureter は最も多い先天奇形であり，約20人に1例発生する。

完全型（尿管が2本に分かれて膀胱に開口するタイプ）と不完全型（尿管が途中で1本になり膀胱に開口するタイプ）があり，Wolff管から2本の尿管芽が発生すれば完全型，1本発生したものが途中で2本に別れれば不完全型になる。

男女比は2：1と男性に多く，左側に多い。

上半腎尿管の方が小さく，開口も三角部の外であり，一方，下半腎尿管は正常部に開口するが膀胱尿管逆流現象を起こしやすい。

*Weigert-Meyerの法則（図6.6）

上腎盂から連続した尿管は途中で下腎盂から連続した尿管と交叉して，膀胱開口部は下内側となる。

　　　　　　　　a）完全重複尿管　　b）不完全重複尿管

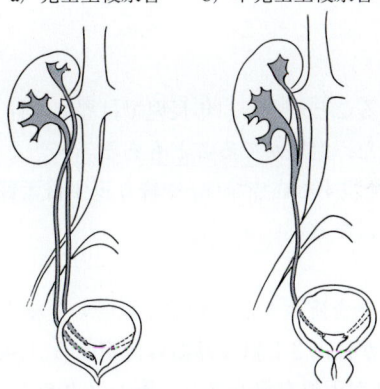

図6.6　Weigert-Meyerの法則

▶診　断

排泄性尿路造影で確定する（図6.7）。

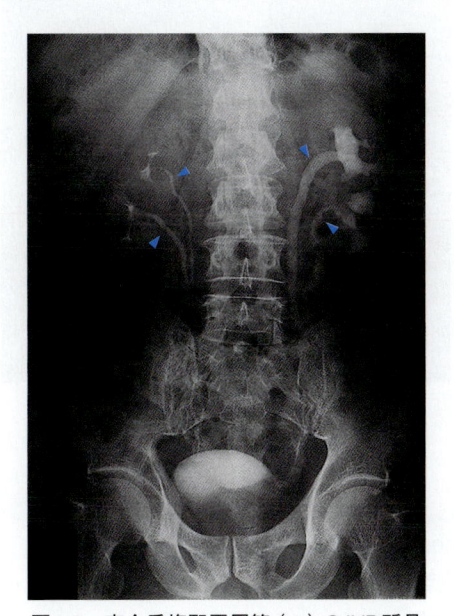

図6.7　完全重複腎盂尿管（▲）のIVP所見

▶治　療

水腎症，結石などを合併しなければ無治療。
気付かれないままに一生を過ごす人の方がはるかに多い。

8　先天性水腎症

▶病　因

腎盂尿管移行部の先天的な狭窄によるものが多い。5歳以下の小児で多く，男女比は2：1と男児に多

い。左右差は2：1と左に多い。腎盂尿管移行部の線維性狭窄，屈曲，癒着，高位付着high insertion，異常血管などが原因。

▶症　状

乳幼児では腹部腫瘤で発見されることが多い。年長児では悪心を伴う腹痛（飲水後）が多く，消化器症状と間違われることもある。また，血尿がでることもある。

成人では間歇的水腎症（ときに発現する疝痛発作）や繰り返す腎盂腎炎（特に男性の場合はまず疑う），無症状もあり，また腎結石の誘因になる。

▶診　断

まず超音波エコーで水腎症の有無を確認する。腎盂や尿管の詳細を知るためにIVPか，できればDIPを施行する。腎盂と尿管の移行部が描出されれば診断は確定する（図6.8）。

エコーでは多発性腎嚢胞と鑑別が困難な場合あり。腎レノグラムで排泄遅延を確認し，手術適応を決める。間歇的水腎症の痛みも手術適応となる。

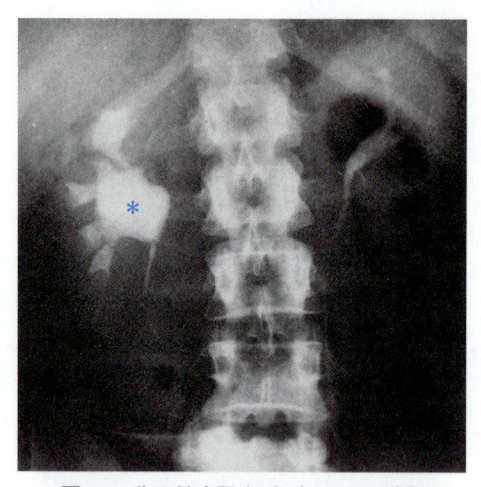

図6.8　先天性水腎症（＊）のIVP所見

▶治　療

腎盂形成術（Anderson-Hynes法，Y-V plasty法など）が基本術式。

最近では経皮的腎盂形成術（腎盂鏡を使用する方法）が試みられている。

症状が強くないものは経過観察することが多い。

9 その他の腎の先天異常

a. 腎回転異常 malrotation of kidney

腎が胎生2か月までに上昇して，本来の位置に固定される最後の段階で，腎門部が回転して内側を向かない状態をいう。症状もなく治療の対象にならないことが多い。

b. 腎杯憩室 calyceal diverticulum

腎杯の先端と移行上皮で覆われた実質内の管腔が嚢胞状に拡張し，腎杯と連続したもの。結石や感

染を合併することがある。

> CHART 34
>
> 【腎，腎盂の先天異常】
> ・嚢胞腎と腎嚢胞は別の疾患である
> ・馬蹄腎は融合腎のなかの代表的疾患である
> ・馬蹄腎の峡部は下腸間膜動脈より下にある
> ・Weigert-Meyerの法則は重要！　下半腎盂尿管は正常位置に開口する！
> ・重複腎盂尿管も先天性水腎症も左側で男児に多い

尿管の先天異常

1 尿管異所開口（膀胱外開口）

尿管が膀胱三角部の外側以外に開口する場合をいう。男女比は1：3と女性に多い。重複腎盂尿管の上半腎盂からの尿管が異所開口する場合が多い（70％）。

女性では膀胱頸部，尿道，腟，腟前庭，子宮，卵管に開口し，症状は尿失禁。

男性では膀胱頸部，前立腺部尿道，精嚢，精管，射精管であり，外尿道括約筋よりも近位に開口するので尿失禁は起こらないが，水腎症や尿路感染を起こしやすい。

▶診　断

排泄性，逆行性，経皮的尿路造影で診断。内視鏡的に開口部が発見できれば確定。

▶治　療

原則的には半腎尿管摘除術であるが，腎摘除術，膀胱尿管新吻合術が行われることもある。

2 尿管瘤

尿管末端部が嚢状に拡張して膀胱内に半球状に膨隆した状態。女性に多く，左側に多い。尿管口の粘膜の部分が狭窄しており，瘤に結石を合併することもある。

成人では無症状のことが多いが，小児では尿路感染の原因になる。また，尿道に嵌頓したり，脱出することにより排尿困難などの症状を起こすこともある。

排泄性尿路造影にてcobra head signと呼ばれる特徴的な所見があり（図6.9），膀胱鏡で確認され，また超音波でも診断可能である。

異所性尿管瘤は，完全重複腎盂尿管の上半腎部からの尿管が，膀胱頸部や前立腺部尿道に嚢状に拡張しながら開口するもので，女児に多い。膀胱尿管逆流現象（VUR）を起こすことがある。

▶治　療

1）経尿道的切開，切除
2）半腎尿管摘除術

Ⅲ 各 論

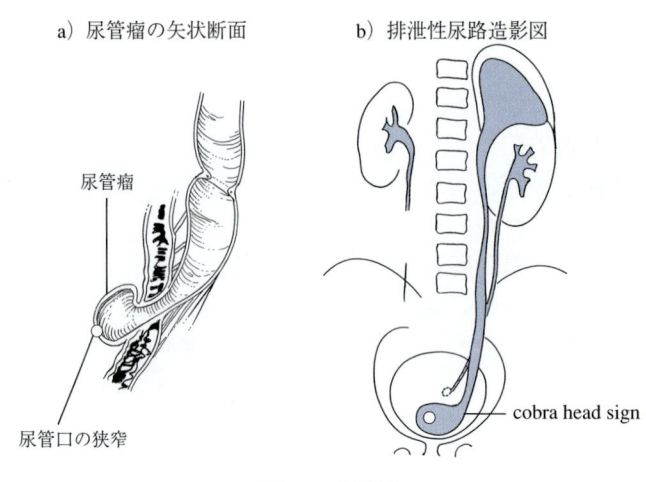

図6.9 尿管瘤

　a）尿管瘤の矢状断面　　b）排泄性尿路造影図

3）膀胱尿管新吻合術（VURがある場合）

③ 下大静脈後尿管

　本来は右上主静脈から形成される下大静脈の腎門部以下の部分が右下主静脈より形成されると，尿管は3-4腰椎の高さでいったん下大静脈の後方を走行してから，再び前方に戻る。これを下大静脈後尿管 retrocaval ureter と呼ぶ。

▶症　状

　水腎症による側腹部痛，血尿など。

▶診　断

　排泄性尿路造影による特有の右尿管の走行と水腎症の存在（図6.10）。逆行性尿路造影＋下大静脈造影，CT，MRIなどで確認する。

▶治　療

　手術療法（腎盂尿管再吻合術，尿管尿管再吻合術，下大静脈切離再吻合術など）

④ 巨大尿管

　逆流性，閉塞性，非逆流非閉塞性の3分類があり，さらにそれぞれに関して原発性と続発性に分かれる。
・逆流性はVURの高度のものと同一と考える。
・閉塞性は尿管下端部の機能的狭窄による巨大尿管。蠕動が障害される。
・非逆流非閉塞性が，いわゆる先天性の巨大尿管症である。乳幼児で発見される。

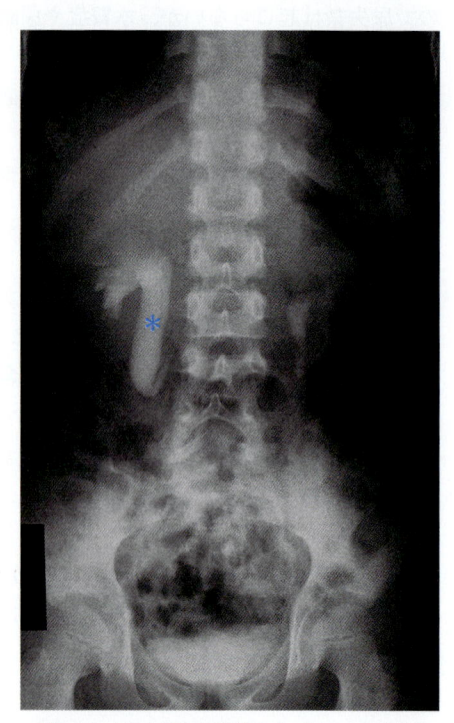

図6.10　下大静脈後尿管（＊）のIVP所見

▶症　状
　無症状が多いが，ときに疼痛，尿路感染症の症状（発熱，腹痛，悪心など乳幼児では多彩）。
▶診　断
　超音波エコーによる胎児診断で発見されることが多い。排尿時の膀胱尿道造影，IVP，RI検査（^{99m}Tc-DTPAによるシンチグラムと利尿レノグラムによる排泄相の評価），Whitaker test（経皮的に腎盂穿刺を行い，一定速度で液を注入し，15 cm H_2O 以上の圧があるものを閉塞ありと診断する）。
▶治　療
　手術療法が基本。
　1) 尿管の閉塞部位があれば切除
　2) 拡張した尿管の縫縮
　3) 逆流防止式膀胱尿管新吻合術
以上の3方法の組み合わせ手術が行われる。

CHART 35

【尿管の先天異常】
・尿管異所開口は女児に多く，上半腎盂からの尿管が多い
・尿管瘤は結石の合併がある
・巨大尿管で閉塞性の診断には Whitaker test

膀胱および尿膜管の先天異常

1 膀胱外反症

　腹壁および膀胱前壁が欠損し，膀胱後壁が反転した奇形。4万人から5万人に1人の割合で発生し，日本人にはまれである。
　完全型と不完全型があり，完全型は男児では尿道上裂や停留精巣も合併する。女児では恥骨離開を伴うことがある。
▶症　状
　衣類の汚れ，疼痛であり，尿路感染は必発である。
　慢性感染症による膀胱癌（扁平上皮癌）の発生は有名。
▶治　療
　腹壁膀胱再建術，尿路変更術などの手術療法。

2 膀胱憩室（先天性）

　男児：女児は5：1と男児に多く，成人での男女比は10：1。
　膀胱頸部の先天的な狭窄が原因。

Ⅲ 各 論

▶症　状
2段排尿，排尿困難。
▶診　断
膀胱造影にて容易に可能。
▶治　療
憩室切除術，経尿道的に憩室粘膜の凝固と膀胱頸部切開を行うこともある。

3 尿膜管開存症

尿膜管の先天異常は尿膜管の遺残（嚢状物）の場所により4型に分類される。
すなわち，1）尿膜管開存症，2）尿膜管憩室，3）尿膜管嚢腫，4）臍嚢腫の4型（図6.11）である。
尿膜管の先天異常のなかでは，この尿膜管開存症が最も有名。膀胱頂部から臍部につながる尿膜管の遺残（普通は索状物）が管状に開存した奇形で，男児：女児は3：1と男児に多い。

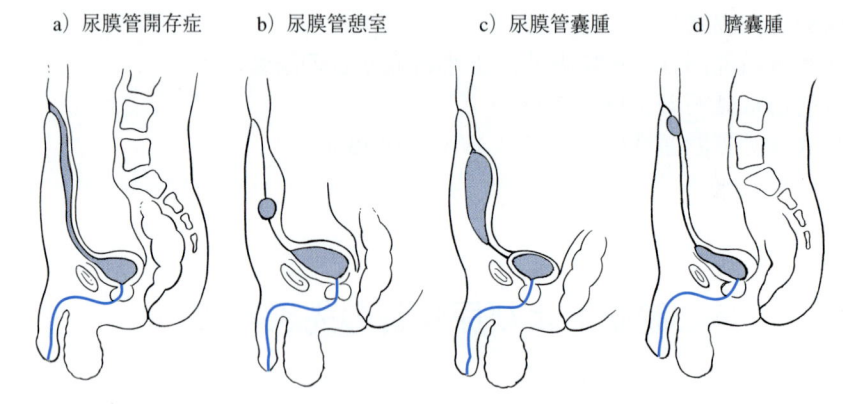

a) 尿膜管開存症　　b) 尿膜管憩室　　c) 尿膜管嚢腫　　d) 臍嚢腫

図6.11　尿膜管の残存病変

▶症　状
臍部からの尿の漏出，肉芽腫形成など。
▶診　断
膀胱造影，色素液の膀胱内注入による確認。
▶治　療
尿膜管の摘除術

CHART　36

【膀胱および尿膜管の先天異常】
・膀胱外反症には膀胱癌の発生することあり
・先天性膀胱憩室は男児に圧倒的に多い
・尿膜管開存症も男児に多い

4 膀胱尿管逆流症(VUR；vesicoureteral-reflux)

正常の膀胱には尿管-膀胱移行部には膀胱に貯留した尿が腎に逆流することを防止する，逆流防止機構が存在する。これは尿管が膀胱をななめに貫通することにより膀胱に尿が貯留して膀胱壁が伸展した時に弁機構が作用することにより膀胱貯留尿が腎に逆流しないようになっている。この構造が弱くなり(先天性あるいは後天性)機能しなくなると発生する(図6.12)。

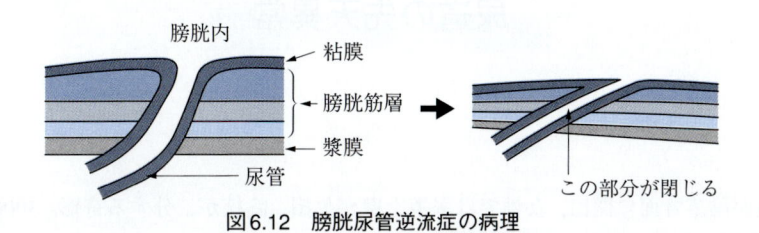

図6.12 膀胱尿管逆流症の病理

▶症　状

小児期に繰り返す腎盂腎炎で発見されることが多い。女児に多い。乳児期まで(〜1歳)は男児に多い。先天性が多く，後部尿道弁，完全重複腎盂尿管，プルンベリー症候群などに合併することもある。後天性のものは神経因性膀胱や前立腺肥大症など下部尿路閉塞症状に合併することが多い。先天性のものは逆流性腎症という腎障害を起こす。国際分類あり(図6.13)。

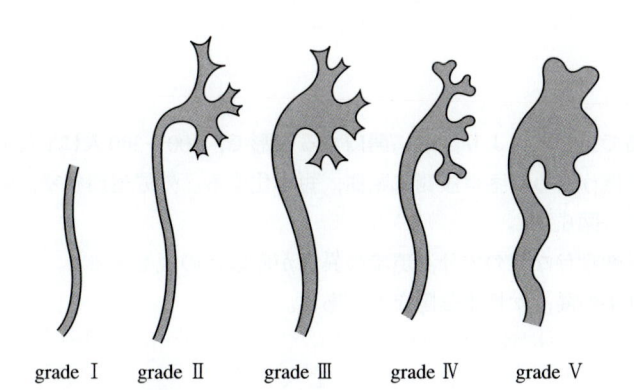

gradeⅠ：尿管のみの逆流。
gradeⅡ：腎盂腎杯までの逆流。ただし，腎盂腎杯までの拡張変形はない。
gradeⅢ：腎盂腎杯までの逆流。腎盂・尿管の拡張をみるが，腎杯は正常。
gradeⅣ：腎盂・尿管が中等度に拡張，屈曲し，腎杯は鈍円化している。
gradeⅤ：腎盂腎杯・尿管に高度の拡張と屈曲。腎杯は形状をなしていない。

図6.13 VURの国際分類

▶診　断

排泄時膀胱造影(最も有効，確定診断できる)
ほかに，排泄性尿路造影，腎シンチなどで逆流性腎症の機序を知る。

Ⅲ 各 論

▶治 療

先天性では上部尿路に変形のないgradeⅠ，Ⅱは80〜90％は自然消失する。予防的抗生物質投与などを行う。gradeⅢ以上は自然消失が難しく，手術療法の適応になることが多い。術式はPolitano-Leadbetter法やCohen法など。後天性は原疾患の治療が優先される。

尿道の先天異常

1 尿道上裂

男性では尿道が陰茎背面に開口，女性では尿道上壁が欠損，陰核が二分する奇形。3000人に1例発生。3〜4：1で男児に多い。

開口部の位置により亀頭型，陰茎型，陰茎恥骨型に分類される。

▶症 状

尿失禁

▶治 療

尿道形成術，尿道括約筋の再建術など手術療法。

2 尿道下裂

外尿道口が陰茎腹側で正常位置より近位に開口する奇形で，200〜300人に1人発生。

陰茎腹側に索状物を伴うため陰茎は腹側に屈曲，短小化する。外尿道口狭窄，停留精巣，鼠径ヘルニアなどの合併奇形あり（図6.14）。

妊娠初期のホルモン剤投与などの内分泌環境の異常が原因との説もある。

鑑別診断として真性半陰陽，女性半陰陽などがある。

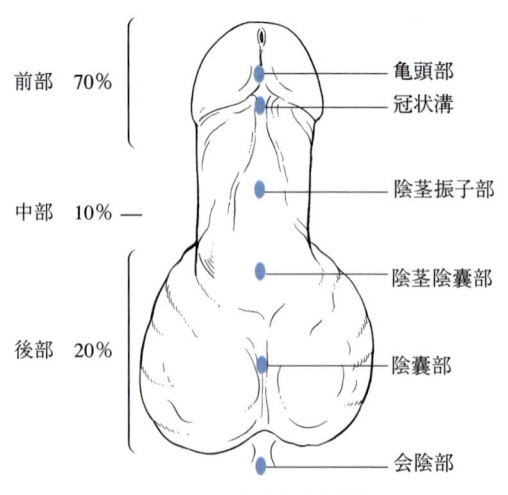

図6.14 尿道下裂の分類

▶症　状
排尿障害（立位での排尿不可），勃起障害はあるが尿失禁はない。
▶治　療
索状組織の切除＋尿道形成術（Denis-Browne 法など）

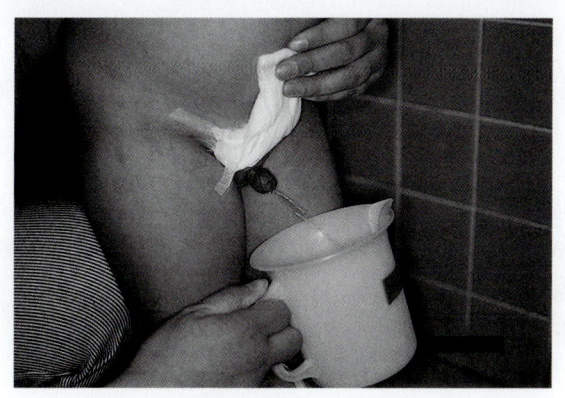

図6.15　術後の写真　☞巻頭カラー6
立位排尿できるようになる

③ 先天性後部尿道弁

後部尿道の弁膜形成による尿道通過障害で上部尿路の合併症（水腎症など）をきたしやすい。発育障害など全身症状を合併することもあるが，主な症状は排尿障害，尿路感染などである。

▶診　断
排尿時の膀胱尿道造影で確定診断できる。
▶治　療
内視鏡的に弁を切除することで通過障害を除去する。

CHART 37

【尿道の先天異常】
・尿道上裂は 3000 人に 1 人，尿道下裂は 300 人に 1 人
・尿道上裂には尿失禁があるが尿道下裂にはない
・後部尿道弁は弁切除のみで水腎症まで改善する

精巣（睾丸）の先天異常

① 停留精巣（睾丸）

精巣は生下時に既に陰嚢内に下降しているが（自然下降），何らかの原因によりこの下降が途中で止

III 各論

まり，精巣が陰嚢内に降りず途中で留まっている状態を停留精巣（睾丸）と呼ぶ．また，最も程度が軽く，状態によって精巣が陰嚢内から出たり入ったりするものを特に移動精巣（睾丸）と呼ぶ．

頻度は未熟児では約30%に認められるが，新生児では約1%にみられる．精巣の自然下降は生後3〜4か月までは続くがそれ以降はない．未熟児では両側性が多いが，小児例では片側性が90%を占める．また，左右差はない．

▶原　因

精巣導帯の異常，鼠径管の発育異常，精巣挙筋の発育障害や胎生期におけるhCGの分泌異常などが考えられている．

▶症状，診断，合併症

陰嚢内容欠如，鼠径部腫瘤でみつかる．また，3歳時健診などでみつかることが多い．

診断は精巣の触診（図6.16）．腹部停留精巣か単精巣かの鑑別は触診では診断できず，エコー，MRIなどを施行するが，不明の場合は腹腔鏡で観察しなければならない場合もある．

合併症として鼠径ヘルニアがある．

＊成人後の合併症として不妊症，精巣腫瘍の発生が重要！

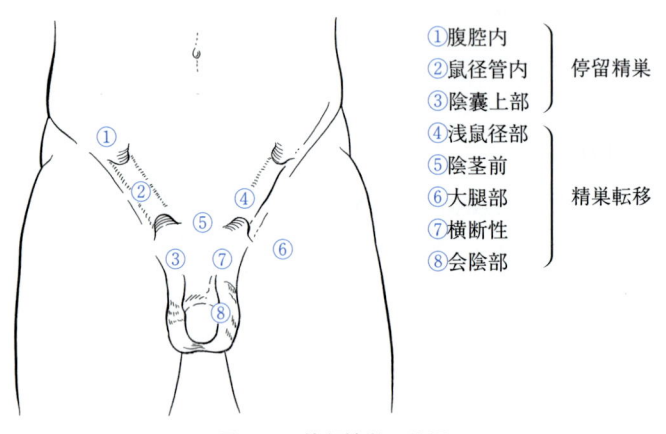

①腹腔内
②鼠径管内　　停留精巣
③陰嚢上部
④浅鼠径部
⑤陰茎前
⑥大腿部　　精巣転移
⑦横断性
⑧会陰部

図6.16　停留精巣の分類

▶治　療

1〜2歳までは自然下降を期待して待機することが多いが，3歳までに手術することが多い．

手術は精巣固定術（De Netto法，Whinsbery White法）が広く行われている．

hCG療法はかつては行われていたが，効果はほとんどなく現在は行われていない．

② 精巣（睾丸）転位

精巣の自然下降の機序の障害によって，精巣が正常な下降経路に存在しない状態を精巣転位と呼び，停留精巣とは区別する．位置する場所により

1）恥骨部，2）陰茎部，3）大腿部，4）会陰部，5）交叉性（両側の精巣が下降途中で交叉するもの）がある．

停留精巣の1/50の発生率．

治療は精巣固定術，または精巣摘除術．

> **【精巣の先天異常】**
> ・停留精巣は未熟児の 30％で認められる。新生児では 1％
> ・停留精巣の成人後の合併症として男子不妊症，精巣腫瘍は重要！
> ・精巣転位は下降経路が停留精巣とは異なるもの

CHART 38

陰茎および陰嚢の先天異常

1 包 茎

▶定 義

亀頭が包皮に覆われて露出していない状態をいう。まったく包皮を反転できないものを真性包茎，反転できるものを仮性包茎と呼ぶ。乳幼児はすべて包茎の状態である。

▶合併症

亀頭包皮炎，包皮結石，排尿困難，尿閉，まれに水腎症の原因になることもある（小児期），尖圭コンジローム（青年期），陰茎癌（老年期）。

▶治 療

真性包茎は手術（背面切開，環状切開），仮性包茎は基本的には手術の必要はないが，包皮輪が狭く嵌頓包茎（包皮の反転により亀頭部の血行障害，壊死の原因になりうる）になりやすいものは手術。

2 埋没陰茎，矮小陰茎

▶定 義

埋没陰茎は皮下脂肪の発達した肥満体に多く発生。矮小陰茎は性機能低下症 hypogonadism に合併する未発達な陰茎で，両者の鑑別は陰茎海綿体の触診（埋没陰茎は触知！）で可能。

▶治 療

矮小陰茎には hypogonadism に対する男性ホルモン療法，埋没陰茎には形成手術。

3 陰嚢水腫（水瘤），4 精索水腫

精巣（睾丸）の内外鞘膜腔内に漿液が貯留した状態を陰嚢水腫という。また，本来閉鎖するべき精索部の鞘膜腔内に漿液が貯留した状態が精索水腫である。腹腔と交通しているものを交通性陰嚢水腫と呼び，交通していないものを非交通性陰嚢水腫と呼ぶ。交通性のうち腸管内容が陰嚢内まで脱出すれば外鼠径ヘルニアになる。

Ⅲ 各論

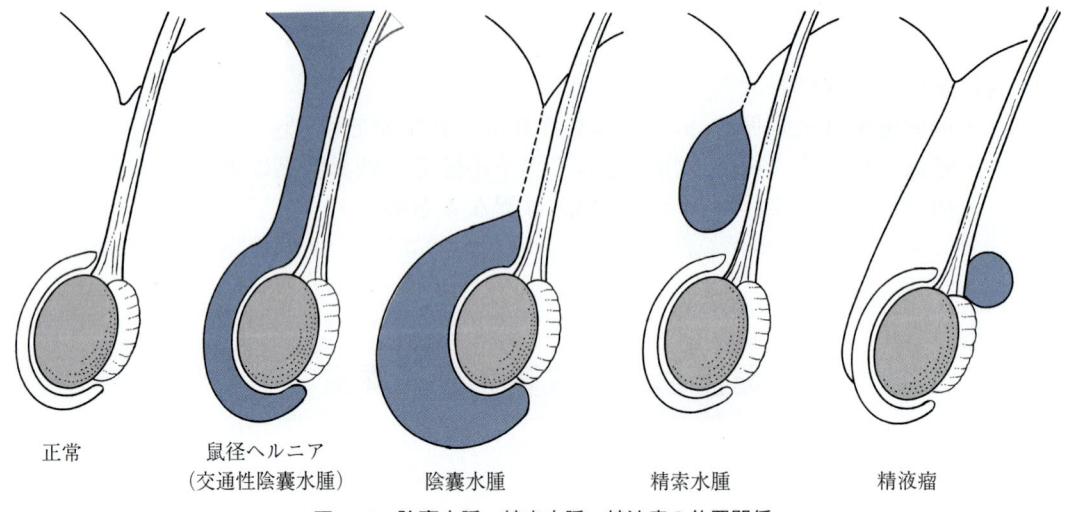

図6.17 陰嚢水腫，精索水腫，精液瘤の位置関係

（左から）正常／鼠径ヘルニア（交通性陰嚢水腫）／陰嚢水腫／精索水腫／精液瘤

▶症　状

　無痛性の陰嚢内容の腫脹。大きくなると（500 ml以上貯まることもある！）歩行時違和感などが出現する。

▶診　断

　透光性のある無痛性陰嚢内腫脹。超音波エコーでも確認できる。精巣，精巣上体は正常。先天性と後天性があり，先天性は乳幼児で健診時にみつかることが多い。また，乳幼児ではヘルニアとの鑑別診断が重要！

　後天性は外傷，精巣上体炎，精巣結核などが原因になることもあるが，ほとんどは原因不明（特発性）である。

▶治　療

　先天性のものは自然治癒が期待できるのでしばらく経過観察を行う。縮小しない場合は陰嚢水瘤の穿刺を行い排液する。再貯留する場合も再度の穿刺で治癒することが多い。

　後天性（成人）の場合は穿刺しても再貯留するので手術を施行する。手術はBergmann法（鞘膜の外板を切除して切除縁を縫合する）かWinkelmann法（切除縁を翻転して，裏返し縫合する）を行う。

5 精液瘤

　精巣上体の炎症や外傷などが原因で，精巣上体管や精細管の部分的閉塞により，精索上部と精巣上体の頭部との間で精液が貯留した嚢腫。

▶診　断

　陰嚢内の無痛性の腫脹。精巣の上方で陰嚢水腫よりも一般的に小さい。

　穿刺をすると白色混濁液が吸引され，鏡検で内容に精子が確認される。陰嚢水腫は黄色透明液。

▶治　療

　通常は穿刺で治癒。再貯留を繰り返す場合は瘤切除術。

6 精索静脈瘤

精索内の静脈の流れに停滞や逆流が生じた結果，精索内の静脈に拡張，蛇行が生じた状態。内精索静脈に停滞を起こしやすい左側（腎静脈に注ぐため）に圧倒的に多い。右側にある場合は腎癌や後腹膜腫瘍を考える。

▶症　状

陰嚢内腫瘤，重圧感，不快感，鈍痛で激痛を起こすことはない。

また，男子不妊症（精子数，濃度，運動率の低下あり）で受診し，初めて発見されることもある。15％程度に腎性血尿を合併する。

▶診　断

陰嚢部の触診。bag of worms（虫のいる袋）と形容される状態（図6.18）。Valsalva法（いきませること）で明瞭になる。精液検査で上記障害があるが反対側にも影響があり，静脈瘤による陰嚢内温度の上昇が原因と考えられている。

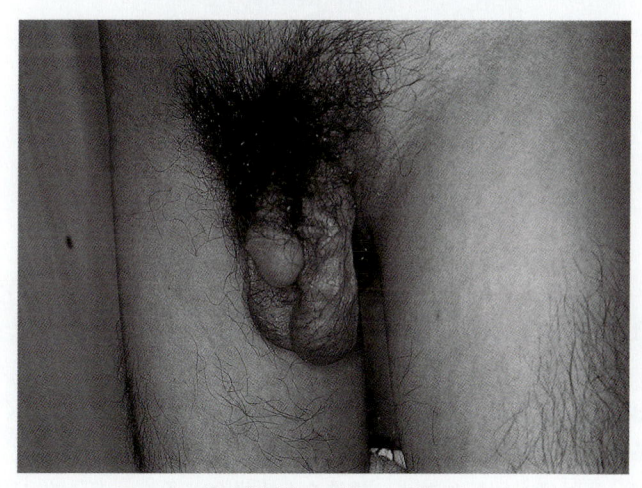

図6.18　精索静脈瘤の所見　☞巻頭カラー7

▶治　療

精索血管高位結紮術（Palomo法：精索動静脈を同時に結紮切断する）で約50％に精液所見が改善する。腹腔鏡下で行われることもある。

7 精索（精巣）捻転症（睾丸回転症）

精索内の鞘膜が残存し，精巣が鞘膜内で回転しやすい状態になっている先天異常では，実際に精索を軸として精巣が回転してしまうと急激な阻血が起こり，精巣が壊死に陥る。乳幼児もしくは10〜15歳が好発年齢。精巣上体炎は15歳以下ではまれ。

▶症　状

片側精巣の激痛で発症。鼠径部から下腹部に痛みが放散する。次第に陰嚢が発赤，腫脹し，圧痛を伴う。悪心，嘔吐をみることもある。

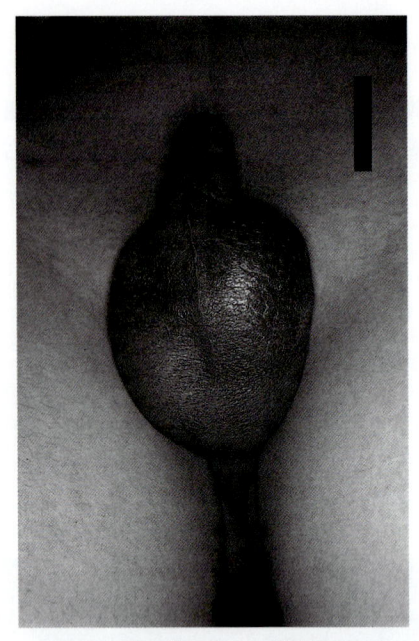

図6.19 精索捻転症　☞巻頭カラー8
捻転した精巣が上方に偏位している

▶診　断

　Prehn徴候（精巣を挙上すると痛みが強まる。精巣上体炎では痛みが軽減するので鑑別になる）陽性。尿所見は正常。発熱はない。超音波ドップラーエコーにて血流の阻血を確認する。

▶治　療

　発症後6時間がgolden timeと呼ばれ，6時間を過ぎると精巣は壊死に陥ってゆく。一時的に用手的に整復できることもあるが，手術療法が必要である。

　手術は精巣固定術で，反対側も回転しやすい構造をとる場合が多く，予防的に固定する。

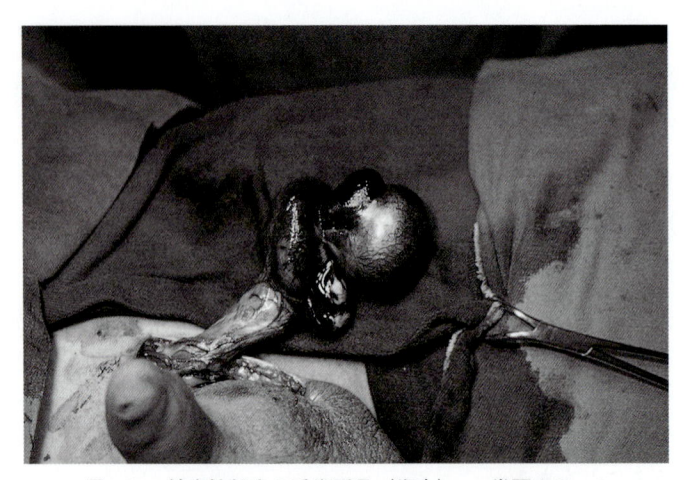

図6.20　精索捻転症の手術所見（術中）　☞巻頭カラー9

> **【陰茎，陰嚢の先天異常】**
> - 真性包茎は乳幼児では亀頭包皮炎，青年期では尖圭コンジローム，老年期では陰茎癌の原因になりうる
> - 埋没陰茎と矮小陰茎は別で，陰茎海綿体の触診で診断する
> - 陰嚢水瘤は黄色透明，精液瘤は白色混濁の穿刺液
> - 精索静脈瘤は左側に多い
> - 精索静脈瘤は男子不妊症の原因になりうる
> - 精索捻転症の golden time は 6 時間

CHART 39

性分化異常

　古くから性に関する分化異常についての記載があり，出生時に男女の区別がつかない症例を半陰陽 hermaphroditism と称していたが，最近になり，性を決定する因子に関する研究が進んだ（p.34 参照）。
　正常なヒトの性分化は，1）遺伝子（染色体）の性，2）生殖腺の性，3）身体の性へと段階的に確定してゆくが，さまざまな異常により，この正常な性分化が妨げられた状態を性分化異常と総称する。

<性分化異常の分類>
1) **生殖腺（性腺）の分化異常**：染色体は様々
　　→真性半陰陽，Klinefelter 症候群，Turner 症候群など
2) **男性仮性半陰陽**：染色体は XY（男性）型
　　→精巣性女性化症候群，Müller 管遺残症候群など
3) **女性仮性半陰陽**：染色体は XX（女性）型
　　→先天性副腎過形成など

1 生殖腺の分化異常

染色体の異常を伴うもの。

a. 真性半陰陽

　同一個体に精巣と卵巣の組織を有する場合を真性半陰陽という。精卵巣 ovotestis という精巣と卵巣が接合した組織を呈する場合もある。一側が卵巣で一側が精巣か精卵巣の組み合わせが多い。
　基本的な染色体構成は 46XX／46XY のモザイクであるが，46XX，46XY など構成は多様である。
▶症　状
　尿道下裂や陰嚢内容欠如で発見される男児が多いが，思春期になってから発見されるものは女性化乳房や月経などがある。女児の場合は陰核肥大，陰唇癒合。

Ⅲ 各論

▶診　断

組織学的に卵巣と精巣の確認。染色体の検索。

▶治　療

患者が自己の性を自覚する年齢の場合は戸籍上の性を優先，まだ自覚していない場合は外陰部の形態により医学的に判断することが多い。治療は手術療法で性腺の摘除術や外陰部の形成術。尿道形成術など。

b．Klinefelter症候群

1942年にKlinefelterが精巣萎縮，無精子，女性化乳房などを伴った症例を報告した。染色体構成ではX染色体を2つ以上，Y染色体を1つ以上有する症例と規定される。実際には47XXYが70〜80％と最も多い。ほかに48XXXY，48XXYY，49XXXXY，49XXXYYなど種々のモザイクが知られている。

▶症　状

第2次性徴発現不全や男子不妊症などで発見される。身体的にはなで肩，四肢が細長く，陰毛は薄く女性型，女性化乳房などで，知能障害を有することも多い。

合併症として骨粗鬆症，糖尿病，甲状腺機能異常などがある。

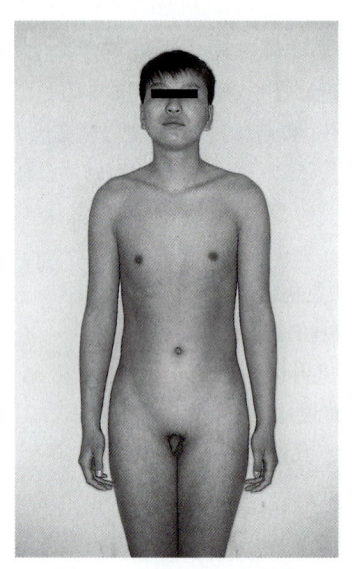

図6.21　Klinefelter症候群
☞巻頭カラー10

▶診　断

高ゴナドトロピン性性腺機能低下。血清LH，FSH高値，テストステロン低値。精液検査では無精子，精巣生検ではLeydig細胞の増殖が特徴的所見。

▶治　療

第2次性徴発現不全ではテストステロン補充療法を行う。

c．Turner症候群

1938年にTurnerが低身長，翼状頸，外反肘などを伴った症例を報告。その後，染色体が45Xであり，

性腺が線状索状物 streak gonad であることが判明。

染色体はほかに45X/46XXのモザイクなどがあるがYはなく，不完全な女性型である。

▶症　状

第2次性徴の欠如（無月経，乳房発育不全など）で婦人科を受診することが多い。身体所見で疑われる。

▶診　断

染色体検査。血清LH，FSH高値，エストロゲンは低値。性腺の組織診断。

▶治　療

第2次性徴発現のためにエストロゲンやプロゲステロンが投与されることもある。

d．その他の生殖腺の分化異常

1）XX男性：1964年に初めて報告された。染色体は46XXであるが性腺は精巣で，外陰部も男性型であるもの。最近，遺伝子診断でSRY（sex determining region of the Y：Y染色体上にある男性決定遺伝子）の異常が分かってきている。

臨床的には尿道下裂や停留精巣で発見される。女性半陰陽に分類する場合がある。

2）混合型性腺異形成症：一側性腺が精巣で他側が索状物。染色体構成は45X/46XYのモザイクが多い。生下時より性別不明瞭で発見されることが多い。

どちらかというと女性型が多い（陰核肥大，陰唇癒合）。また，性腺腫瘍の発生があるため性腺の摘出が行われることが多く，女性型では陰核形成術，腟造設術が行われる。

2 男性仮性半陰陽

a．精巣（睾丸）性女性化症候群

染色体が46XYで精巣も備わっているにもかかわらず表現型が完全に女性。

男性仮性半陰陽の代表的疾患であり，男性ホルモンの受容体の異常により起こると考えられている。

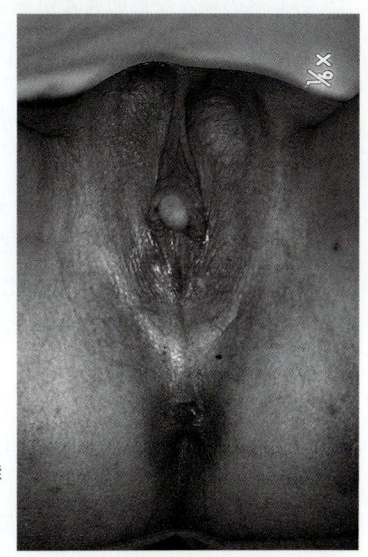

図6.22　精巣（睾丸）性女性化症候群
☞巻頭カラー11
外陰部は女性型

▶症　状

無月経，鼠径ヘルニア（精巣を含む）で発見。Müller管由来の女子内性器（卵管，子宮，腟上1/3）はないが，腟はある（短い）。男性と結婚後に初めて分かることもある！

▶診　断

血中LH高値，FSHは高値か正常。血清テストステロンは正常男性と同等か高値を示す。染色体は46XY，精巣の組織的証明。

▶治　療

精巣は腫瘍化することが多いので摘除術を行う。

b．その他男性（仮性）半陰陽

男性仮性半陰陽は性染色体が46XYで，精巣も形成されているが内外性器の発育が十分に進行していない病態をいう。

1）Leydig細胞の異常，2）先天性アンドロゲン生合成障害，3）MIS分泌障害（Müller管遺残症候群）に分類される。

1）Leydig細胞の異常：テストステロン合成分泌細胞であるLeydig細胞の先天異常。臨床的には停留精巣，外陰部女性型，二分陰嚢などで血中のテストステロン値は異常低値。hCG負荷試験でも無反応。

2）先天性アンドロゲン生合成障害：コレステロールからテストステロンへの生合成経路に関連する酵素障害により男性化が十分完成しないもの。

・コレステロールデスモラーゼ複合体欠損
・3β-ヒドロキシステロイドデヒドロゲナーゼ欠損症
・17α-ヒドロキシラーゼ欠損症
・17,20-デスモラーゼ欠損症，など

▶症状，診断

外陰部の様々な形態異常がある。染色体分析（46XY），両側性腺が精巣であることが必要。試験開腹（腹腔鏡下）生検。血中テストステロン値は低値，hCG負荷試験でも無反応。

▶治　療

腹部停留精巣は摘出。男性ホルモンの補充療法。

3）Müller管遺残症候群

染色体構成は46XYであり，外性器も完全な男性型であるにもかかわらず卵管，子宮，腟上部といったMüller管由来の内性器が存在する男性仮性半陰陽。

男性では胎生7〜8週に未分化生殖腺から精巣が形成されSertoli細胞からMüller管抑制物質（MIS）が分泌されるが，このMISの分泌が障害されていることが原因と考えられる。

▶症状，診断

停留精巣や鼠径ヘルニアの手術中に卵管，子宮がみつかり発見される。

染色体分析，hCG負荷試験では正常にテストステロンの上昇反応がみられる。

▶治　療

Müller管遺残物の摘除。精巣固定術，ヘルニア根治術。

3 女性仮性半陰陽

a. 先天性副腎皮質過形成

女性仮性半陰陽の代表的疾患。染色体は46XXで性腺は両側とも卵巣であるが，表現型が男性化傾向を示す外性器の分化異常。

本態は先天性の副腎の酵素異常により，コルチゾールの合成障害が起こり，副腎皮質刺激ホルモン（ACTH）の分泌が亢進し，副腎皮質は過形成になる。コルチゾール前駆物質のほとんどがアンドロゲンの合成へと進行するため，女児の外陰部の男性化が生じる。外性器異常はPraderの分類が有名。基本的には陰核が陰茎様に肥大して，尿道と腟が尿生殖洞に開口する。

また，尿生殖洞異常の分類として，最近ではHendrenの分類や青山の分類も用いられている。

酵素欠損には3β-デヒドロゲナーゼ欠損症，21-ヒドロキシラーゼ欠損症，11β-ヒドロキシラーゼ欠損症の3種類がある（図6.23）。

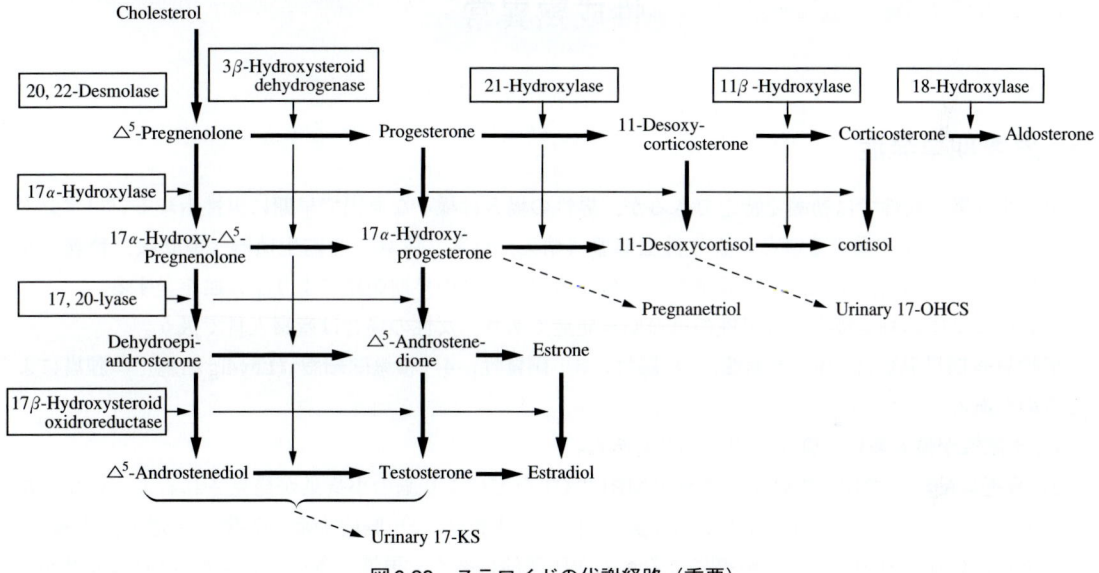

図6.23 ステロイドの代謝経路（重要）

▶症　状

外陰部の男性化，小児期から髭や恥毛の発育，低身長。3β-デヒドロゲナーゼ欠損症，21-ヒドロキシラーゼ欠損症はアルドステロンの分泌も障害されているので塩類喪失が起こる。生後1〜2週で副腎不全になる。

▶治　療

塩類喪失型は電解質補給が必要。コルチゾールの補充療法を続ける必要があるが，性器発育や身長発達を目標にする。陰核形成術を行うこともある。

b. その他の女性（仮性）半陰陽

副腎皮質腫瘍によるものと経胎盤性のアンドロゲン作用によるものがある。

腫瘍は悪性のものが多い。外性器の分化発育期である7〜10週にアンドロゲン作用のある薬物を母体が摂取すると外陰部の男性化がみられる。

> CHART 40
>
> 【性分化異常】
> ・性分化異常は生殖腺の分化異常，男性仮性半陰陽，女性仮性半陰陽に分類される
> ・男性仮性半陰陽の染色体はXY
> ・女性仮性半陰陽の染色体はXX
> ・真性半陰陽の染色体は46XX/46XYのモザイクが多い
> ・副腎の酵素欠損は男性仮性半陰陽と女性仮性半陰陽の原因になりうる

性成熟異常

1 思春期早発症

　第二次性徴は女性では初潮で特定できるが，男性の場合は様々な原因で早期に男性ホルモン（アンドロゲン）の分泌が亢進することにより外生殖器（精巣，陰茎，陰囊）や内生殖器（前立腺，精嚢）が成人化し，また陰毛，脇毛，髭，喉頭隆起が起こるが，骨端の早期閉鎖により小人症を呈する。
　一般的に泌尿器科で扱うのは男性の思春期早発症であり，女性の場合は産婦人科で扱う。
　男性思春期早発症は，1）本態性，2）脳性，3）副腎性，4）精巣間細胞（Leydig細胞）の腫瘍によるものがある。
　1）本態性が最も多い。原因不明のものである。
　2）最近は脳性が増加している。これはMRIやCTなどにより脳の小病巣が発見されるようになったためである。脳性では，a）視床下部腫瘍，b）松果体腫瘍，c）脳内炎症や外傷の後遺症，水頭症，結節性硬化症が原因になる。腫瘍によるものが圧倒的に多く，男性に多い。いずれもLHの亢進が起こり，精巣間質細胞を通じてアンドロゲンの早期分泌が起こる。
　3）副腎性では先天性副腎過形成（21-ヒドロキシラーゼ欠損症が多い）によるものが最も多いが，副腎腫瘍からのアンドロゲンの分泌によるものもある。画像診断で発見される（p.114参照）。
　4）精巣間細胞腫瘍は2～6歳と30歳前後の2峰性を示す。比較的小さい腫瘍で発見されることが多い。反対側は萎縮する。

▶治　療
　各種腫瘍によるものは可能なかぎり摘除する。副腎過形成には副腎皮質ホルモン薬による中枢抑制を施行。GnRH（性腺刺激ホルモン放出ホルモン）依存性のものにはGnRHアナログが第一選択！GnRH（LHRH）アナログは下垂体からのゴナドトロピン（LH，FSH）の分泌を抑制する。

2 低アンドロゲン症

性分化異常とオーバーラップする疾患もあるが，低アンドロゲン症という疾患単位で性成熟異常に分類する場合もある。

障害部位と疾患は以下の通りである。

1) 視床下部：GnRH分泌障害（Kallmann症候群＊，Prader-Willi症候群＊＊，Laurence-Moon-Biedl症候群＊＊＊）
2) 下垂体：LH，FSHの分泌障害（下垂体機能低下症，下垂体腫瘍，LH単独欠損症，外傷）
3) 精巣：テストステロン分泌障害（Klinefelter症候群，XX男性，停留精巣，性腺形成不全症，放射線障害，精巣炎，特発性）
4) 標的器官：受容体異常（精巣性女性化症候群）

＊Kallmann症候群：視床下部性性腺機能低下症に嗅覚障害を呈する先天性疾患。男女比は5：1。随伴症状として小脳症状，癲癇，腎の低形成，停留精巣などを伴う。血中のLH，FSHが低値。男性ではテストステロンが低値，女性ではエストロゲン低値を示す。治療はゴナドトロピンの投与，LHRHの投与など。

＊＊Prader-Willi症候群：乳児期の筋緊張低下，精神遅滞，性器低形成，多食，肥満，アーモンド様眼裂，小さい手足，皮膚低色素症など。性器低形成は停留精巣，矮小陰茎，性腺機能不全。治療は多食，肥満のコントロール。

＊＊＊Laurence-Moon-Biedl症候群：低身長，性腺発育不全，精神遅滞，網膜色素変性症，脊髄小脳運動失調症を合併した疾患。性腺発育不全はホルモン療法での改善が期待できる。

CHART 41

【性成熟異常】
- 思春期早発症は小人症を呈する
- 思春期早発症は本態性，脳性，副腎性およびLeydig細胞腫瘍に分類
- 低アンドロゲン症は視床下部，下垂体，精巣，標的器官に分類

Check Test 4

- ☐(1) 単純性腎嚢胞はほとんどが無症状である。
- ☐(2) 嚢胞腎（幼児型）は死産が多い。
- ☐(3) 嚢胞腎（成人型）は常染色体劣性遺伝である。
- ☐(4) 嚢胞腎（成人型）は40歳頃発病し，腎不全に進行する。
- ☐(5) 馬蹄腎は融合腎の代表的疾患である。
- ☐(6) 馬蹄腎の峡部は下腸間膜動脈の起始部より上にある。
- ☐(7) 重複腎盂尿管では，上腎盂から連続した尿管は三角部の下内側に開口する。
- ☐(8) 先天性水腎症は左側に多い。
- ☐(9) 先天性水腎症の症状は，乳幼児では腹部腫瘤触知が多い。
- ☐(10) 尿管異所開口は男児に多い。
- ☐(11) 尿管瘤は右側に多い。
- ☐(12) 巨大尿管ではWhitaker testが必要な場合がある。
- ☐(13) 膀胱外反症では膀胱の扁平上皮癌が発生することがある。
- ☐(14) 尿膜管開存症は男児に多い。
- ☐(15) 尿道下裂は尿失禁を伴う。
- ☐(16) 停留精巣は未熟児の90％に認められる。
- ☐(17) 停留精巣の治療はまずhCG療法を行う。
- ☐(18) 精索静脈瘤は左側に圧倒的に多い。
- ☐(19) 精索捻転症ではPrehn徴候陰性である。
- ☐(20) Klinefelter症候群の基本的な染色体構成は47XXYである。
- ☐(21) Klinefelter症候群の精巣生検ではLeydig細胞の増殖がみられる。
- ☐(22) 精巣性女性化症候群は男性ホルモン受容体の異常で起こる。
- ☐(23) 先天性副腎皮質過形成は男性仮性半陰陽の代表的疾患である。
- ☐(24) 思春期早発症は小人症を呈する。
- ☐(25) Kallmann症候群には嗅覚障害を伴う。

Answer

- ◯ 傍腎盂嚢胞以外はほとんど無症状。
- ◯ 死産か，生後まもなく腎不全で死亡する。
- ✗ 常染色体優性遺伝である。
- ◯ 成人型は40歳頃発病することが多い。
- ◯ ほかにL型腎やランプ腎がある。
- ✗ 両腎は発生の過程で上昇する。
- ◯ 下腎杯からの尿管は三角部に開口する。
- ◯ 2：1と左に多い。
- ◯ 乳幼児で腹部腫瘤を触知する場合は常に念頭に置く。
- ✗ 1：3と女児に多い。
- ✗ 女性では左側に多い。
- ◯ 閉塞性の巨大尿管の診断に用いる。
- ◯ 慢性の刺激による肉芽腫が発生母地となる。
- ◯ 3：1と男児に多い。
- ✗ 尿道上裂は伴うが，尿道下裂は伴わない。
- ✗ 未熟児の約30％に認められる。
- ✗ 3歳までに手術することが多い。
- ◯ 左側は腎静脈に流入するために停滞しやすい。
- ✗ Prehn徴候陽性が特徴。
- ◯ 70～80％が47XXYである。
- ◯ 生検所見では特徴的である。
- ◯ 血清中の男性ホルモン値は正常。
- ✗ 女性仮性半陰陽の代表的疾患。
- ◯ 骨端の早期閉鎖による小人症を呈する。
- ◯ 視床下部性性腺機能低下症と嗅覚障害を合併する。

7 尿路・生殖器の感染症

非特異的尿路・生殖器感染症

尿路・生殖器の感染症であり，起炎菌が一般細菌の場合は非特異的感染症と呼称され，以下のような分類法がある。
1) 部位別：腎（腎盂），膀胱，尿道，前立腺，精巣上体（副睾丸）
2) 経過別：急性，慢性
3) 基礎疾患の有無：単純性と複雑性

起炎菌はグラム陰性桿菌（大腸菌，緑膿菌，肺炎桿菌，腸球菌など）が圧倒的に多い。

1 急性腎盂腎炎

以前は腎盂炎と呼ばれていたが，実際には腎盂のみの感染はほとんどなく，腎盂腎炎が正しい。上行性感染であり，女性に圧倒的に多い。男性の場合は基礎疾患を考える。

好発年齢は生後から10歳までと，20歳から40歳までの女性で，前者はVUR（膀胱尿管逆流）の関与が考えられ，後者は性成熟期の女性で，膀胱炎からの波及が考えられる。

▶症　状

発熱（40℃になることも珍しくない），悪寒戦慄，肋骨脊椎角（CVA）部の叩打痛，膿尿である。乳幼児では局所所見がはっきりせず，全身症状（発熱，悪寒，脱水症状など）が主体となることが多い。

▶検査所見

尿中の白血球増加，起炎菌の確認（10^5/ml以上：グラム陰性桿菌が多い），末梢血での白血球増加，CRP高値などである。

▶治　療

感受性のある抗生物質（実際の臨床では感受性試験結果に時間がかかるので，広域のスペクトラムをもつ抗生物質－セフェム系など）の点滴，安静，水分摂取が重要である。

2 慢性腎盂腎炎

慢性腎盂腎炎に特徴的な腎瘢痕は，小児期の逆流現象に起因するものが多い。

成人に発生するものは，閉塞性尿路疾患（結石，狭窄，腫瘍，神経因性膀胱，前立腺肥大症など）や糖尿病などの全身性の疾患に合併することが多い。

▶症　状

急性再燃を除けばほとんどない。原因不明の微熱や貧血，高血圧の精査で発見されることがある。両側発生では総腎機能が障害され，急性再燃においては腎部の圧痛がある。

Ⅲ 各 論

▶検査所見
　1）尿所見
　　細菌尿，膿尿（認められないこともある）
　2）腎盂造影
　　腎杯の鈍円化，棍棒状変化，腎外縁の陥凹，萎縮腎などの変化がある（図7.1）。逆流性が疑われる場合は膀胱造影（CG）を行う。

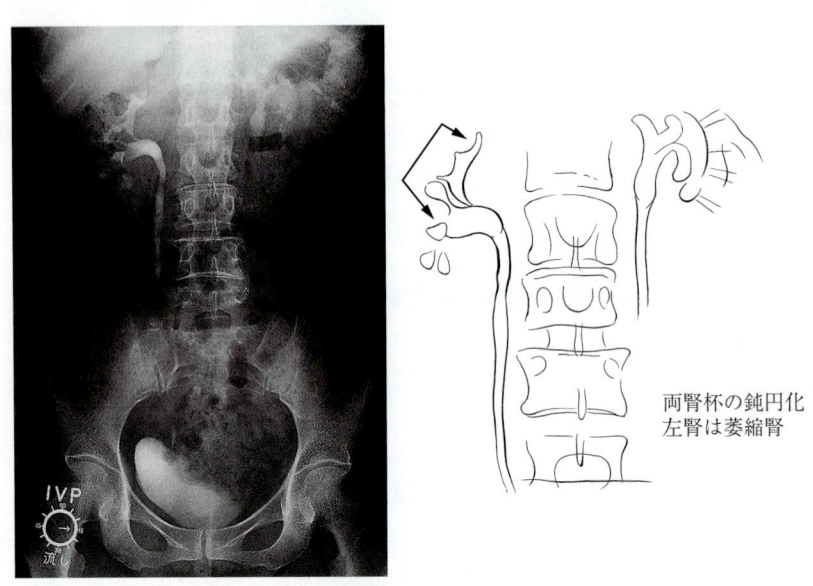

図7.1　慢性腎盂腎炎による腎盂腎杯の変形

両腎杯の鈍円化
左腎は萎縮腎

　3）腎機能検査
　　両側例，進行例ではクレアチニン値の上昇およびクレアチニンクリアランス値の低下。腎濃縮力低下（Fishberg濃縮試験，低張尿）。
▶鑑別診断
　腎結核が重要。腎結核では腎盂造影で典型的な虫食い像が認められる。
▶治　療
　感受性のある抗生物質。基礎疾患の治療。VURは手術等，幼・小児期に適切な治療をすれば腎不全になることはまれ。

3 膿腎症（腎膿瘍）

腎内に膿瘍を形成した状態を特に膿腎症と呼ぶ。かつては黄色ブドウ球菌が起炎菌として多く，腎カルブンクルとも呼ばれていたが，最近はグラム陰性の桿菌（特に大腸菌）が多い。また，結石などの閉塞性尿路疾患に合併することが多い。
▶症　状
　発熱，悪寒，腎部痛で尿中に白血球，細菌が検出される。

▶検査所見
　末梢血での白血球増多。CRP高値，赤沈の亢進など。
▶治　療
　抗生物質による化学療法。

4 腎周囲炎

　腎内膿瘍が破裂して腎周囲に及んだもの。結石に合併した結石性膿腎が自然に破裂することもある。また，特殊な肉芽腫性炎症（黄色肉芽腫性腎盂腎炎*）が周囲に及び，腎癌と鑑別が困難になることもある。
　また，腰筋に炎症が及ぶと，腰筋症状**が出現することもある。

*黄色肉芽腫性腎盂腎炎：糖尿病の女性で腎にサンゴ状結石をもつ患者に合併することがある特殊な肉芽腫性炎症。変形菌，緑膿菌などが原因になる。
**腰筋症状：腸腰筋に炎症が及ぶと，患側の下肢の伸展時に痛みが出るため，患者は患側の下肢を腹部に屈曲して寝る姿勢をとる。

▶症　状
　悪寒，発熱，側腹部痛などが一般的。
▶治　療
　抗生物質，膿のドレナージ。無機能腎の場合は腎摘除術。

5 急性膀胱炎

　成人女性に頻発する。尿道からの逆行性感染がほとんど。便秘，妊娠，月経，性交などが原因になることがある。男性に単独発生することはまずない。
　女児では膀胱尿管逆流が多いので，急性腎盂腎炎に移行することがある。また，成人女性でも膀胱内の高度な炎症や逆流防止機構の脆弱などの理由で，急性腎盂腎炎に進行することもある。
　原因菌はほとんどがグラム陰性桿菌（大腸菌など）である。
▶症　状
　頻尿，排尿痛，残尿感，膿尿ときに血尿。発熱はほとんどないが，微熱のでることもある。
▶鑑別診断
　男性の前立腺炎（一般に男性の膀胱炎症状はほとんど前立腺炎からの波及），神経性頻尿，膀胱結石，膀胱腫瘍，膀胱結核など。
▶治　療
　抗生物質の投与，水分摂取，安静。4～5日で軽快する。2週間経過しても尿所見が改善しない場合は他疾患を疑う。

6 慢性膀胱炎

　炎症所見が粘膜に留まらずに粘膜下層や筋層に及ぶ。
　基礎疾患がある場合が多い（糖尿病，下部閉塞性疾患など）。

Ⅲ 各 論

▶症　状

遷延する頻尿，残尿感など。発熱はない。

膀胱鏡所見ではcystitis cystica，cystitis glandularisなど囊胞様の粘膜変化が観察されることが多い。また，急性炎症には膀胱鏡は禁忌！　だが，血尿が続く場合は施行することもある。

▶鑑別診断

膀胱結核，膀胱腫瘍，膀胱結石，間質性膀胱炎。

▶治　療

感受性のある抗生物質（セフェム系，ニューキノロン系など）を長期間投与する。2〜3か月で効果がない場合は他の抗生物質に切り替える。

CHART 42

【検査での禁忌項目】
・急性膀胱炎に膀胱鏡
・急性前立腺炎に前立腺マッサージ
・急性腎盂腎炎にRP（逆行性腎盂造影）など
・急性炎症に侵襲的な検査
は禁忌！

---

7 間質性膀胱炎

中年女性に多くみられる疾患で，日本人には少なく欧米で多い。

自己免疫疾患の一種と考えられている。膀胱粘膜を覆っているムチン，glycosaminoglycansなどの欠損で膀胱粘膜が刺激を受けやすくなる。

▶症　状

頻尿や膀胱痛。進行すると萎縮膀胱（高度の頻尿で，膀胱容量が30〜50m*l*になることもあるため，1日に40回以上トイレに行くこともある！）になる。

▶診　断

膀胱鏡所見で，膀胱充満時に膀胱頂部に小潰瘍（Hunner潰瘍）や亀裂あり。

▶治　療

合成glycosaminoglycansの投与，向精神薬のアミトリプチリンの投与，dimethyl sulfoxide（DMSO）を用いての膀胱内注入療法，萎縮膀胱になった場合は麻酔下で膀胱を拡張する水圧療法がある。萎縮膀胱に対して膀胱拡大術，尿路変更術を行うこともある。

8 急性尿道炎，9 慢性尿道炎　→　性感染症（p.106）の項で詳述。

10 急性前立腺炎

前立腺の細菌性感染（大腸菌が多い）で，尿道からの上行感染が多い。

▶症　状

高熱，悪寒，戦慄，排尿痛，排尿困難ときに尿閉あり。

▶診 断

直腸診で前立腺の緊満，圧痛が著明。

尿中に白血球，起炎細菌の検出。末梢血の白血球増多など全身感染所見あり。

急性炎症では前立腺マッサージは菌血症を誘発するので禁忌！

▶治 療

感受性のある抗生物質投与，安静，利尿（この3項目は急性尿路感染症の治療の基本！）。

11 慢性前立腺炎

一般的に慢性前立腺炎と呼称される疾患は慢性細菌性，慢性非細菌性および前立腺症（プロスタトデイニア）に分類される。

慢性細菌性と慢性非細菌性前立腺炎は臨床症状としては同様であり，EPS*（前立腺圧出液）中に白血球が検出されるが，起炎菌は前者ではグラム陰性桿菌などの細菌であるのに対して，後者はクラミジアやウレアプラズマ，マイコプラズマなどで，通常の細菌培養では検出されない。また，前立腺症ではEPS中に白血球も検出されない。

*EPS（前立腺圧出液）：前立腺マッサージにより尿道から分泌される液。

▶症 状

全身症状は弱く，下腹部不快感，会陰部痛，頻尿，残尿感，性欲減退が多い。

起炎菌の検出はStameyの4杯分尿法（初回尿，中間尿，EPS，マッサージ直後の尿を分けて，尿道分泌物中の尿中の細菌を起炎菌と判定する）。慢性化すると菌交代が起こる。

▶治 療

前立腺マッサージ（前立腺部の排膿のために直腸に示指を挿入して行う。急性炎症では禁忌！），慢性細菌性ではセフェム系やニューキノロン系の抗生物質を投与，慢性非細菌性ではミノサイクリンやニューキノロン系の抗生物質を投与する。

前立腺症では漢方薬，消炎薬，α_1ブロッカーなどを投与する。また，前立腺症は心身症的な要素が原因の場合があり，精神療法などが有効な場合もある。

12 急性精巣上体炎

前立腺の感染に随伴して起こり，精管逆行性に波及する。起炎菌は尿路感染と同様であるが，慢性化すると菌交代現象が起こりやすい。また，尿道留置カテーテル，経尿道的手術の後に発症することもある。

▶症 状

陰嚢部の有痛性腫脹，発赤，高熱，悪寒，戦慄など。精巣上体の尾部から発症することが多い（図7.2）。進行すると精巣と一塊となって腫脹するため，陰嚢内容の腫脹をきたす疾患（精巣回転症，精巣腫瘍，陰嚢水腫など）との鑑別が重要（図7.3）！

▶治 療

安静，特に局所の安静（高挙固定，氷枕）。感受性のある抗生物質投与。

Ⅲ 各論

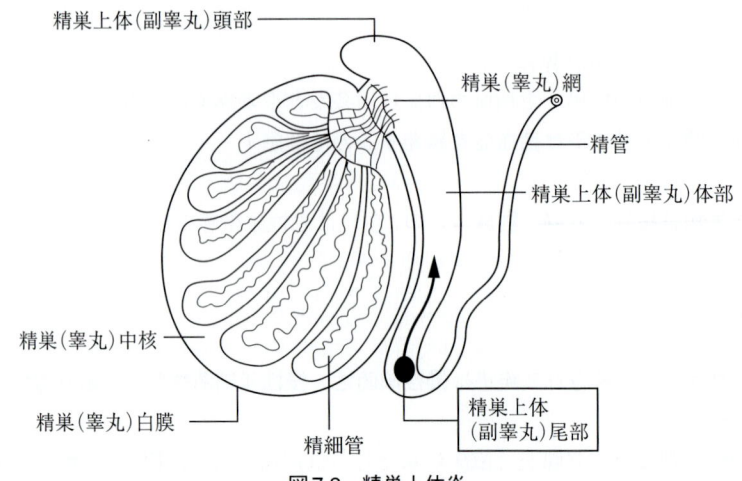

図7.2 精巣上体炎
精巣上体の尾部から発生する！（逆行性感染）

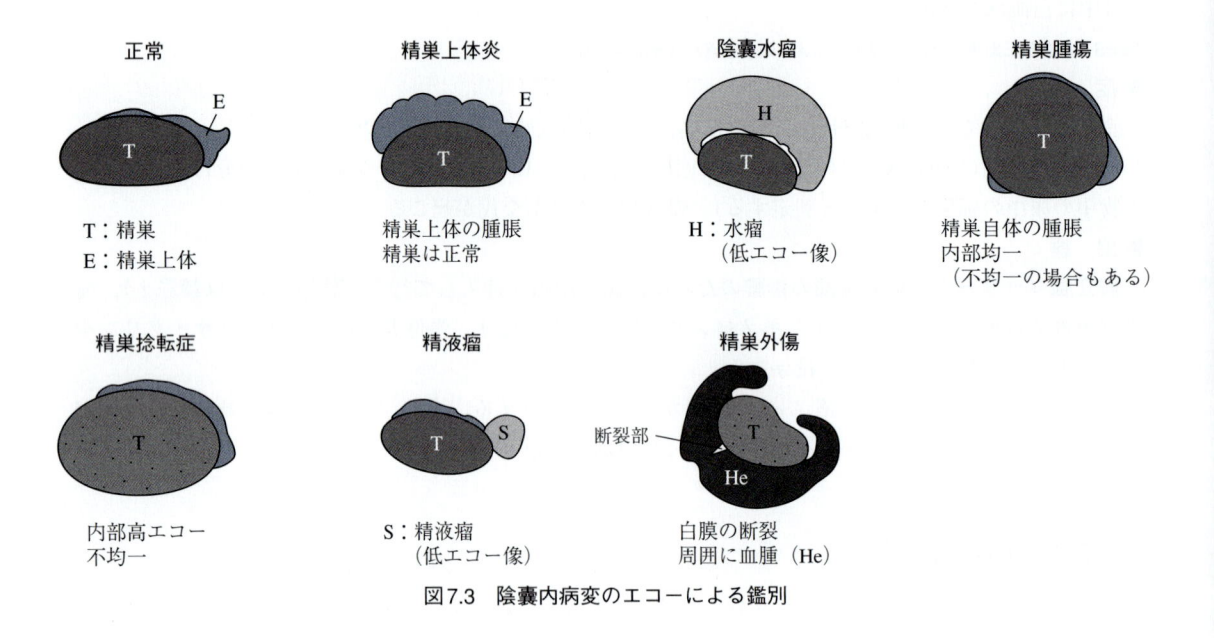

図7.3 陰嚢内病変のエコーによる鑑別

13 慢性精巣上体炎

急性精巣上体炎から移行する，治療後に局所に硬結を残す場合で，圧痛などの症状もないことが多い。抗生物質の効果が低い場合は結核性を考える。

▶治 療

急性増悪の場合は抗生物質の投与，症状がなければ無治療。結核性が疑われたり，急性増悪を繰り返す場合は精巣上体摘除術を行う。

14 精巣（睾丸）炎

▶原　因

Mumps virus（流行性耳下腺炎の原因ウイルス）で起こる。耳下腺炎に続発することが多く（発症後3〜4日），青少年の流行性耳下腺炎の20〜35％にみられ，10％は両側性である。両側性の場合は約30％に男性不妊を合併する（精細管萎縮のため）。

▶症　状

急激な陰嚢部の発赤腫脹（浮腫状），疼痛，高熱。両側性に起こることもある。尿所見は正常。

▶診　断

血清アミラーゼ値上昇。血清リパーゼは正常（mumpsの膵炎では上昇）。

▶治　療

対症療法が主体。局所安静，冷湿布。γグロブリン製剤（予防投与で発症を抑制できる場合がある）の投与など。

15 亀頭包皮炎

幼小児によく起こる亀頭部と包皮に及ぶ感染。包茎に合併する。
子供は汚れた手で包皮を触ることがよくあり，一般細菌（表皮ブドウ球菌など）で発症する。

▶症　状

排尿痛，包皮の発赤，膿の排出。

▶治　療

包皮の反転，消毒，抗生物質軟膏の塗布，抗生物質経口投与などで軽快。繰り返すようなら包茎に対する手術（環状切開術）を施行する。

尿路，性器結核

結核菌（*mycobacterium tuberculosis*）による尿路と男性生殖器の慢性肉芽腫性炎症。
尿路の結核は腎に始まり，尿管，膀胱，尿道へと下行する。さらに男性では後部尿道から前立腺，精巣上体へと波及する。尿路結核と性器結核は合併することが多い。

1 尿路結核

腎結核は初感染（肺）後，数年遅れて発症する。腎の感染は両側性で，初発部位は皮質の糸球体か，もしくは尿細管周囲の毛細血管である。多発性微小病巣（粟粒結核）は自然治癒することが多いが，一部が進展する。臨床的には片側病変が多く，皮質の病巣は自然に治癒することが多いが，髄質の病巣は治癒しづらく破壊性病巣を形成する。病型には以下の3型がある。

1）乾酪空洞型：乳頭部の病巣が融解して乾酪化し，これが腎盂内に自壊して空洞を形成したものである（図7.4）。最も多い型。腎実質が広範に破壊され結核性膿が貯留すると結核性膿腎症となる。内容

Ⅲ 各論

が凝縮すると泥状になり，石灰化を起こす．これを漆喰腎（図7.5）と呼ぶ．

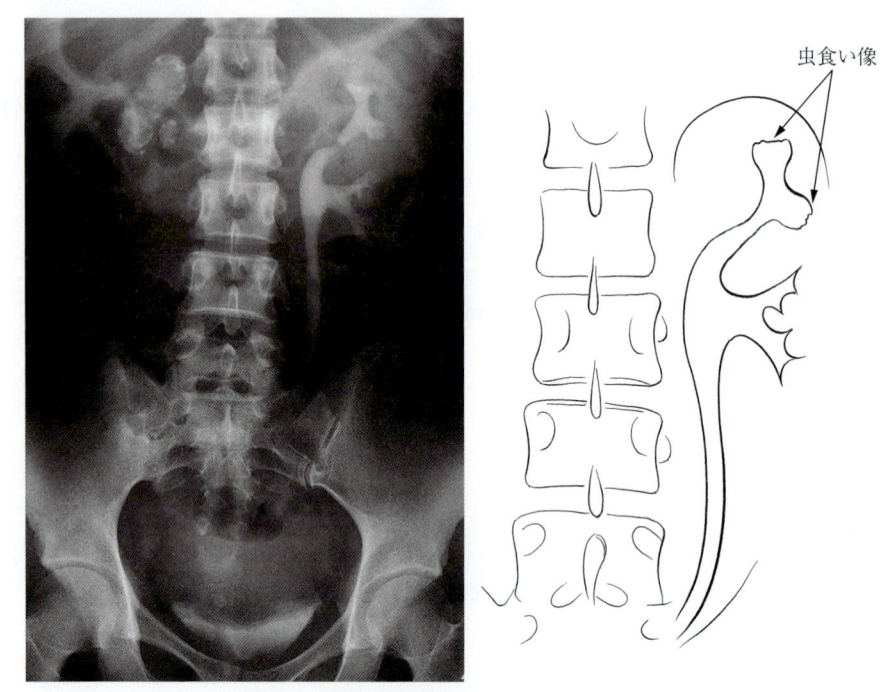

図7.4 腎結核による腎杯の虫食い像（DIP）

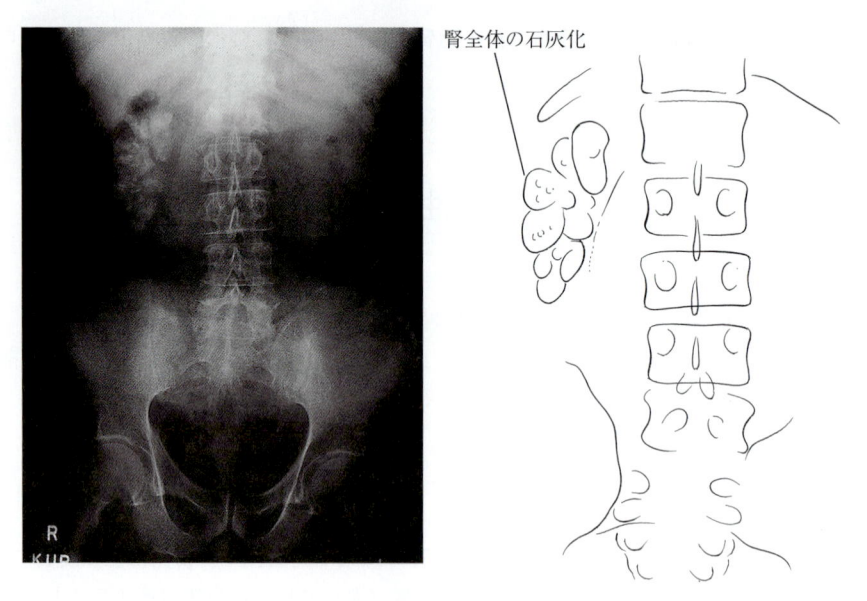

図7.5 漆喰腎（KUB）

2）播種状結節型：結節性病変が腎髄質に散在する型．
3）線維性硬化萎縮型：乾酪化や空洞，結節を形成せず，線維性に硬化する型．

▶症　状

病変が腎に留まる場合は無症状が多い。膀胱，尿道に進展すると自覚症状を発現する。排尿痛と頻尿が多い。

▶尿所見

酸性無菌性膿尿。尿中の白血球は多数検出されるが，起炎菌が検出されない場合はまず疑わなければならない！

▶診　断

尿中の結核菌の検出が最も重要。尿の塗抹（Ziehl-Neelsen 染色），培養で検出するが，培養の結果は従来の小川培地では結果がでるまでに1か月以上かかるため，2週間で結果の分かる液体培地（MGIT）が開発された。また，結核菌の遺伝子診断にPCR法による早期診断が普及してきている。

しかし，結核菌の検出に関して問題になるのは塗抹が陽性で培養が陰性の場合であり，PCR法でも死菌が検出されてしまうため，正確な病態の把握には培養を重視せざるを得ない。

▶治　療

RFP（rifampicin：リファンピシン），INH（isoniazid：イソニアジド），EB（ethambutol：エタンブトール），PAS（para-aminosalicylic acid：パラアミノサリチル酸）を主体として効果をみながら SM（streptomycin：ストレプトマイシン），KM（kanamycin：カナマイシン）を使用する。耐性菌もあるため薬剤感受性試験は重要である。

治療期間は通常は肺結核より長めで，1ないし2年間であり，腎摘除術施行後も6か月から1年間の治療を行う。

② 性器結核；精巣上体（副睾丸）結核，前立腺結核

通常，精巣上体結核は陰嚢内容の無痛性腫大で，慢性的に発症することが多い。

前立腺結核は無症状の場合が多いが，頻尿，混濁尿，血精液症，会陰部不快感などを呈することもある。

▶診　断

精液中に結核菌が検出されれば確定するが，検出頻度は高くない。肺結核の有無，既往，尿路結核の有無，ツベルクリン反応陽性なども含めて総合的に診断する。

▶治　療

尿路結核と同様に抗結核薬による化学療法であるが，精巣上体に限局するものに関しては精巣上体摘除術が施行されることがある。

CHART 43

【尿路性器結核の診断】
　結核菌の検出
　　　塗抹（Ziehl-Neelsen 染色，PCR 法）
　　　培養（小川培地，液体培地）
　塗抹陽性，培養陰性は死菌！

Ⅲ 各論

性感染症（sexually transmitted disease：STD）

性行為を介して感染する疾患の総称。以前の性病予防法（1994年に廃止）では淋病，梅毒，軟性下疳，鼠径リンパ肉芽腫の4疾患であったが，現在では疾患の様相も多様化している。特に泌尿器科で扱う疾患は淋菌，クラミジアによる尿道炎，性器ヘルペス，尖形コンジロームが代表的疾患である。

梅毒は皮膚科，AIDSは内科で扱う。

1 淋菌感染症

淋菌（*Neisseria gonorrhoeae*）による感染症で，主に男性の尿道炎の原因になる。さらに，尿道炎から前立腺炎や精巣上体炎に波及することあり。

また，最近では女性の咽頭炎，子宮頸管炎，直腸炎の原因にもなる。いずれもsex（oral sex，anal sexも含めて）を介して感染する。

▶症　状

尿道炎は感染機会から約1週間以内の潜伏期を経て発症。外尿道口より，黄色の濃厚な膿が排出し，強い排尿時痛がある。

▶診　断

尿道分泌物の塗抹染色標本（グラム陰性の双球菌の観察；図7.6），分離培養同定法，また最近ではEIA法より淋菌の抗原を検出する方法やPCR法，DNAプローブ法により，淋菌のDNAの断片の迅速診断が可能になっている。PCR法は感度，特異度ともに非常に良好である。

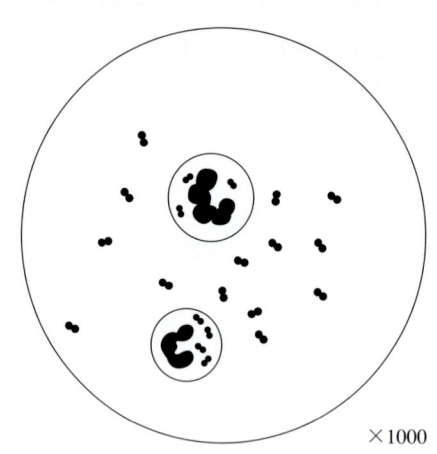

図7.6　塗抹染色標本図
単染色orグラム染色でグラム陰性双球菌が確認される

▶治療

感受性のある有効な抗生物質の投与が基本である。塩酸スペクチノマイシン，βラクタム系（ペニシリン系，セフェム系），テトラサイクリン系，ニューキノロン系薬剤が有効。特に，塩酸スペクチノマイシンは単回投与（注射1回！）で効果がある。

以前はペニシリナーゼ産生の淋菌（PPNG）が出現して注目されたが，ニューキノロン薬の登場でなくなったものの，最近ではニューキノロン耐性の淋菌が出現してきている（いたちごっこのようである）。

2 クラミジア感染症

最近，最も増加している性感染症である。*Chlamydia trachomatis* が原因となる。

無症状なもの（不顕性感染）も多く，今後も増加することが予想されている。

▶症　状

クラミジア尿道炎は淋菌による尿道炎と違い潜伏期間が1〜3週と長く，症状は軽度（軽い排尿痛，漿液性の膿分泌）である。男性では前立腺炎，精巣上体炎の原因となり，女性では子宮頸管炎，骨盤腹膜炎の原因となる。また，女性では症状の軽いことが多いが，結膜炎，咽頭炎，扁桃炎の原因にもなる。夫婦間やsex partner同士のピンポン感染も多い。

なお，妊婦の産道に感染があると，新生児に結膜炎や肺炎を起こすことがある。

▶診　断

尿中白血球，尿道分泌物中のPCR法，DNAプローブ法など*Chlamydia*の遺伝子を増幅して診断する方法が普及してきている。感度，特異度ともに高い。

▶治　療

マクロライド系（クラリスロマイシン），テトラサイクリン系（ミノサイクリンなど），ニューキノロン系（スパルフロキサシンなど）が使用される。

男子の尿道炎の原因は上記の淋菌とクラミジアが圧倒的に多い（合併例もある）が，これ以外にも *Mycoplasma genitalium*，*Ureaplasma urealyticum*，*Trichomonas vaginalis* などがある。

また，sex partnerが特定の場合は相手（多くは女性）も治療する必要がある。当然，完治するまではsexは禁止。

3 性器ヘルペス感染症

単純ヘルペス（疱疹）ウイルスによる外陰部の感染症で，性行為により感染。日本人では2型よりも1型が多い。

▶症　状

男性では亀頭，陰茎に，女性では陰唇，腟，会陰部に小水疱集簇を伴った浮腫性の腫脹がみられる。初回感染では尿道炎，子宮頸管炎，高熱，リンパ節腫脹など症状が強いことが多い。

▶診　断

外陰部所見，性行為の既往などで診断するが，確定診断は病変部の滲出液の蛍光抗体法。

▶治　療

抗ウイルス薬（アシクロビル，ビタラビン）の内服，点滴。

Ⅲ 各論

4 尖圭コンジローム

▶原　因
　ヒトパピローマウイルス（6型ないし11型）により生じる腫瘍性の増殖。

▶症　状
　男性では亀頭部（特に冠状溝），陰茎部に，女性では外陰部，会陰部，肛囲などに発生する。独特の乳頭状有茎性（鶏冠状）の増殖。疼痛はないが，大きくなると出血することもある。悪性化はまれ。

▶治　療
　切除，電気凝固，凍結療法，抗癌薬（ブレオマイシン）の外用など。

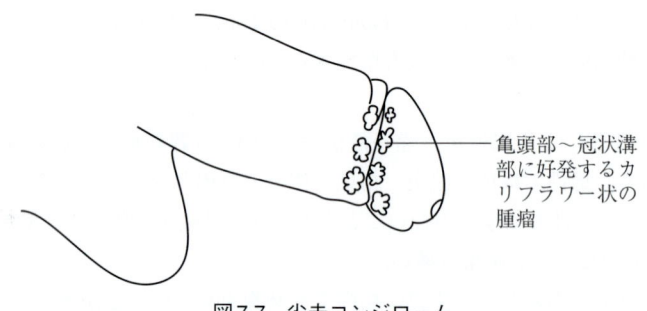

図7.7　尖圭コンジローム

CHART 44

【尿道炎の潜伏期】
　淋　菌　性：短い（1週間以内）
　非淋菌性：長い（2～3週間）

寄生虫疾患など

1 フィラリア性乳び尿

　日本ではバンクロフト糸状虫が九州，沖縄地方に生息している。末梢血中のミクロフィラリアが蚊によって吸引され，次の吸血時までに成育してヒトに感染しうる形となる。

▶症　状
　フィラリアの成虫が多数リンパ管内に生息し，閉塞を起こすため，下肢の象皮症，陰囊水瘤，乳び尿（胸管を閉塞すると腎盂にリンパ管が開くため）が起こる。

▶診　断
　末梢血中にミクロフィラリアが検出されれば確定。夜中の採血が必要。
　乳び尿や乳び血尿があればまずは疑うこと。リンパ管造影で腎盂への造影剤の流入が確認できる。

▶治　療

乳び尿に対しては腎盂内硝酸銀注入，腎茎部リンパ節遮断術。

2 トリコモナス感染症

　主に女性の腟炎の原因になる鞭毛虫であるが，性交により伝染するためSTDのなかに含まれる。男性の尿路・生殖器では腎盂腎炎，膀胱炎，尿道炎，前立腺炎，精巣上体炎，亀頭包皮炎の原因となる。慢性非細菌性前立腺炎のなかには，トリコモナス感染症も多く含まれる。それぞれの感染部位により症状もまちまちであるが，重篤にはならない。

　治療にはメトロニダゾールかチニダゾールを用いる。

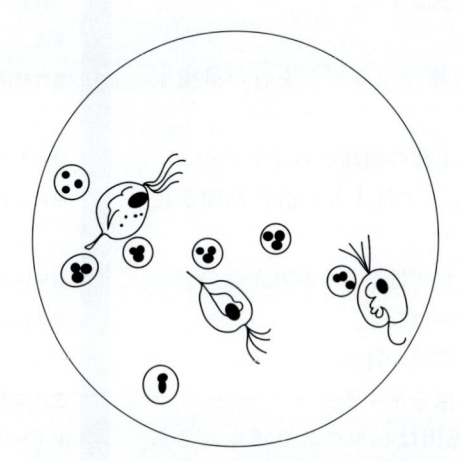

図7.8　トリコモナス鞭毛虫と多核白血球
鞭毛と波動膜をもつ

3 カンジダ感染症

　尿路真菌感染症では最も多い。易感染性宿主compromised hostに感染する

　日和見感染症opportunistic infectionとして発症することが多い。また，その誘因としては栄養障害，カテーテル留置，悪性腫瘍，尿路変更後，糖尿病，広域な抗生物質長期投与後など様々である。

　原因菌としては*Candida albicans*が多く，これは消化管，皮膚，腟に常在する。

　カンジダ性の腎盂腎炎は腎乳頭壊死など重症になることもある。またFungus ball類による尿路閉塞を起こすと尿路造影で陰影欠損を生じる。細菌感染との混合感染も多い。

▶治　療

抗生物質中止，抗真菌薬（イミダゾール，アムホテリシンB，フルシトシン）の投与。

Check Test 5

- (1) 急性腎盂腎炎は男性に多い。
- (2) 尿路感染の原因菌としてはグラム陽性球菌が多い。
- (3) 慢性腎盂腎炎は腎に形態的変化は残さない。
- (4) 慢性腎盂腎炎の原因としてVURによるものがある。
- (5) 急性膀胱炎の起炎菌として最も多いものは大腸菌である。
- (6) 間質性膀胱炎は進行すると萎縮膀胱になる。
- (7) 前立腺炎は急性でも発熱はない。
- (8) 急性前立腺炎では前立腺マッサージを行い排膿する。
- (9) 急性精巣上体炎は精巣上体の頭部から発生する。
- (10) 淋菌性尿道炎はクラミジア性よりも潜伏期間が長い。
- (11) 淋菌性尿道炎はクラミジア性よりも症状が強い。
- (12) ムンプス精巣炎では発熱はない。
- (13) 腎結核では酸性無菌性膿尿が特徴的である。
- (14) フィラリア症では乳び尿を呈する。
- (15) 尖圭コンジロームの原因はヘルペスウイルスである。

Answer

× 膀胱炎と同様に女性に圧倒的に多い。
× グラム陰性桿菌が多い。
× 腎杯の鈍円化などの変化を残す。
○ 小児期のVURによる原因は多く、腎瘢痕として残る。
○ 最も多い起炎菌はグラム陰性桿菌の大腸菌である。
○ 高度に進行すると萎縮膀胱になる。
× 急性前立腺炎では悪寒戦慄を伴う高熱が出現する。
× 急性期は敗血症を誘発するため禁忌。
× 精管の逆行性感染であり、尾部から発生する。
× 淋菌は1週間以内、クラミジアは1〜3週間。
○ 排尿時痛が強い。
× 耳下腺炎に続発することが多く、発熱を伴う。
○ 無菌性膿尿ではまず結核を疑う必要がある。
○ 象皮症や乳び尿を呈する。
× ヒトパピローマウイルス（6型か11型）が原因。

8 尿路・生殖器の腫瘍（副腎腫瘍，前立腺肥大症を含む）

副腎腫瘍

1 原発性アルドステロン症

▶病　因

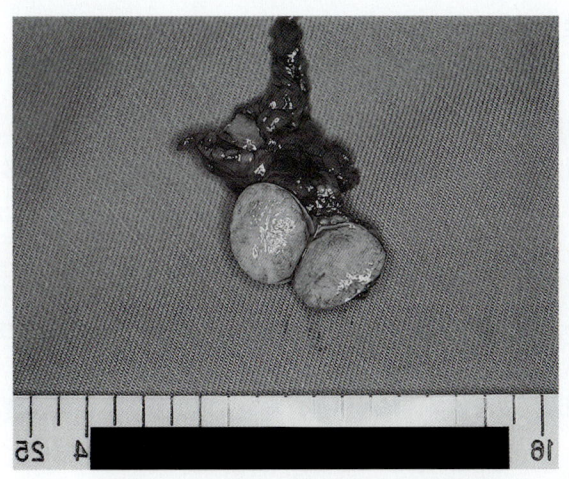

　副腎皮質に発生した腺腫により，アルドステロンが過剰に分泌されて特有な症状を呈する疾患である。90％は腺腫であるが，まれに過形成がある。割面がカナリヤイエローの良性腫瘍である（2cm位の小さな腫瘍が多い）（図8.1）。

図8.1　原発性アルドステロン症の標本　☞巻頭カラー12

▶症　状

　アルドステロンの過剰分泌による症状であり，高血圧（Na貯留による），低カリウム血症（遠位尿細管でのNa-K交換促進），アルカローシス（遠位尿細管でのNa-H交換促進），尿の濃縮力低下などにより，頭痛，筋力低下，脱力感，テタニー，多飲多尿などの症状となって現れる。

▶診　断

　血液検査（低カリウム血症，アルカローシス，低レニン血症，血中アルドステロン高値），尿検査（高カリウム尿症，高アルドステロン尿症），画像診断（エコー，CT，MRI）（図8.2），部位診断（副腎シンチ*，副腎静脈採血）

*デキサメサゾンで正常部を抑制すると腺腫部への^{131}I等のIsotopeの取り込みが強調される。

▶治　療

　副腎摘除術（経後腹膜的，経胸経横隔膜的，経背面的など副腎は体の最も深い部位にあるので到達経路も様々であるが，現在では腹腔鏡下での手術（経腹，経後腹膜）が多くなってきている）

Ⅲ 各論

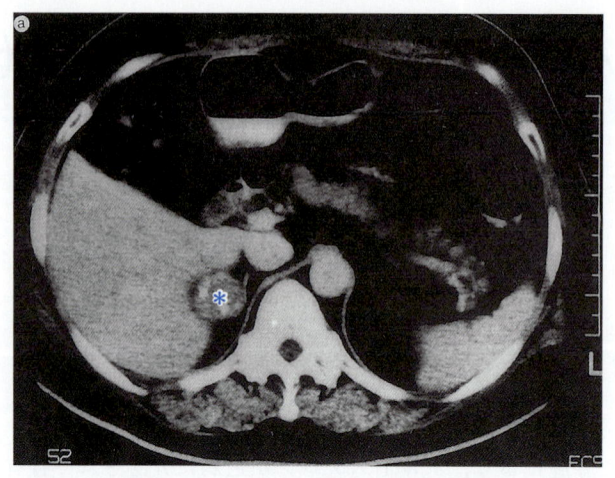

図8.2 原発性アルドステロン症のCT所見（腫瘍部（＊））

2 Cushing症候群

▶病　因

　副腎皮質に発生する腺腫や癌から過剰に分泌される糖質コルチコイドにより，特有の症状を呈する疾患。下垂体の腺腫や異所性ACTH産生腫瘍（肺癌，膵癌など）から過剰に分泌されるACTHにより，副腎過形成となり同様の臨床症状を呈するものもCushing症候群に含まれる（一連の臨床症状を呈する疾患群を症候群と呼んでいるが病気の本態が異なることに注意！）。

▶病　理

　副腎の腺腫（一番多い），癌，過形成（下垂体の腺腫および異所性ACTH産生腫瘍）

▶症　状

　満月様顔貌，中心性肥満，皮膚線条，精神障害，多毛，筋力低下，色素沈着，性機能異常

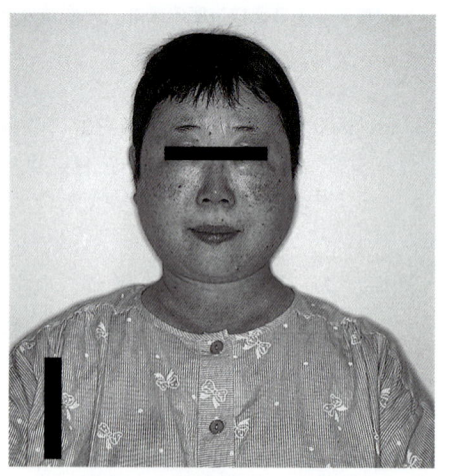

図8.3　Cushing症候群　☞巻頭カラー13
満月様顔貌

▶合併症

高血圧，糖尿病，胃潰瘍，骨粗鬆症，尿路結石

▶診　断

1）血液検査

血中コルチゾール高値，血清ACTH（腺腫と癌では低値，下垂体性と異所性では高値），白血球増加。

2）尿検査

尿中17-OHCSは高値，尿中17-KSは腺腫では低値か正常，腺腫以外では高値。

3）内分泌検査

デキサメサゾン（8mg）抑制試験では，下垂体の腺腫は抑制されるがそれ以外は抑制されない。ACTH刺激試験では，下垂体性で反応があるがそれ以外はなし。血中コルチゾールの日内変動はすべて消失する。

▶画像診断（局在診断）

泌尿器科的には手術が前提となるため局在診断が重要！

腺腫，癌の場合は左右どちらに発生したかという部位診断が必要！

CT（図8.4），超音波エコー，MRI，副腎静脈血採血，RI（副腎シンチグラム）（図8.5）。

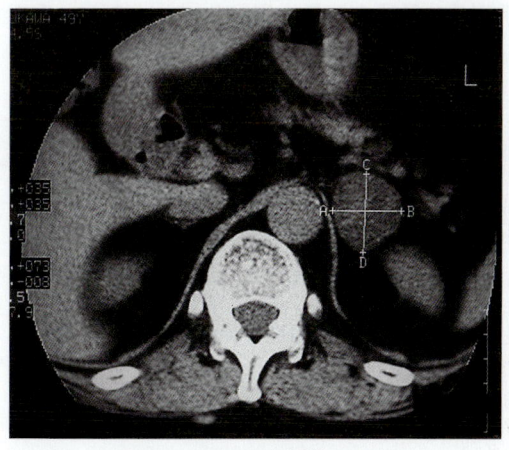

図8.4　Cushing症候群のCT像

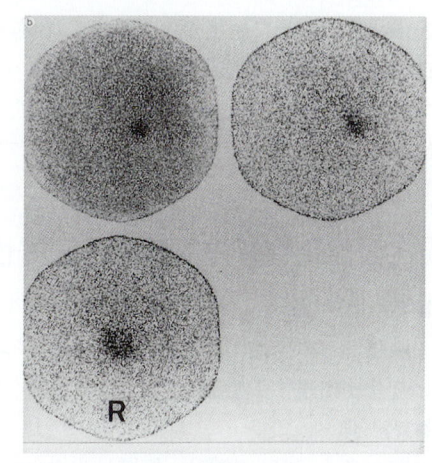

図8.5　Cushing症候群の副腎シンチグラム像

▶治　療

副腎摘除術（原発性アルドステロン症と同様）。ただし，反対側のコルチゾールの産生が低下していることが多いので，術後のステロイド補充療法が必要。

3　褐色細胞腫

▶病　因

副腎髄質，paraganglionに存在するクロム親和細胞から発生する腫瘍。この腫瘍から過剰に産生されるカテコラミン（エピネフリン，ノルエピネフリンなど）により様々な症状を呈する疾患。

▶病　理
　腺腫（多い）と癌（5～10％）がある。両側副腎発生（5～10％），異所性（副腎外）（5～10％）の発生がある。腫瘍内部に出血，壊死を起こしていることが多く，また，病理所見でも腺腫と癌を鑑別することは難しい。

▶症　状
　発作性高血圧（高血圧患者の1％），頭痛，動悸，顔面蒼白，多汗，体位変換による高血圧，起立性低血圧。

▶診断，検査
　家族歴は重要！（多発性内分泌腺腫，von Hippel-Lindau病に合併することあり），若年性高血圧で特有の症状がある場合はまず疑うこと！
　・尿中（24時間），血中カテコラミン高値，尿中VMA高値
　・レジチン（α-blocker）試験により血圧下降

▶画像診断
　CT，MRI，超音波エコー，副腎髄質シンチ（^{131}I-MIBGを使用）。
　動脈造影，静脈採血は発作を誘発することがあるので行わないことが多い！

▶治　療
　副腎摘除術（手術中はなるべく腫瘍を圧迫しないように愛護的に摘出する。術中の腫瘍圧迫で250mmHg以上に血圧が上昇することあり）。また，手術前に循環血液量を測定しておくことが重要（腫瘍の摘出により血管が拡張し，ショックになることもあるために術前の総血液量を測定し，不足している場合はα-blockerなどで血管を拡張しながら補液，輸血を行う）！　癌で摘出困難の場合はα-blockerで血圧をコントロールする。

4 男性化副腎皮質腫瘍（副腎性器症候群）

▶病　因
　腫瘍からの男性ホルモン（アンドロゲン）の過剰分泌により男性では思春期早発症，女性では男性化の症状が出現する疾患。

▶病　理
　癌が多く（80～90％），腺腫は少ない。癌は小児例に多い。

▶症　状
　男児では思春期早発（男性的肉体，髭，陰毛の早期発現）。骨年齢が早まり，身長増加も急ではあるが骨端線の早期閉鎖が起こるため，最終的な身長は低い。成人男性例ではほとんど症状なし。女児では陰核肥大，陰毛の早期発現，成人女性では陰核肥大，無月経などの臨床症状を呈する。

▶診　断
　血中テストステロンの上昇，副腎性アンドロゲンである血中DHEAの上昇，尿中17KSの増加（癌で特に多い）。画像診断は他の副腎腫瘍と同様であるが，副腎シンチは取り込みが少ないことが多い。

▶治　療
　Cushing症候群を呈する副腎腺腫，癌と同様。副腎癌は発見時に大きな腫瘍（直径5cm以上）であることが多く，副腎癌に対する手術後の生存率は不良である。放射線や抗癌薬も効果は少なく，ステロイド合成阻害薬であるミトタンが使用されることもある。

5 内分泌非活性腫瘍

▶病　因

各種の副腎皮質，髄質ホルモンを産生せずに臨床的には無症状で発見される。これを総称して偶発発見副腎腫瘍 Incidentaloma と呼ぶ。すなわち，最近のエコーやCTの発達，普及に伴って表面化してきた腫瘍である（従来は他の疾患で亡くなって，解剖で初めて発見されることが多かった）。

▶病　理

皮質由来では癌，腺腫，過形成があり，髄質由来では神経節神経腫，神経鞘腫，褐色細胞腫がある。間質由来では骨髄脂肪腫。そのほかでは転移性副腎腫瘍（肺癌，腎癌が多い）がある。

▶診　断

健康診断や他疾患精査中に偶然発見される（エコーおよびCTが多い）。アルドステロン，コルチゾール，カテコラミンを測定して内分泌活性副腎腫瘍を除外診断する。

▶治　療

5cm以上で発見された場合は癌の疑いがあるために副腎摘除術を施行。5cm未満でも増大傾向がある場合は手術。小さい腫瘍は腹腔鏡で摘除することもあるが経過観察（6～12か月に1回，CT等で検査。増大傾向あれば手術）することが多い。

CHART 45

- 副腎腫瘍の臨床症状は腫瘍が過剰に分泌するホルモンで決まる
- 副腎の腫瘍のうちで癌が多いのは男性化副腎皮質腫瘍（副腎性器症候群）のみであり，後は腺腫（良性）が多い。
- 副腎腫瘍の手術にあたっては部位診断（左か？　右か？　異所性か？）が重要である。
- 近年の超音波エコーやCTの発達，普及により無症状の副腎腫瘍 Incidentaloma が偶然発見されることが多くなったが小さい腫瘍は経過観察することが多い。

腎腫瘍

1 腎細胞癌（腎癌）

腎組織由来の腫瘍はいろいろあるが腎実質（皮質＋髄質）由来のものが約80％であり，その90％は腎細胞癌（腺癌）である。以前はGrawitz腫瘍と呼ばれていた。

▶病因，特徴

原因不明。最近，von Hippel-Lindau病の原因遺伝子が淡明型の腎細胞癌の抑制遺伝子である可能性が示唆されている。

40～70歳に多く，男女比は2：1である。腎癌は臨床的にはrapid type（発育速度が早い癌）とslow

Ⅲ 各 論

type（発育速度の遅い癌）に分けることができる（里見の分類）。また，早期に転移（肺，肝，骨，リンパ節など）を起こしやすい（血行転移が多い）癌であるが，転移巣の<u>自然消退</u>（原発巣を摘出すると転移巣が消失する）や<u>潜伏転移</u>（術後10年以上経過してからの転移）などがあり，免疫機構が深く関わっていると考えられている。

▶病 理

種々の分類法がある。

1）組織学的異型度分類

grade1：正常の近位尿細管細胞に似て異型性は軽度

grade2：中間型

grade3：核の不整形や多形性がある

2）構築型分類：組織学的増殖形態より以下の6型に分類される。

a．胞巣型（alveolar type），b．腺管型（tubular type），c．乳頭型（papillary type），d．囊胞型（cystic type），e．充実型（solid type），f．混合型（mixed type），の基本6型があるが，混合する場合が多いので優勢な構築型を代表させることが多い。

3）細胞型分類

腫瘍細胞の胞体の形態および染色性により<u>通常型</u>（common type；淡明細胞亜型 clear cell subtype，顆粒細胞型 granular cell subtype，混合亜型 mixed subtype），紡錘細胞型（spindle cell type），多型細胞型（pleomorphic cell type），混合型（mixed type）に分類される。

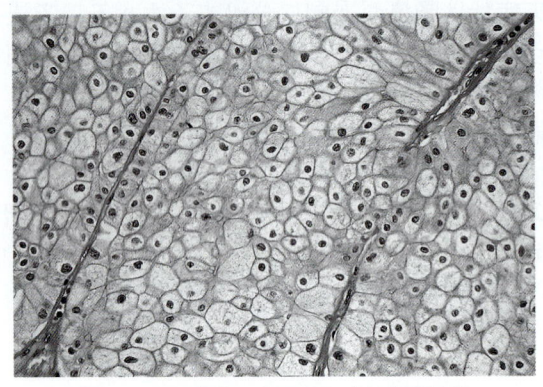

図8.6　腎細胞癌の病理所見（淡明細胞型）
☞巻頭カラー14
典型的な腎癌の組織像：淡明細胞型，胞巣型，grade2

4）臨床病期分類

腫瘍の進行度を決める<u>TNM分類</u>＊（1997年度）（表8.1），（図8.7）

＊TNM分類はすべての固形癌において設定されている。腎細胞癌でも例外ではなく，国際的な統一基準として治療成績などの臨床統計に利用されている。

▶症 状

血尿，腹部腫瘤，側腹部痛の3主徴が以前から有名であるが，最近は<u>無症状</u>で発見される早期癌が増加している。また，進行した腎癌の腎外症状として発熱，全身倦怠感，体重減少，貧血で発見される場合もある。また，腎細動脈の圧迫によりレニンの産生が高まり，高血圧を起こすこともある（15～40％）。

さらに，腎細胞癌は血行性の転移を起こしやすく（肺，肝，骨，リンパ節，皮膚，脳，副腎，対側腎など）転移部位の症状（出血，疼痛など）で発見されることも多い。

a．T–原発腫瘍

TX 原発腫瘍の評価が不可能
T0 原発腫瘍を認めない
T1 最大径が 7.0 cm 以下で，腎に限局する腫瘍
T2 最大径が 7.0 cm を超え，腎に限局する腫瘍
T3 腫瘍は主静脈内に進展，または副腎に浸潤，または腎周囲組織に浸潤するが Gerota 筋膜を越えない
 T3a 腫瘍は副腎，または腎周囲組織に浸潤するが Gerota 筋膜を越えない
 T3b 腫瘍は肉眼的に腎静脈，または下大静脈内に進展するが，横隔膜を越えない
 T3c 腫瘍は肉眼的に横隔膜を越えて下静脈内に進展する
T4 腫瘍は Gerota 筋膜を越えて浸潤する

b．N–所属リンパ節転移

NX 所属リンパ節の評価が不可能
N0 所属リンパ節転移なし
N1 単発の転移
N2 多発性の転移

c．M–遠隔転移

MX 遠隔転移があるかどうかの評価が不可能
M0 遠隔転移なし
M1 遠隔転移あり

（『腎癌取り扱い規約』より引用）

表 8.1　腎細胞癌の TNM 分類

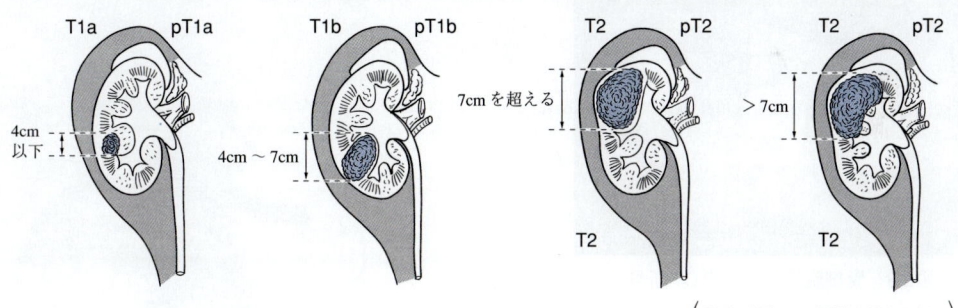

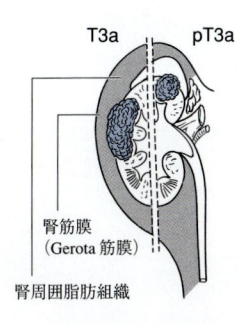

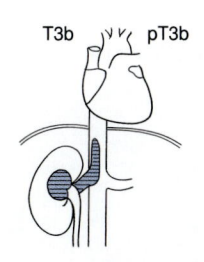

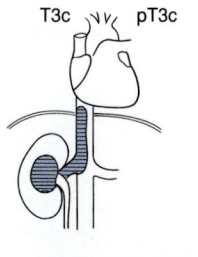

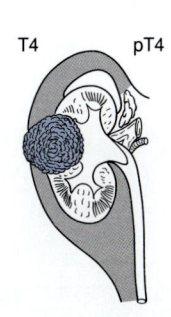

① T1　② T2

③ T3　④ T4

Ⅲ 各論

⑤ N0　　　　　　　　⑥ N1　　　　　　　　　　　　　　　　⑦ N2

図 8.7　腎細胞癌の TNM 分類

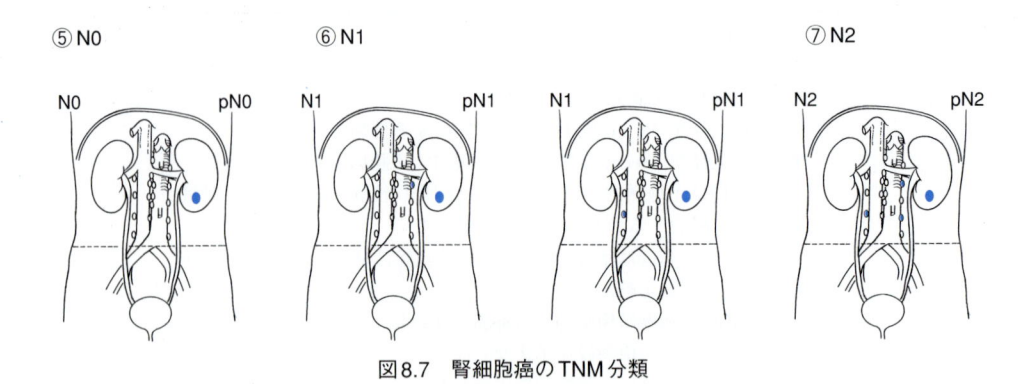

▶ 診　断

　画像診断（超音波，CT，MRI など）で発見されることが多くなった（図 8.8）。

　血管造影（腎動脈造影）で異常血管を確認する（図 8.9）。

　血液検査で異常所見（赤沈亢進，CRP 上昇，α_2-グロブリン上昇，IL-6 上昇，肝機能障害など）を呈する rapid type（増殖が早い癌）がある。高カルシウム血症（PTH 関連物質の過剰産生）や赤血球増多症（エリスロポエチン産生腫瘍）などがあるがまれ。腫瘍マーカーとしては IAP がある。

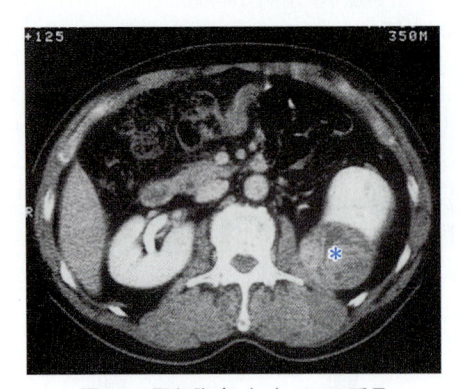

図 8.8　腎細胞癌（＊）の CT 所見

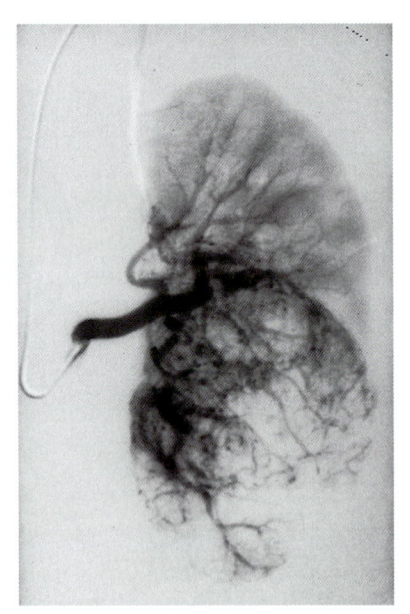

図 8.9　腎細胞癌の腎動脈造影所見

治　療

　腎細胞癌は抗癌薬や放射線に対する感受性が低く，確実な治療は早期発見して根治的腎摘除術（Gerota筋膜を含めて，副腎も含め摘除する）を行うことである。既に，転移を生じている腫瘍に関してもできるかぎり原発巣は摘除する（転移巣の自然消退がまれにみられる）。進行例には免疫療法（インターフェロンαやインターフェロンγ，あるいはインターロイキン2などが単独あるいは併用で使用されるが効果は10〜15％程度と低い）。

> CHART 46
> ・腎癌は血行性転移（肺，肝，骨など）を起こしやすい
> ・腎癌では高カルシウム血症を呈するものがある
> ・腎癌の根治的腎摘除術はGerota筋膜（副腎も）ごと摘出する
> ・超音波エコーやCTの発達，普及により無症状の腎癌が増えている

2 腎芽細胞腫（Wilms腫瘍）

　ほとんどが小児に発生する未熟な腎組織由来の悪性腫瘍。平均年齢は約3歳。約5％は両側性である。

▶症　状
　乳幼児に多く発生するため，健診時，あるいは家族が腹部腫瘤で発見する。
　腫瘤は通常大きく，可動性がない。約10％に血尿を認め，50％以上に高血圧を認める。そのほか消化器症状，貧血，白血球増多などがある。

▶診　断
　超音波エコー，CTで腎部に一致して充実性の巨大な腫瘍。後腹膜リンパ節への転移や肺転移を認める場合もある。下大静脈に腫瘍塞栓を形成することもある。

▶治　療
　手術療法は所属リンパ節の郭清を含めた根治的腎摘除術を施行する。
　放射線に対する感受性は極めて高いが骨成長への影響もあり，化学療法との併用で最小限に留める。化学療法はビンクリスチン，アクチノマイシンなど有効な抗癌薬を使用する。

▶予　後
　小児例では2年生存率は90％と良好である。転移症例でも50％の生存率がある。成人例では小児に比べて予後不良である。

3 良性腫瘍

a．腎血管筋脂肪腫 angiomyolipoma：AML
　40歳以上の女性に多い。結節性硬化症 tuberous sclerosis：TSの合併が多い。
　TSの80％がAMLを合併し，また逆にAMLの40％にTSを合併する。
　TS合併例では両側発生が多く男女比は1：1。

▶症　状
　腫瘍が大きくなると側腹部痛，血尿などの症状があるが，最近は小さい腫瘍が無症状でみつかることも多くなった。後腹膜に大出血を起こしてショック症状で発見されることもある。また，同様のAML

Ⅲ 各論

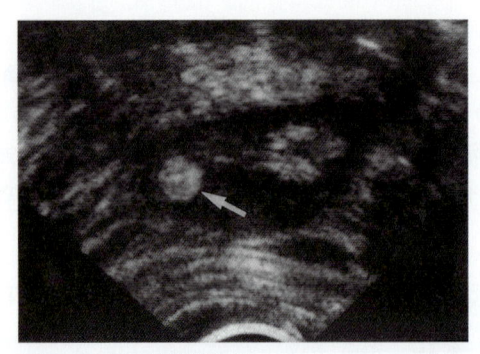

図8.10　腎血管筋脂肪腫（AML）のエコー所見

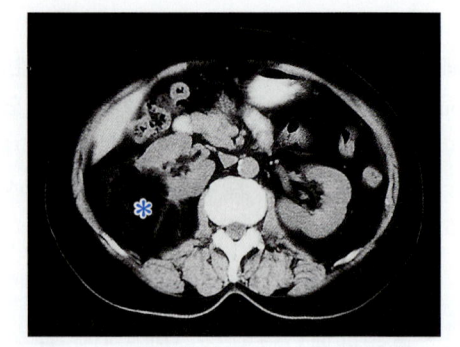

図8.11　腎血管筋脂肪腫（AML）（＊）の
　　　　CT所見　＊図8.10とは別の症例

の病変が同時に所属のリンパ節に発生することもある（多中心性発生）。
▶診　断

　画像診断では超音波エコーで高エコー像を呈し，CTでは腫瘍内に脂肪成分のdensityを認めるため腎細胞癌との鑑別が可能となる（図8.10，8.11）。

　血管造影では特徴的なonion-peal appearance（たまねぎの皮状模様）がみられる。
▶治　療

　小さいものは保存的に経過観察する（6～12か月に1回，超音波やCT検査を行い増大傾向があれば塞栓術や手術を行う）。大きな腫瘍や，痛みや出血のある腫瘍は腎摘除術を施行する。腎動脈塞栓術を行うこともある。

b．腎オンコサイトーマ

　腎腫瘍の3％程度のまれな疾患。遠位尿細管から発生すると考えられている腎の良性腫瘍。血管造影では車軸状陰影 spoke-wheel patternがみられる。

　腫瘍の割面はマホガニーブラウンと呼ばれる独特の褐色で，病理像はエオジン好性の顆粒状細胞よりなり，コロイド鉄染色で染色される。電子顕微鏡でみるとミトコンドリアの増生が認められる。術前腎癌との鑑別が難しいので腎摘除術が行われることが多い。

腎盂および尿管の腫瘍

1 腎盂，尿管腫瘍

▶病因，疫学

　腎盂と尿管は同じ移行上皮で覆われているので，発生する移行上皮癌は一括して腎盂，尿管腫瘍として取り扱われる。尿路移行上皮癌の4～5％（ほとんどは膀胱に発生する移行上皮癌）と比較的まれである。50～70歳代に多く発生する。男女比は2～4：1と男性に多い。原因は喫煙や化学薬品などがあるが，はっきりとした原因（因果関係）は不明の場合が多い。また，膀胱癌の患者の3～5％に同時性あるいは経過観察中に腎盂，尿管腫瘍が発生する。

▶病　理

90％以上が移行上皮癌であり，ほかに扁平上皮癌（3～5％）＊もある。まれに未分化癌も発生する。国際的な病期分類（TNM分類）がある。(表8.2)

＊腎盂尿管の扁平上皮癌：尿路上皮の慢性刺激が原因といわれており，約半数に腎結石（主にサンゴ状結石）を合併する。症状は血尿，結石の症状，尿細胞診も陽性であるが診断時に既に進行していることが多く，予後は不良である。

Ⅰ）T（原発腫瘍の壁内深達度）
　TX：不詳
　T0：腫瘍なし
　Tis：上皮内癌
　Ta：浸潤なし
　T1：粘膜固有層までの浸潤
　T2：筋層までの浸潤
　T3：筋層を越えて尿管周囲あるいは腎盂周囲脂肪組織または腎実質におよぶ浸潤
　T4：隣接臓器への浸潤，または腎を越えて腎周囲脂肪組織におよぶ浸潤
深達度が正確に診断できない場合には，Ta, T1, T2 を Ts（非浸潤癌）に，T3, T4 を T_E（浸潤癌）に分類する。
Ⅱ）N（所属リンパ節転移）
　NX：不詳
　N0：所属リンパ節転移なし
　N1：最大径2cm以下の1個の転移
　N2：最大径2cmを越えるが5cm以下の1個の転移，または最大径5cm以下の2個以上の転移
　N3：最大径5cmを越える1個以上の転移
　所属リンパ節；腎茎部，腹部傍大動脈，腹部傍大静脈，骨盤内リンパ節
　N1, 2, 3の場合は診断法の付記が望ましい。
Ⅲ）M（遠隔転移）
　MX：遠隔転移の有無不詳
　M0：遠隔転移なし
　M1：遠隔転移あり

(『腎盂尿管癌取り扱い規約』より引用)

表8.2　腎盂尿管癌のTNM分類

▶症　状

症状は，肉眼的血尿，側腹部痛（水腎症を起こした場合や腎盂腫瘍が周囲に浸潤した場合）。

▶診　断

尿細胞診陽性（class4～5では尿路上皮癌の可能性高い！）。画像診断ではIVP，RPで陰影欠損が確認される（図8.12）。RP施行時のカテーテル尿での細胞診陽性所見が重要！　また，CT（図8.13），MRIにて浸潤度やリンパ節への転移を知る（移行上皮癌は基本的にはリンパ節転移である）。

▶治　療

腎尿管全摘除術および膀胱部分切除術（尿管口を含めて周囲の膀胱粘膜とともに切除する）が基本術式。所属リンパ節の郭清も行うことが多い。

術後20～40％に膀胱内再発あり，定期的な膀胱鏡検査が必要！　grade（組織学的悪性度）が1（高分化型）で表在性の場合は内視鏡的（尿管鏡）に切除する場合もある。

また，最近では腎盂尿管の上皮内癌（膀胱癌の項を参照）に対する治療としてBCG療法が施行される。進行例には膀胱癌に準じた化学療法（MVAC療法（MTX, VLB, ADR, CDDP）など）が行われる。

Ⅲ 各論

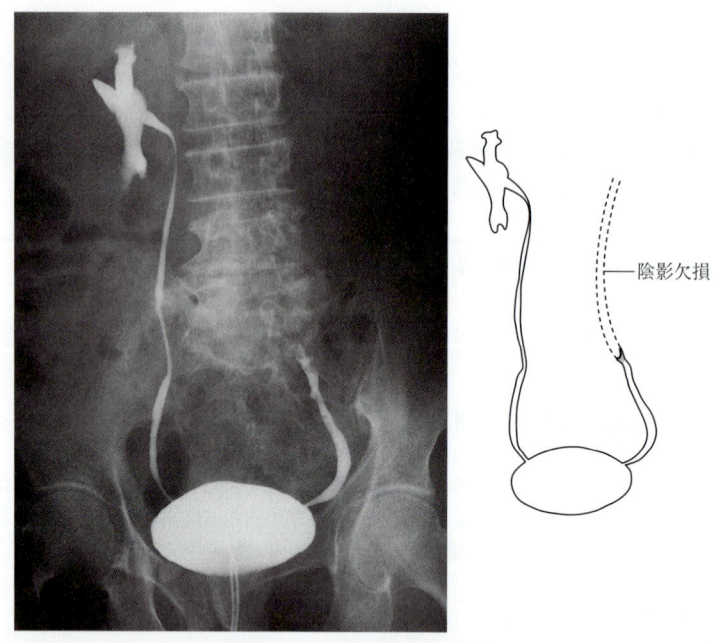

図8.12　左尿管癌のRP所見　　　　　　　　　　　陰影欠損

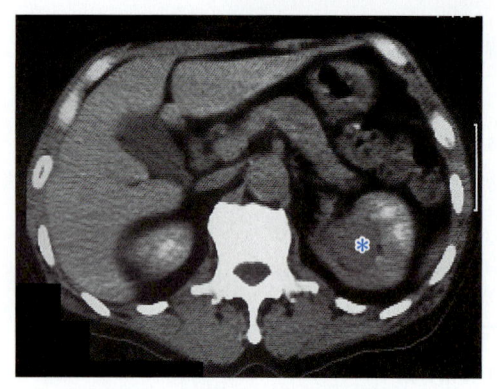

図8.13　左腎盂癌（＊）のCT所見

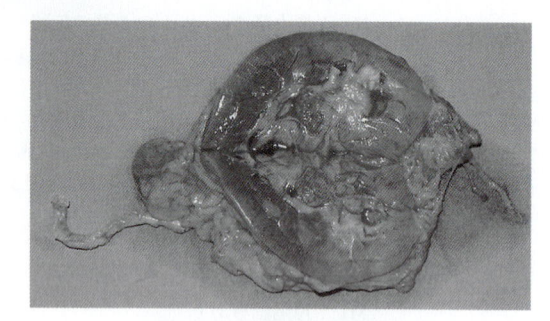

図8.14　腎盂癌の肉眼所見
☞巻頭カラー15

CHART 47

【腎盂尿管癌】
・リンパ行性転移を起こしやすい
・診断では逆行性尿路造影が重要である
・基本術式は腎尿管全摘除術＋膀胱部分切除術である
・術後の膀胱内再発が多い（20〜40％）

膀胱腫瘍

1 膀胱移行上皮癌

▶病因，特徴

90％以上は原因不明。しかし，疫学的調査や動物実験で膀胱癌の原因物質（発癌物質）として判明しているものもある（芳香族アミン，トリプトファン代謝産物，タバコ，エンドキサン，放射線など）。55歳以上に多く，男女比は2〜3：1と男性に多い。膀胱内再発が非常に多い（50〜70％）。

▶病　理

膀胱腫瘍の90％以上が移行上皮癌。ほかに腺癌（尿膜管から発生するものがほとんど），扁平上皮癌，未分化癌などがある。移行上皮癌は膀胱内に乳頭状に増殖することが多い。

▶症　状

無症候性肉眼的血尿（初発腫瘍の80％），顕微鏡的血尿（検診などで偶然発見されることもある），進行すると排尿困難，頻尿，排尿痛などの症状も出現する。

▶診　断

尿検査は重要。一般尿での赤血球の確認，尿細胞診（高悪性度腫瘍や上皮内癌で陽性率高いが低悪性度の腫瘍では低い；図8.15）。

最近，尿中のNMP22（腫瘍の核蛋白）やBTA（腫瘍抗原）などを検出して，膀胱癌の発見率を高める試みがなされている。確定診断には内視鏡検査（膀胱尿道鏡；図8.16）を行う。好発部位は尿管口周囲，三角部，後壁，側壁などであり，再発腫瘍は膀胱頸部や頂部にも発生する。治療方針を決定するためには，各種画像診断（超音波エコー，MRI，CTなど。特にMRIが重要）による病期診断が必要である。

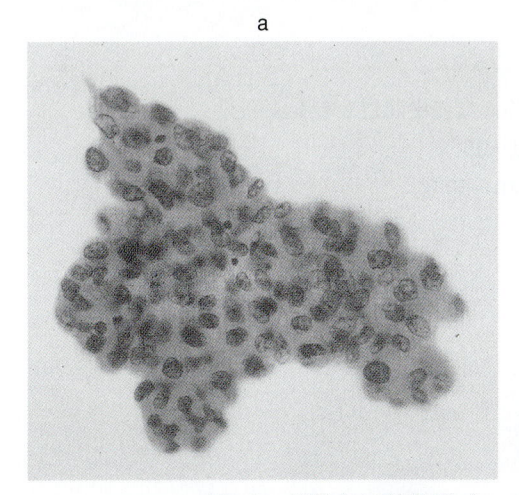

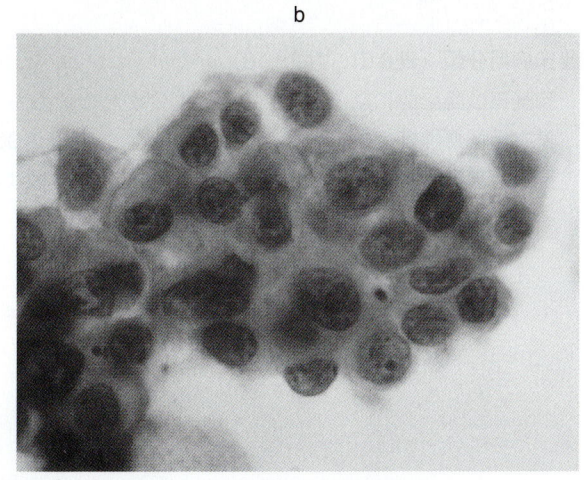

図8.15　膀胱癌の尿細胞診（a．class Ⅰ，b．class Ⅴ）　☞巻頭カラー16, 17

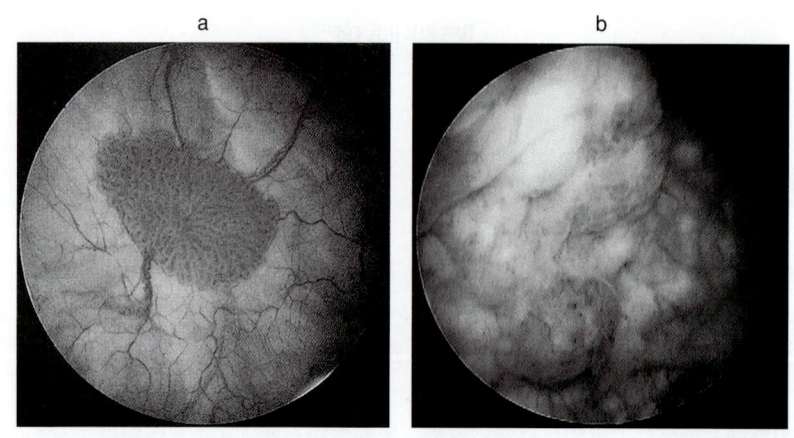

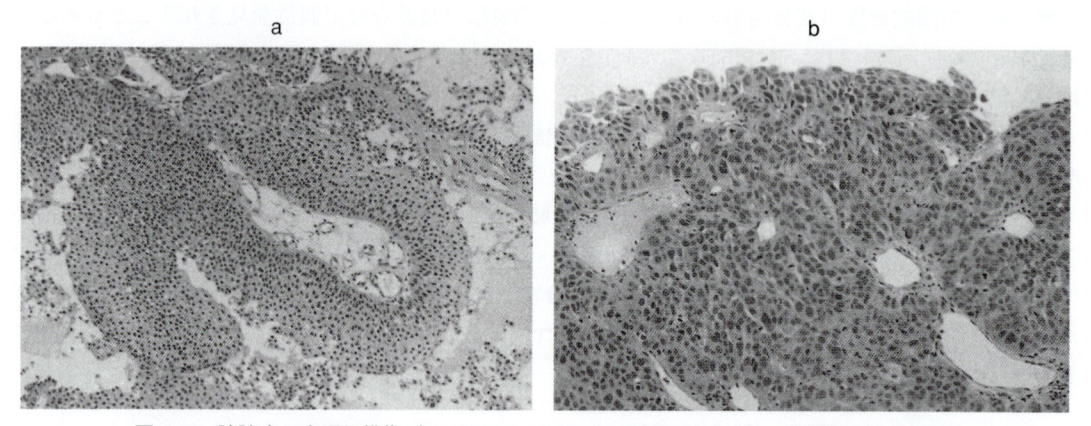

図8.16　膀胱癌の内視鏡所見（a．grade 1 表在性腫瘍，b．grade 3 浸潤性腫瘍）
☞巻頭カラー18, 19

図8.17　膀胱癌の病理組織像（a．TCC grade 1，b．TCC grade 3）☞巻頭カラー20, 21

臨床病期分類（表8.3），（図8.18）
　膀胱癌は臨床的に以下の2つに大きく分かれる。もちろんこの中間型もある。
　表在性低悪性度（low grade，low stage）：生存率は90〜95％
　浸潤性高悪性度（high grade，high stage）：生存率は40〜50％

TNM 分類

T−原発腫瘍の壁内深達度

TX	原発腫瘍が評価されていないとき
T0	腫瘍なし
Tis	上皮内癌（cis）
Ta	浸潤なし
T1	粘膜下結合組織までの浸潤
T1a	：腫瘍浸潤が茎内にとどまるもの
T1b	：腫瘍浸潤が茎の基部の粘膜固有層へ及ぶもの
T2a	筋層の半ばまでの浸潤
T2b	筋層の半ばを越える浸潤
T3a	：膀胱周囲脂肪組織に浸潤（顕微鏡的）
T3b	：膀胱周囲脂肪組織に浸潤（肉眼的）
T4a	：腫瘍が以下のいずれかに浸潤するもの 前立腺，子宮，腟，骨盤壁
T4b	：腫瘍が腹壁に浸潤するもの

N−所属リンパ節

NX	所属リンパ節が評価されていないとき
N0	所属リンパ節転移なし
N1	2 cm 以下の 1 個の所属リンパ節転移を認める
N2	2 cm を超え 5 cm 以下の 1 個の所属リンパ節転移，または 5 cm 以下の多数個の所属リンパ節転移を認める
N3	5 cm を超える所属リンパ節転移を認める

M−遠隔転移

MX	遠隔転移の有無不詳
M0	遠隔転移なし
M1	遠隔転移あり

（『UICC TNM classification』より引用）

表 8.3　膀胱癌の TNM 分類

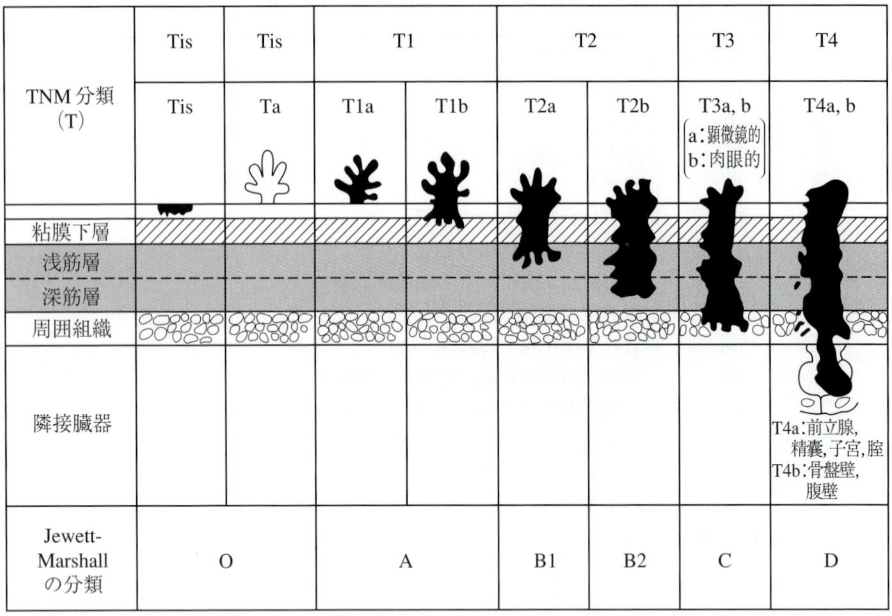

III 各論

TNM 分類 (T)	Tis	Tis	T1	T1	T2	T2	T3	T4
	Tis	Ta	T1a	T1b	T2a	T2b	T3a, b a:顕微鏡的 b:肉眼的	T4a, b
粘膜下層								
浅筋層								
深筋層								
周囲組織								
隣接臓器								T4a:前立腺, 精囊, 子宮, 腟 T4b:骨盤壁, 腹壁
Jewett-Marshall の分類	O		A		B1	B2	C	D

(『UICC TNM classification』より引用)

図8.18 膀胱癌のTNM分類

▶治 療

a. 表在性低悪性度(low grade, low stage)に対する治療

1) TUR-BT(経尿道的膀胱腫瘍切除術)

表在性の癌に対する最も一般的な手術療法。特殊な切除鏡を膀胱内に挿入して高周波電流で切除,凝固,止血を行う。合併症として膀胱穿孔,出血(大きな腫瘍の場合),閉鎖神経の刺激による内転筋の攣縮があり,術前に閉鎖神経のブロックを行って予防する。

2) 膀胱内(薬物)注入療法

BCGの膀胱内注入療法は膀胱上皮内癌(CIS)*に対して第一選択の治療になっている。弱毒生結核菌であるBCG株を直接膀胱内に注入する。40～80mgを6～8回注入,有効率は約80%であるが合併症として発熱,血尿,膀胱刺激症状,萎縮膀胱などがある。また再発予防にも有効である。

抗癌薬の膀胱内注入療法は古くから行われている方法であり,主にTUR-BT後の再発予防に用いられる(TUR-BT後の膀胱内への再発率は非常に高く,50%～70%といわれる)。アドリアマイシン(ADR),マイトマイシン(MMC)などの移行上皮癌に対して直接抗腫瘍効果のある抗癌薬が主に用いられているが予防効果は低い(10～20%)。

*膀胱上皮内癌(CIS):膀胱内に隆起性病変を作らずに上皮に限局している癌で,悪性度の高いものが多く,尿中に剝脱したり,筋層に浸潤する傾向が強い。尿細胞診や膀胱内多部位生検で診断する。BCGの膀胱内注入療法が第一選択の治療法である。

b. 浸潤性高悪性度(high grade, high stage)に対する治療

1) 根治的膀胱全摘除術(膀胱,尿道,前立腺)

筋層に浸潤した膀胱癌では第一選択の治療法である。膀胱を周囲臓器(尿管の一部,前立腺,精

嚢，尿道，子宮など）を含めて一塊として摘出する。
　合併症として出血や直腸損傷がある。また，術後は勃起障害がある。
2）骨盤内リンパ節郭清術
　膀胱全摘除術と同時に行う。両側の閉鎖リンパ節，外腸骨リンパ節，内腸骨リンパ節を郭清する。合併症としてリンパ漏などがある。
3）尿路変更術　→　§3　緊急処置，治療（p.16）参照
　膀胱全摘除術施行後に尿路を再建する必要がある。歴史的に以下の方法に変遷してきている。
　腎瘻造設術（有管性），尿管皮膚瘻造設術（有管性，無管性），回腸導管造設術（集尿袋あり，腹壁にストマを作成する），Kock pouch法およびIndian pouch法（ストマを作成するが集尿袋なし，定期的に導尿が必要），新膀胱形成 neo-bladder法（尿道が温存できる場合に行う。自排尿型パウチでストマも集尿袋もなし，ときに導尿は必要）があるが，現在は回腸導管かneo-bladder法が主に行われている。

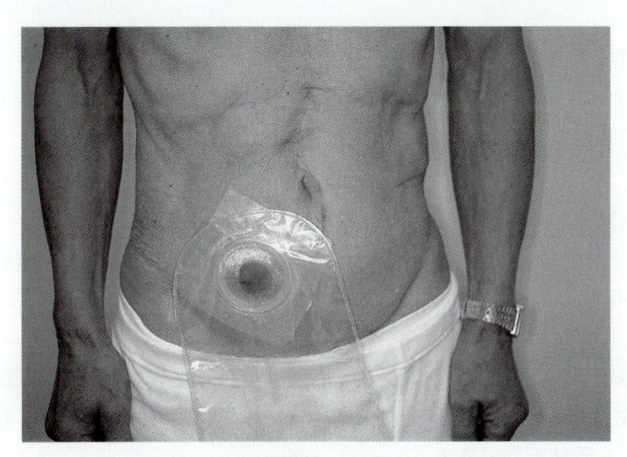

図8.19　回腸導管 ☞ 巻頭カラー22

4）全身化学療法
　既に転移のある症例や高度浸潤癌に対してCDDP（シスプラチン）を中心とした有効な化学療法が開発されている。特にMVAC療法（MTX（メトトレキサート），VLB（ビンブラスチン），ADR（アドリアマイシン），CDDP）は60〜70％の奏効率があり，膀胱全摘除術の前後にneo-adjuvant療法やadjuvant療法として使用されることがある。
5）膀胱温存療法
　膀胱全摘除術は尿路変更術が必要になるために，拒否する患者もいる。そのため膀胱を温存する方法が試みられている。放射線療法，全身化学療法，動注化学療法，膀胱部分切除術などを組み合わせて治療するが，生命予後を考えるといずれも確実な方法ではない。

> 【膀胱癌】
> ・主訴は無症候性肉眼的血尿が多い（80％）
> ・診断では尿細胞診，内視鏡検査が重要である
> ・病期診断では MRI が重要である
> ・化学療法（MVAC 療法）は有効
> ・膀胱移行上皮癌では TUR 術後の膀胱内再発が多い（50〜70％）
> ・尿路変更術は回腸導管か neo-bladder 法が基本

2 扁平上皮癌

▶病因，病理

ビルハルツ住血吸虫による膀胱の肉芽腫が有名。ただし，日本には生息しない（エジプトのナイル河流域など）。発生母地としては慢性的な膀胱粘膜の刺激による扁平上皮化生説が有力。慢性膀胱炎や長期の留置カテーテルの刺激なども原因になりうる。

▶診　断

血尿が最も多いが，頻尿などの膀胱刺激症状を伴うことも多い。

進行例では SCC，シフラなどの扁平上皮癌の腫瘍マーカーが診断や治療効果の評価に役立つ。浸潤度を決定するために MRI，CT，超音波などの画像診断を行う。

▶治　療

膀胱の扁平上皮癌は浸潤度が高いものが多く，膀胱全摘除術＋尿路変更術が施行されることが多い。TUR-BT だけでは根治は難しい。膀胱部分切除術，放射線療法，化学療法なども施行されることがあるが，移行上皮癌よりも予後不良である。

3 腺癌（尿膜管腫瘍）

▶病　因

尿膜管から発生する腺癌がほとんどであり，膀胱の頂部に発生する。逆に膀胱頂部に移行上皮癌が初発することはまれ（再発はよくみられる）である。男女比は 2〜3：1 と男性に多い。

▶病　理

腺癌（ムチン産生）が最も多いが，まれに尿膜管部に移行上皮癌や扁平上皮癌も発生する。また，腺癌との合併例もある。膀胱の粘膜下から発生して，尿膜管に沿って臍部や膀胱筋層に浸潤する。膀胱移行上皮を破ると膀胱内に突出するが非乳頭状，広基性の形態をとることが多く，一部潰瘍状になることもある。

▶診　断

膀胱頂部の腫瘍（早期では粘膜下腫瘍）は生検（TUR かパンチ生検）で病理像を確認する。浸潤度の診断は画像診断（MRI，CT，超音波など）を行う。5％に石灰化を伴う。MRI の矢状断は臍部への浸潤をみるうえで診断価値が高い。

直腸癌や子宮体癌などの浸潤との鑑別診断は重要！

▶治　療

尿膜管を含む（臍と腹直筋の後鞘部の摘除まで）膀胱全摘除術＋骨盤リンパ節郭清術＋尿路変更術，早期の腫瘍に対しては尿膜管を含む膀胱部分切除術が行われることもある。放射線，抗癌薬は効果がない。移行上皮癌よりも予後不良である。

4 肉腫（横紋筋肉腫）

小児に発生する横紋筋肉腫が多い。横紋筋に分化する間葉型組織由来の腫瘍。

前立腺や後腹膜にも発生する。発症のピークは2～6歳と15～19歳の2峰性。約70％の症例は10歳以下である。

▶病　理

特徴的な横紋筋芽細胞を40％に認める。免疫組織でミオグロビンやデスミンなどの発現があり，電子顕微鏡でミオシンやアクチンのフィラメントを検出することで確定する。

▶症　状

血尿，排尿痛，尿閉，下腹部腫瘤。進行してから発見されることが多い。

▶診　断

生検で確定する。肺や骨への転移も多い。

▶治　療

膀胱全摘除術＋尿路変更術。放射線療法も効果あり，抗癌薬（ビンクリスチン，アクチノマイシンD，シクロホスファミド，アドリアマイシンなど）も効果があるが，転移症例の5年生存率は20％前後と予後不良である。

尿道腫瘍

1 尿道良性腫瘍

内反乳頭腫 inverted pappiloma，尖圭コンジローム，尿道ポリープなどがある。女性では尿道カルンクルがある。外尿道口部にある尖圭コンジロームや尿道カルンクルは焼灼や切除を行う。内反乳頭腫や尿道ポリープは後部尿道にできることが多いので経尿道的に切除する。一般的に再発は少ない。

2 尿道癌

尿路・生殖器癌のなかでは唯一女性に多い癌。男性ではまれ。

▶病　理

扁平上皮癌が最も多く，腺癌，移行上皮癌もある。男性では球部尿道，舟状窩に発生する扁平上皮癌が多く，女性では後部の2/3に移行上皮癌が発生し，前部の1/3に扁平上皮癌が発生する。腺癌は全長にわたって発生する。

Ⅲ 各論

▶症　状

男性では排尿困難，尿道出血（血尿もあるが排尿時以外にも出血する），腫瘤触知。女性では尿道出血が多い。

▶診　断

内視鏡（尿道鏡）と生検，画像診断では尿道造影，CT，MRIなどで浸潤度を診断する。

▶治　療

表在性の腫瘍ではTURやレーザーなどで焼灼する。浸潤癌では尿道（男性では陰茎も含めて）全摘除術＋骨盤リンパ節郭清術を施行する。手術適応がないものには放射線療法，化学療法を施行する。

前立腺腫瘍

1 前立腺肥大症 benign prostatic hyperplasia：BPH

▶病　因

55歳以上の男性の5人に1人はBPHといわれているように，高齢男性には高頻度に発生する疾患である。発生の部位は前立腺の移行領域（内腺）であり，間質性の小結節が起こり，腺上皮の侵入と腺管の増殖の機序で肥大結節が形成されてゆく。この過程には男性ホルモンが強く関与しており，すなわちBPHは老化と男性ホルモンがなければ発生しない。

▶病　理

病理像は前立腺の腺性過形成，腺間質性過形成，間質性過形成に分類されるが腺間質性過形成が最も多く，いずれにしても良性の増殖である。癌のような無限増殖や転移は起こさず，ある時点で増殖は停止する。

正常の前立腺はくるみ大（約10〜15g）であるが，鶏卵大（20〜30g）や超鶏卵大（30〜50g）で留まる場合が多い。しかし，ときに100g（りんご大）を超えることもある。

▶症　状

古くからGuyonの病期分類が有名である。すなわち，

1期：刺激期（尿道の不快感，夜間頻尿）
2期：残尿発生期（残尿の発生，排尿困難，尿閉）
3期：慢性尿閉期（残尿の増加，奇異性尿失禁，腎機能低下）

であるが，最近，国際的な症状のスコアが提唱された（international prostate symptom score：IPSS）（表8.4）。7項目の質問事項の点数の合計で症状の重症度を評価するというもので，世界的に使用されている。

一般的な分類としては刺激症状と圧迫（閉塞）症状という分類があり，刺激症状の主因は尿道抵抗に打ち勝つために排尿筋が肥大して起こる不安定膀胱であり，症状としては頻尿，尿意切迫，尿失禁である。圧迫症状は肥大した腺腫による尿道の圧迫（機械的圧迫）と，肥大に伴い増加したα_1受容体の増加による尿道閉塞症状（排尿困難，排尿時間の延長，尿閉など）である（図8.20）。

過去1か月の排尿について	なし	5回に1回未満	2回に1回未満	2回に1回位	2回に1回以上	ほとんどいつも
1．排尿後，尿がまだ残っている感じがありましたか	0	1	2	3	4	5
2．排尿後，2時間以内にまたトイレに行かねばならないことがありましたか	0	1	2	3	4	5
3．排尿の途中で，尿が途切れることがありましたか	0	1	2	3	4	5
4．排尿をがまんするのがつらいことがありましたか	0	1	2	3	4	5
5．尿の勢いが弱いことがありましたか	0	1	2	3	4	5
6．排尿開始時にいきむ必要がありましたか	0	1	2	3	4	5
7．床に就いてから朝起きるまで普通何回トイレに行きましたか（回数＝得点）	0（0回）	1（1回）	2（2回）	3（3回）	4（4回）	5（5回）

1から7までの合計点
- 0～7点……正常もしくは軽症
- 8～20点…中等症
- 21点以上…重症

表8.4　IPSS

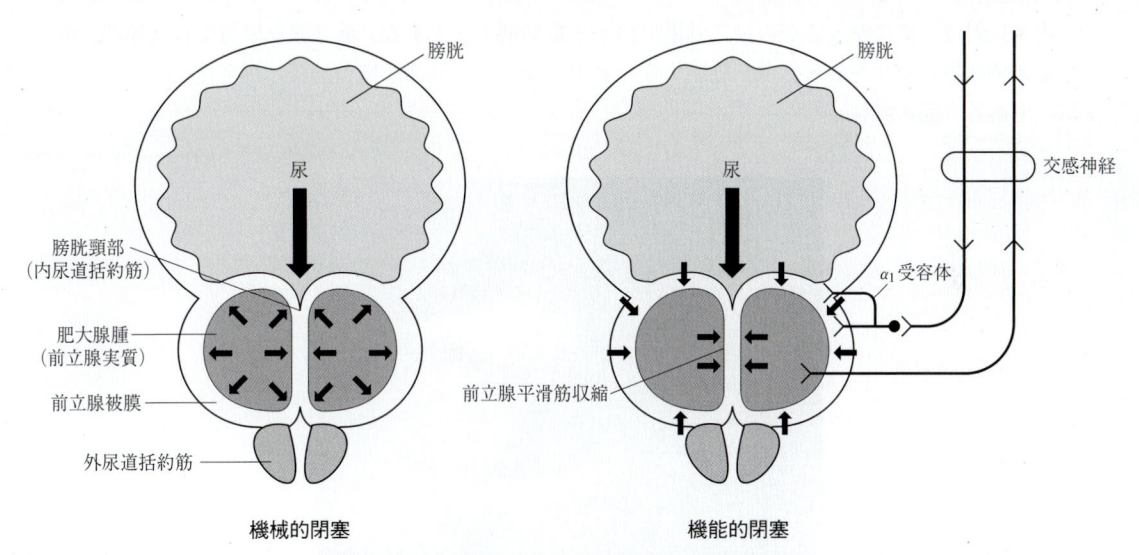

図8.20　前立腺肥大症（機械的閉塞と機能的閉塞）

▶診断，検査

1）直腸診

　最も重要な方法。肛門に挿入した示指により前立腺表面を触診する。肥大症では弾性硬と表現される腫大，癌は石様硬な結節を触れ鑑別可能である。

2）尿流量測定

　尿流測定器に向かって放尿してもらう。圧力センサーにより秒単位あたりの尿量が波形として示される（図8.21）。最大尿流率，平均尿流率として数値を計算して排尿障害の客観的評価を得る。

図8.21 尿流量曲線

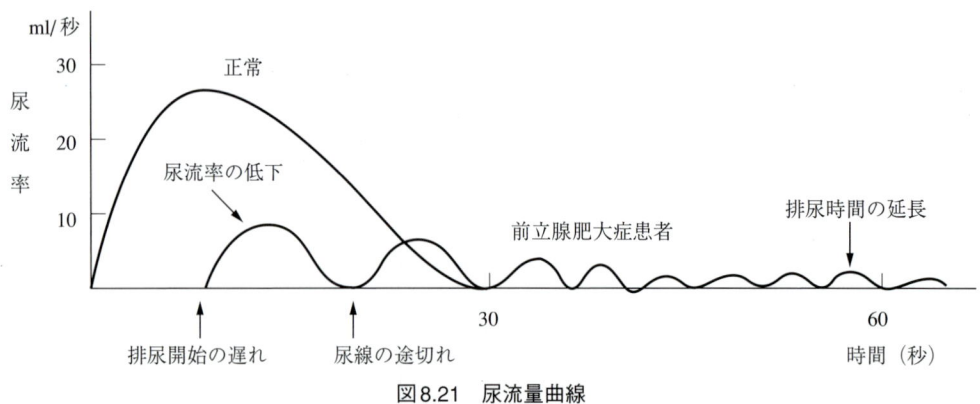

3）残尿測定
前立腺肥大症の病期の評価や手術の適応を決めるための検査で，最近は超音波でも計測可能である。

4）超音波エコー
前立腺肥大症の大きさの計測，残尿の計測あるいは癌との鑑別に有用である。経直腸的，経腹的がある。

5）尿道造影
患者に斜位で横になってもらい，外尿道口から造影剤を注入する。前立腺部尿道や膀胱頸部，前部尿道の狭窄等の変化をみる。前立腺肥大症の典型的な所見は後部尿道の延長，扁平化（サーベル様変形）である（図8.22）。

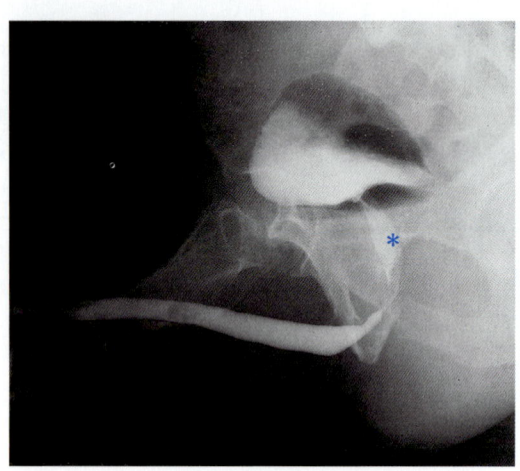

図8.22 前立腺肥大症の尿道造影
サーベル様変形（*）がみられる

6）PSA（prostate specific antigen：前立腺特異抗原。PAでも可）
次項でも述べるが，前立腺癌の早期発見に非常に有用な前立腺の腫瘍マーカーである。癌との鑑別には絶対に必要。ただし，肥大症でも軽度上昇することがある。

▶治 療
薬物療法，手術療法，その他に分類できる。

a．薬物療法
1）α_1ブロッカー（タムスロシン，ナフトピジルなど）
　現在，世界で最も多く使用されている薬剤である。作用機序としては前立腺部尿道，膀胱頸部に分布しているα_1受容体の阻害であり，交感神経の刺激による同部の緊張に対して拮抗的阻害作用をもつ。副作用としてめまい，ふらつきなどの低血圧症状あり。
2）抗男性ホルモン剤（酢酸クロルマジノン，アリルエストレノールなど）
　前立腺の腺腫の増殖が男性ホルモン依存性であることを利用して，男性ホルモンの前立腺細胞に対する増殖作用をブロックすることにより，腺腫を縮小させる。副作用としては男性ホルモンの低下による性欲減退，勃起障害など。
3）その他（植物性生薬，漢方薬など）
　作用機序はよく分かっていないが，前立腺部の抗炎症作用などで排尿障害の症状を緩和する。副作用はほとんどない。

b．手術療法
1）経尿道的前立腺切除術 transurethral resection of the prostate：TUR-P（図8.23）
　泌尿器科領域の代表的手術法。
　経尿道的に切除鏡を挿入し，高周波電流で肥大した腺腫を切除する方法であり，前立腺肥大症の手術療法としては最も普及している，いわゆる gold standard である。排尿障害の改善度は開放手術に匹敵する（90％以上）が，技術の修得に時間がかかるという欠点はある。
　合併症は逆行性射精，出血，穿孔，TUR症候群であり，後遺症は尿道狭窄，尿失禁，ED（勃起障害）があるが逆行性射精以外は頻度は少ない。

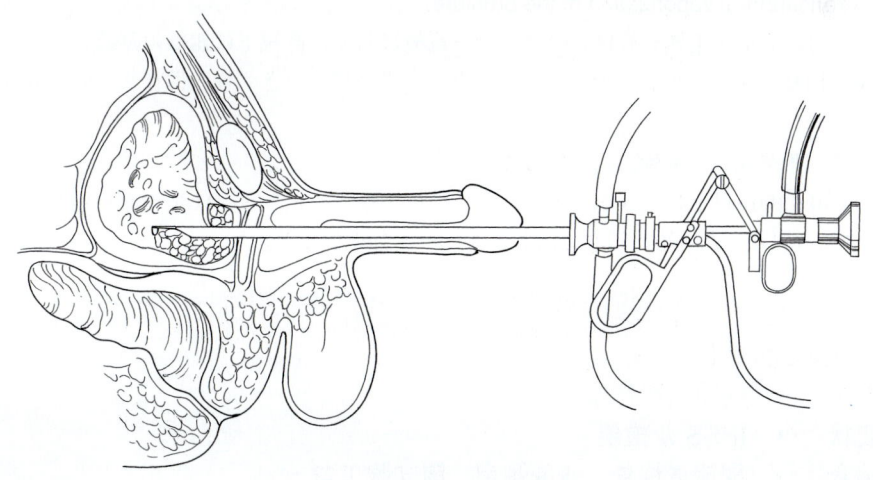

図8.23　TUR-Pの実際

2）レーザー療法（VLAP，ILCPなど）（図8.24）

Nd：YAGレーザーが最も広く使用されている。レーザー光の発する熱により前立腺組織を切開，凝固，蒸散させる方法である。VLAP（visual laser ablation of the prostate）と呼ばれる側射型と，ILCP（interstitial laser coagulation of the prostate）と呼ばれる内部照射型がある。TUR-Pと比較して合併症が少ないが，排尿障害の改善度は70％程度である。

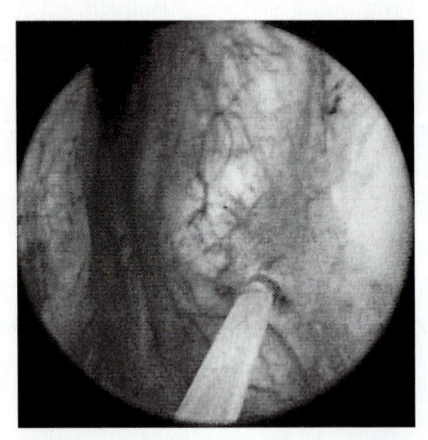

図8.24 ILCP（レーザー療法）の実際
☞巻頭カラー23
内視鏡的にレーザー端子を腺腫内に穿刺している

3）高温度療法および温熱療法

経尿道的にマイクロ波で前立腺を45℃以上に熱して，熱による組織凝固や壊死を惹起させて結果的に尿道を開大する方法であり，外来治療でも可能な方法であるが，排尿改善度は60％程度である。尿道を温存して，前立腺部のみを高温度に設定できるような方法もある。

4）TVP（transurethral vaporization of the prostate）

TUR-Pに用いるloop電極を溝付きのローラー電極にして，直視下に組織の蒸散を行う方法。手技はTUR-Pと同様であり，出血も少ないが，欠点は組織が採取できず癌が併存していても分からない点である。

5）開放手術（恥骨後式，恥骨前式，会陰式）

現在では80〜100g以上の大きな腺腫に対して行われることもある。TUR-Pが自己血貯血などで安全にできるようになったため，現在ではあまり行われなくなってきた。

CHART 49

【前立腺肥大症】
・発生 → 内腺（移行領域）
・症状 → IPSSが重要
・検査 → 尿流量検査，残尿測定，前立腺エコー
・薬物療法 → $α_1$ブロッカーと抗男性ホルモン剤である
・手術療法 → TUR-PがGold Standard

2 前立腺癌 prostate cancer：Pca

▶病　因

　発生母地は主に前立腺の外腺（辺縁領域）であり，前立腺肥大症の発生母地が内腺（移行領域）であるのと対照的．内腺から発生する癌もあるが高分化な癌が多い．加齢と男性ホルモンが前立腺癌の発生には必須と考えられている．

　高齢者の前立腺癌はラテント癌（生前，前立腺癌の臨床症状はなく他疾患で死亡後，解剖で初めて診断される癌）や偶発癌（前立腺肥大症の診断にて切除後，病理検索にて初めて発見される癌）が多い．

▶病　理

　病理分類としてWHO分類とGleason分類がある（表8.5）．
　日本の取り扱い規約はWHO分類を基本とした分化度分類（高分化，中分化，低分化）であるが，欧米ではGleason分類が主に用いられる．

1）腺癌（adenocarcinoma）
　1．高分化腺癌（well-differentiated adenocarcinoma；wel）
　　　腺管が極めて明瞭で，均一な管状腺管からなるものをいい，腺管の大きさや腫瘍内間質量の多寡を問わない．
　2．中分化腺癌（moderately differentiated adenocarcinoma；mod）
　　　腺管が不規則で篩状腺癌または融合管状腺癌，あるいは両者の和が優勢なものをいう．
　3．低分化腺癌（poorly differentiated adenocarcinoma；por）
　　　腺管形成に乏しく，管腔は狭小か，あるいはほとんど認められず，充実ないし索状の癌巣を示すものをいう．
　4．分化度分類不能腺癌（adenocarcinoma, unclassified；unc）
　　　腺癌であるが標本不良などのために，分化度が不明なものをいう．
2）まれな腺癌（adenocarcinoma, rare type）
　1．類内腺癌（endometrioid carcinoma）
　2．乳頭状嚢胞腺癌（papillary cystadenocarcinoma）
　3．粘液癌（mucinous carcinoma）
　4．腺様嚢胞癌（adenoid cystic carcinoma）
　5．神経内分泌癌（neuroendocrine carcinoma）
3）特殊型癌腫（carcinoma, special type）
　1．移行上皮癌（transitional cell carcinoma）
　2．扁平上皮癌（squamous cell carcinoma）
　3．未分化癌（undifferentiated carcinoma）

（『前立腺癌取り扱い規約』より引用）

表8.5　前立腺癌の病理分類（本邦）

▶症　状

　前立腺の外腺から発生するため前立腺肥大症に比べて，排尿異常が出現するのは病状が進行して（stageCかD）からである．早期に発見される癌はほとんどが無症状か，同時に存在する前立腺肥大症の症状のみである．

　しかし，局所で進行すると排尿困難，残尿感，血尿などが出現する．また，尿管口の閉塞による水腎症や腎盂腎炎を起こし，腎後性の腎不全になることもある．リンパ節転移による尿管圧迫により，水腎症を起こすこともある．骨転移（腰椎，骨盤に多い）による腰痛，下肢痛，下半身麻痺などで初めて発

Ⅲ 各 論

見されることもある。

▶ 診　断

　これまでに ACP（acid phosphatase：酸性ホスファターゼ），PACP（prostatic acid phosphatase：前立腺由来酸性ホスファターゼ）などが主に前立腺癌の腫瘍マーカーとして使用されてきたが，その後，γセミノプロテイン（γ-Sm）や PSA（prostatic specific antigen：前立腺特異抗原）が感度，特異度ともに優れているため，現在ではこちらが主に使われている。

　PSA は蛋白分解酵素の一種（セリンプロテアーゼ）で，前立腺の上皮細胞に特異的に存在するものであり，細胞が破壊された時などに血液中に遊出する。前立腺肥大症や前立腺炎でも上昇し，直腸診や前立腺マッサージでも上昇するが，前立腺癌の早期発見や病期を反映する腫瘍マーカーとして非常に重要である。半減期は 12～48 時間。

　PSA の診断，精度を高めるために PSAD（density：PSA 値を前立腺体積で除した値で 0.15 ng/ml/cc 以上が異常），PSAV（velocity：PSA の年単位の上昇率で 0.75 ng/ml/y が異常），F/T 比（PSA が血液中で α_1-antichymotrypsin（ACT）などと結合して存在しているものと，遊離して存在しているものを含んだものの比（free/total）は，前立腺癌と前立腺肥大症とで異なる。0.15 以下で前立腺癌の発見頻度が高まる）等，PSA の測定法の進歩により前立腺癌の発見頻度が著しく高まり，欧米では男性に発生する癌では最も多い。

　日本でも前立腺癌がすべての癌のなかで最も増加している。また，世界中では日本が前立腺癌の増加率が最も高く，とにかく PSA は絶対に憶えておく必要がある！

1）直腸診（DRE：digital rectal examination）

触診所見	正常前立腺	前立腺肥大症	前立腺癌
大きさ	クルミ大	クルミ大以上	クルミ大以上
表　面	平　滑	平　滑	結節～粗大顆粒状
硬　度	ゴム様弾性	弾性硬	病巣部：石様硬
中心溝	鮮　明	鮮　明	早期に消失
境　界	明　瞭	明　瞭	明瞭～不明瞭

（『前立腺肥大症診療マニュアル』より引用）

表 8.6　直腸診（DRE）の鑑別診断

2）超音波エコー

　経腹的と経直腸的があるが，後者の方がより診断能が高い。特に精嚢や前立腺被膜への浸潤に対して有効。

3）前立腺生検

　経直腸的と経会陰的の 2 つの方法がある。

　経直腸的超音波で観察しながら，前立腺の peripheral zone（PZ）と transition zone（TZ）を左右別々に 6～8 か所生検する systemic biopsy が一般的に行われている。

4）排泄性尿路造影

　前立腺癌が進行すると膀胱や尿管に浸潤したり，後腹膜のリンパ節に転移を起こすと水腎症が出現する。

5）尿道造影

　前立腺癌が尿道粘膜面や膀胱頸部に浸潤しているかどうかを知るために重要な検査。後部尿道部の

陰影欠損像などで診断する。

6）骨シンチグラム

　前立腺癌は乳癌，肺癌とともに骨転移が多いため，前立腺癌の診断がついた時点で必ず行う検査である。^{99m}Tc-MDP（メチレンジホスフェイト）などが用いられる。p.59図5.22参照。

7）骨盤部MRI

　p.61図5.24b参照。

8）下腹部CT

9）病期診断

　TNM分類（病期分類）（表8.7）

TNM 分類		Whitmore Jewett 分類
T：原発巣		
TX　不明		
T0　なし		
T1　触知不能		A
T1a　5％以下		A1
T1b　5％以上		A2
T1c　PSA上昇		
T2　限局性癌		B
T2a　片葉		B1
T2b　両葉		B2
T3　局所浸潤		C
T3a　被膜浸潤		
T3b　精嚢浸潤		
T4　隣接臓器浸潤		CまたはD2
N：リンパ節転移		
NX　不明		
N0　なし		
N1　あり		D1
M：遠隔転位		
MX　不明		
M0　なし		
M1　あり		D2

（『前立腺癌取り扱い規約』より引用）

表8.7　前立腺癌のTNM分類

▶治　療

a. 手術療法

＊根治的前立腺全摘除術

　前立腺と精嚢，精管膨大部を切除して，膀胱頸部と膜様部尿道を吻合する術式である。到達法としては恥骨後式と会陰式および腹腔鏡下前立腺摘除術があるが，恥骨後式が一般的である（平成天皇もこの術式で手術を受けた）。

　恥骨後式のうちでも，初めに出血しやすい部位であるSantorini静脈叢を処理してから前立腺を摘出する逆行性と，初めに膀胱頸部と前立腺を離断してから前立腺を切除する順行性がある。また，骨盤

Ⅲ 各論

内リンパ節郭清術を先行して行うことが多い。

合併症は，術中は大量出血，直腸損傷。術後早期では吻合部の尿漏れ，尿失禁。晩期では吻合部狭窄，勃起障害などがある。

あらかじめ自分の血液をエリスロポエチン製剤を使用しながら貯血して，手術時に使用する自己血貯血が行われることが多い。臨床病期がB2までの前立腺癌では最も生存率が高い（80〜90％）。

b．内分泌療法

＊前立腺におけるアンドロゲンの作用

前立腺癌を増殖させる男性ホルモン（テストステロン）を，何らかの方法でブロックする方法。精巣摘除術（去勢術），LHRHアゴニスト，エストロゲン剤，抗アンドロゲン剤（ステロイド性，非ステロイド性）がある。

臨床病期がCあるいはDの場合は第一選択の治療法である。

1）精巣摘除術（去勢術）

両側の精巣を外科的に摘除する方法。血中のテストステロンは1 ng/mlの女性レベルまで低下する。

副作用として性欲減退，勃起障害があり，男性にとっては精巣がなくなることによる精神的苦痛が大きい。

2）LHRHアゴニスト

下垂体細胞のLHRH受容体を連続的に刺激することにより，受容体数を減少させ下垂体細胞の反応性を低下させる。

副作用として，投与開始直後に一過性にテストステロンが上昇することにより（フレアアップ現象）病態が一時，悪化することがある。また，性欲減退，勃起障害のほかに顔面紅潮，のぼせがある。

3）エストロゲン剤

血中のエストロゲンが上昇すると，下垂体を介するネガティブフィードバック機構が働き，LHの分泌低下が起こる。その結果，精巣由来のテストステロンの分泌が抑制され腫瘍が退縮する。

副作用としては，心血管障害，女性化乳房，肝機能障害，性欲減退，勃起障害がある。

4）抗アンドロゲン剤（ステロイド性，非ステロイド性）

ステロイド性のものはプロゲステロン製剤であり，前立腺癌細胞におけるテストステロンの取込みを阻害する。大量では下垂体を介するネガティブフィードバック機構が働き，LHの分泌低下が起こる。

副作用は性欲減退，勃起障害，肝機能障害。

非ステロイド性のものは，DHT（テストステロンの活性型）と受容体との結合を選択的に阻害することにより，抗アンドロゲン作用を示す。副作用は女性化乳房，肝機能障害。

5）男性ホルモン完全遮断法

精巣摘出術やLHRHアゴニストでは抑制できない副腎由来のアンドロゲンを遮断するために，抗アンドロゲン剤を併用する方法。

＊再燃前立腺癌

内分泌療法で奏効していた前立腺癌病巣あるいは転移巣（骨やリンパ節）が，数年後に再増殖する現象。約30％に認められる。再燃した場合は化学療法を使用することが多いが，予後は極めて不良である。再燃はPSAや各種の画像診断で確認できる。

c. 放射線療法（外照射法，小線源療法）

高齢者や手術不可能な合併症をもつ患者に対して主に適応されることが多かったが，近年，照射法の改良などで適応範囲が拡大している。

局所的には一定の効果があるが，副作用として放射線性膀胱炎，直腸炎などが起こる可能性がある。

また，従来から施行されている外照射法も重粒子線療法などの開発で成績も良くなっているが，前立腺内に線源を植え込む内照射法（小線源療法）も出現し，前立腺癌患者の治療の選択肢が増えてきている。

d. 化学療法

CDDPを中心とした抗癌薬による化学療法が再燃癌や進行癌に適用されているが，生存率の向上は難しい。すなわち，前立腺癌は抗癌薬がほとんど無効の癌ということである。

CHART 50

- 発生　→　外腺（辺縁領域）が多いが内腺にも発生する
- 診断　→　1. 直腸診　2. PSA（最も重要！）　3. 超音波エコー
- 確定診断　→　前立腺生検（経会陰式と経直腸式）
- 内分泌療法　→　LHRH analogue と抗男性ホルモン剤の併用（男性ホルモン完全遮断）が中心である
- 手術療法は根治的前立腺摘除術。適応は stageB2 まで

精巣（睾丸）腫瘍

1 悪性腫瘍

▶病　因

人口10万人あたり日本人では0.7～1.8人に発生する。一方，欧米人では4～8人と多い。停留精巣では2.5倍から14倍の高い発生率があり，ほかに真性半陰陽やKlinefelter症候群でも発生率が高い。また，胎児期での母胎の過剰な女性ホルモンの投与の関与も考えられている。

▶病　理

精上皮腫 seminoma（図8.25），胎児性癌 embryonal cell carcinoma，卵黄嚢腫瘍 yolk sac tumor，絨毛上皮腫 choriocarcinoma，奇形癌 teratocarcinoma，奇形腫 teratoma が基本的な組織型であり，複合型も多い。単一組織型は約60％で精上皮腫がそのうち50％と最も多い。次いで胎児性癌（10％）である。複合組織型では奇形癌が25％と最も多い。

Ⅲ 各論

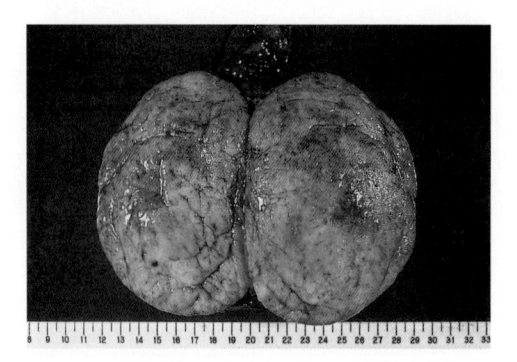

図8.25 精巣腫瘍（seminoma）　☞巻頭カラー24

▶診　断

無痛性の精巣腫大（陰嚢内容の腫大）で気付くことが最も多い。

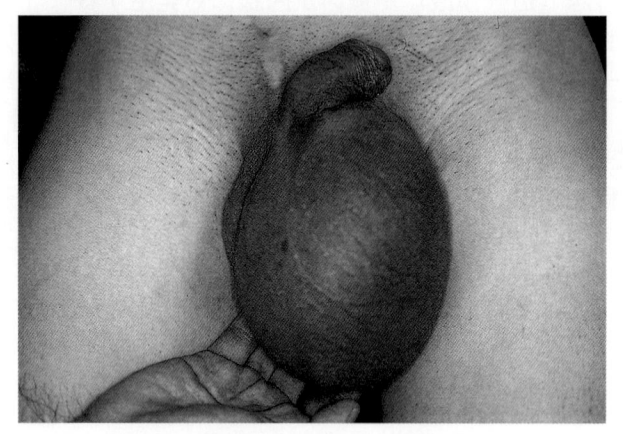

図8.26 精巣腫瘍（外観）　☞巻頭カラー25

a．腫瘍マーカー

1）AFP（alfafetoprotein）：胎児期の卵黄嚢や肝臓から産生される。肝癌や胎児性癌で上昇する。半減期は5～7日。基準値は15 ng/ml 以下。

2）β-hCG（beta subunit of human chorionic gonadotropin）：絨毛上皮組織から産生される。絨毛上皮癌では100％陽性，胎児性癌でも60％陽性。最近では転移をもつ固形腫瘍で上昇するものがあることが分かってきた。半減期は1～2日。

3）LDH（lactate dehydrogenase）のisozyme1（LDH$_1$）：腫瘍の大きさに関連して上昇する。seminomaは他の組織型と違い特異的な腫瘍マーカーがなく，seminomaのマーカーとして用いられている。

b. 陰囊内腫瘤鑑別診断　→　§2　鑑別診断表（p.9），および図7.3（p.102）も参照

	痛み	透光性	部位の特徴
精巣腫瘍	無痛性	なし	
陰嚢水腫	無痛性	あり	精巣の前方
精液瘤	無痛性	あり	精巣の後上方
鼠径ヘルニア	嵌頓すると圧痛	なし	
精巣上体炎	圧痛	なし	精巣上体尾部より
精索捻転症	激痛 （Prehn 徴候⊕）	なし	

表 8.8　陰嚢内腫瘤の鑑別診断

c. 病期診断（分類）

Ⅰ期：転移を認めず
Ⅱ期：横隔膜以下のリンパ節にのみ転移を認める。
　ⅡA：後腹膜転移巣が長径 5 cm 未満
　ⅡB：後腹膜転移巣が長径 5 cm 以上
Ⅲ期：遠隔転移
　Ⅲ0：腫瘍マーカーのみ陽性
　ⅢA：縦隔，鎖骨上リンパ節転移のみ
　ⅢB：肺に遠隔転移を認める。
　　B1 いずれかの肺野に 4 か所以下かつ 2 cm 未満の転移
　　B2 いずれかの肺野に 5 か所以上または 2 cm 以上の転移
　ⅢC：肺以外の臓器にも遠隔転移を認める。
　　（肝臓，脳，骨転移など）

（『精巣腫瘍取り扱い規約』より引用）
表 8.9　精巣腫瘍の病期分類

胸部X線撮影，腹部CT，各種腫瘍マーカーの測定を施行する。
後腹膜リンパ節転移の大きさ（長径），肺転移，肝転移，脳転移，骨転移などを画像診断にて調べる。

▶治　療

a. 手術療法

1）高位精巣摘除術
　精巣と精巣上体だけでなく精索を内鼠径輪まで一塊として摘出する術式。
　精巣腫瘍の原発巣に対する標準的術式である。

2）後腹膜リンパ節郭清術
　retroperitoneal lymph node dissection（RPLND）は上縁は腎動静脈部側縁は左右の尿管，下縁は仙骨前面および総腸骨動静脈部とする広範囲の後腹膜リンパ節を郭清する術式。大動静脈が露出される。合併症，後遺症としては腸閉塞（機能的），射精障害がある。
　従来は診断も兼ねて1期に対しても行われていたが，最近は化学療法の治療成績が上がったため，2期，3期の進行性精巣腫瘍に対する化学療法後に救済外科療法として行われることが多い。

b. 化学療法

CDDP（シスプラチン）が登場してから，進行性精巣腫瘍に対する化学療法の治療成績が向上した。

現在，主に使用されている化学療法の投与法regimenは表8.10のようにPEB，PVB，VAB-6療法がある。CDDPが登場する前は20～30％であった進行性精巣腫瘍の生存率は，CDDP登場後は60～70％と向上している。

しかし，未だに救済できないケースもあり，新しい化学療法のregimenや，末梢血幹細胞輸血を利用した大量化学療法などが試みられている。

化学療法の副作用としては，骨髄抑制（貧血，好中球減少，血小板減少），消化器症状（悪心，嘔吐，口内炎など）が代表的であるが，CDDPによる腎機能障害，ビンブラスチンによる末梢神経障害，ブレオマイシンによる肺線維症などがあるので，副作用対策が重要である。

PEB（BEP）		
	シスプラチン	20 mg/m^2 day 1～5/3～4 W
	エトポシド	100 mg/m^2 day 1～5/3～4 W
	ブレオマイシン	30 mg/body/W
PVB		
	シスプラチン	20 mg/m^2 day 1～5/3～4 W
	ビンブラスチン	0.3 mg/kg day 1, 8/3～4 W
	ブレオマイシン	30 mg/body/W
VAB-6		
	シクロホスファミド	600 mg/m^2 day 1/4 W
	ビンブラスチン	4 mg/m^2 day 1/4 W
	アクチノマイシン	1/m^2 day 1/4 W
	ブレオマイシン	30 mg/body day 1/4 W
	ブレオマイシン	20 mg/24 h day 1～3/4 W
	シスプラチン	120 mg/m^2 day 4/4 W

表8.10 精巣腫瘍の化学療法

c. 放射線療法

予防的照射療法と治療的照射量法がある。

1）予防的照射療法

Ⅰ期のセミノーマに対して横隔膜以下の傍大動脈，患側の腸骨動脈リンパ節に対して25～30Gyの照射を行う。

副作用として骨髄抑制や精子生成障害がある。最近では化学療法の成績が向上し，再発後でも治癒可能であるため，照射を行わずに経過観察のみ行う施設が増えている。

2）治療的照射量法

Ⅱa期のセミノーマに対して，治療目的で傍大動静脈リンパ節，および全骨盤腔内に照射を行う。

> 【精巣腫瘍】
> ・症状　→　無痛性陰嚢内容腫大
> ・腫瘍マーカーとして AFP，β-hCG が重要である
> ・病理は精上皮腫 seminoma が多い
> ・手術療法は高位精巣摘除術
> ・化学療法は PEB，PVB，VAB-6 療法（生存率向上している）

陰茎腫瘍

1 陰茎癌

▶病　因

包茎に合併することが多い。慢性的な炎症による刺激が原因とする説もある。出生時に割礼を行うユダヤ人にはほとんどみられない。近年，その発生にヒトパピローマウイルス（HPV16型，18型）の関与が示唆されている。50〜60歳代に多い。

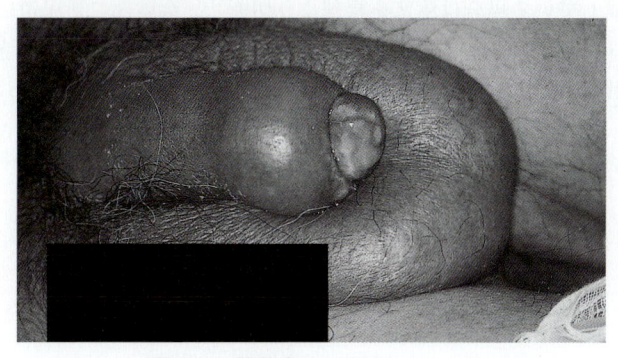

図8.27　陰茎癌　☞巻頭カラー26

▶病　理

95％が扁平上皮癌で大部分が高分化型。ほかに疣贅癌がある。前癌病変としてQueyrat紅色肥厚症，Bowen病，Paget病がある。

Ⅲ 各論

▶診 断

症状は陰茎部の腫瘤，潰瘍形成，疼痛，出血，排尿時痛，鼠径リンパ節の腫大で発見されることもある。

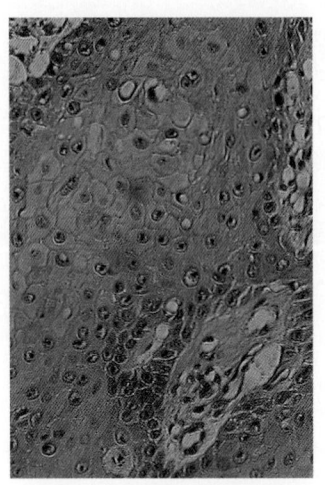

図8.28 陰茎癌病理組織像
（扁平上皮癌）
☞巻頭カラー27

▶治 療

早期の場合は放射線療法単独でも治癒可能。部分陰茎切断術（表在性で初期の場合），全陰茎切断術（海綿体まで腫瘍が浸潤している場合は陰茎を根部より切断し，会陰部に新尿道口を形成する。

陰嚢まで浸潤している場合は陰茎，陰嚢を一塊として摘除（完全去勢術）を施行する。また，同時に鼠径リンパ節の郭清術を行う場合もあるが，術後の下肢のリンパ浮腫は避けられず，放射線療法や化学療法（ブレオマイシン，シスプラチンなど）を行うこともある。鼠径部のリンパ節（深鼠径，浅鼠径）に転移のある場合の予後は不良である。

その他の腫瘍

1 神経芽腫

▶疫　学
神経堤 neural crest 由来の腫瘍であり，小児悪性腫瘍の約10％。1歳以下の乳幼児の5000人に1人の割合で発見される。発症年齢は2歳以下が50％，4歳以下で75％である。

▶診　断
現在，6か月の乳児健診で尿中のVMA（カテコラミンの代謝産物）の定性反応を行っており，早期発見に役立っている。

画像診断ではCT，超音波エコー，尿路造影などで病期を診断する。

▶治　療
病期1か2の場合（腫瘍が原発臓器に限局しているか，周囲に浸潤しても正中を越えていない）は手術療法。進行例では放射線療法，化学療法（シクロホスファミド，ビンクリスチン，シスプラチン，アドリアマイシンなど）を使用。

▶予　後
発症年齢と病期による。1歳未満で発見されれば予後は比較的良好（2年生存率60〜80％）。2歳以上だと予後不良（20〜30％）。

2 後腹膜腫瘍

▶病　理
後腹膜腫瘍には良性と悪性があり，これまでは悪性腫瘍が多いという報告が多かったが，最近では無症状で偶然にみつかる良性腫瘍が増えている。

悪性腫瘍では平滑筋肉腫，脂肪肉腫，横紋筋肉腫，悪性線維性組織球腫などが多い。そのほかに悪性リンパ腫，悪性神経鞘腫などもある。

良性腫瘍では神経鞘腫，脂肪腫，平滑筋腫，奇形腫，神経節腫などが多い。

▶診　断
無症状が多く，直径が10cm以上にならないと症状を呈さないものが多い。症状は腹部腫瘤触知，背部痛，消化器症状，下肢の浮腫など。

画像診断はCTやMRI，超音波エコー，尿管や腸管への圧迫をみるために，尿路造影や注腸造影を施行することもある。血管造影ではhypovascular（血管に乏しい）腫瘍が多いが，血管肉腫や悪性血管周皮腫ではhypervascular（血管に富む）である。

神経組織由来の悪性腫瘍では，NSE（neuron specific enolase）の異常が認められる。

▶治　療
良性でも悪性でも手術による腫瘍摘除術を行う。悪性の場合は，放射線療法や化学療法を使用することもあるが，予後不良である。

Check Test 6

- □(1) 原発性アルドステロン症は悪性が多い。
- □(2) 原発性アルドステロン症では，血液はアルカローシスを呈する。
- □(3) Cushing症候群のACTHは低値のことも高値のこともある。
- □(4) 褐色細胞腫は悪性が多い。
- □(5) 副腎性器症候群の原因は副腎癌が最も多い。
- □(6) 腎細胞癌は女性に多い。
- □(7) 腎細胞癌はリンパ行性に転移を起こしやすい。
- □(8) Wilms腫瘍は放射線感受性が高い。
- □(9) 腎血管筋脂肪腫ではvon Recklinghausen病の合併が多い。
- □(10) 腎オンコサイトーマは良性腫瘍である。
- □(11) 腎盂，尿管腫瘍はほとんどが扁平上皮癌である。
- □(12) 膀胱癌では無症候性肉眼的血尿が多い。
- □(13) 膀胱癌の病期診断にはMRIが有用である。
- □(14) 膀胱上皮内癌ではBCGの膀胱内注入療法が有効である。
- □(15) 膀胱に発生する腺癌は尿膜管由来が多い。
- □(16) 小児に発生する膀胱腫瘍は平滑筋肉腫が多い。
- □(17) 尿道癌は女性に多い。
- □(18) 前立腺肥大症は前立腺の移行領域から発生する。
- □(19) 前立腺肥大症にはβブロッカーが有効である。
- □(20) 前立腺癌は欧米では男性の癌のうち最も多い。
- □(21) 前立腺癌では肺転移が最も多い。
- □(22) PSAは前立腺癌に特異的な腫瘍マーカーである。
- □(23) 精巣腫瘍のなかでは精上皮腫が最も多い。
- □(24) AFPの半減期は5～7日である。
- □(25) 陰茎癌は進行すると鼠径リンパ節に転移を生じる。

Answer

良性の腺腫（90％）か過形成である。

低カリウム血症，アルカローシスを呈する。

下垂体の腺腫，癌では低値。異所性ACTH産生腫瘍では高値。

癌は5～10％。

80～90％は副腎癌。

2：1で男性に多い。

基本的転移形式は血行性である。

化学療法や放射線に対する感受性は極めて高い。

40％に結節性硬化症を合併する。

遠位尿細管発生とされる腎の良性腫瘍。

ほとんどは移行上皮癌。

初発腫瘍の80％では初発症状である。

現在では最も信頼性が高い。

現在では第1選択の治療法。

膀胱頂部に発生する腺癌である。

ほとんどが横紋筋肉腫。

尿路・生殖器癌のなかでは唯一女性に多い癌である。

従来から内腺と呼ばれていた領域である。

$α_1$ブロッカーにより尿道閉塞症状が改善する。

発生率は第1位であり，死亡率は肺癌に次いで第2位。

リンパ節転移と骨転移が多い。

前立腺に特異的なマーカーであり，前立腺炎などでも高値を示す。

単一組織型は全体の60％であり，そのうち50％が精上皮腫である。

胎児性癌や卵黄嚢腫瘍で上昇する。

鼠径リンパ節の郭清術を行うこともある。

9 尿路結石症

1 尿路結石の疫学

　我が国における尿路結石の有病率（尿路結石が存在する患者の割合：人口10万人に対する割合）は現在約120で，この50年間年々増加傾向にある。生涯有病率は約10％であり，日本人の10人に1人は一生の間に尿路結石をもつという計算になる。

　30～50歳代の男性に多いが，最近の男女比は2：1（1935年は7：1）で女性も増加してきている。90～95％は上部尿路結石（腎結石，尿管結石）であり，現在は下部尿路結石（膀胱結石，尿道結石）は少ない。遺伝，環境なども関係するが食生活が最も重要な因子であると考えられてきている。

　ほかに地域による発生の差（四国，沖縄などに多い）がある。これは環境，水質の差などにもよるが，食生活（飲酒なども含む）の習慣も関与していると考えられる。

2 成因

　現在，日本の尿路結石の80～85％はカルシウムを含む結石（シュウ酸カルシウムやリン酸カルシウム）である。次いで尿酸結石，リン酸マグネシウムアンモニウム結石（MAP結石），シスチン結石などである。全体の半数は複合成分の結石である（図9.1）。

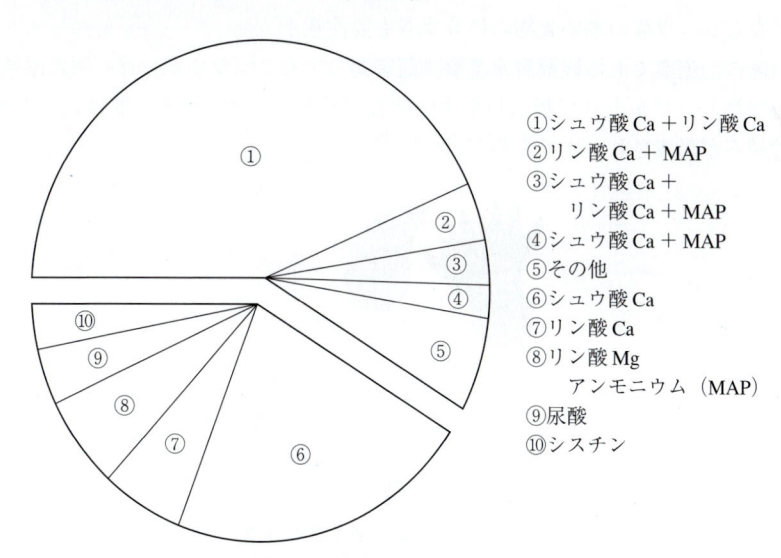

①シュウ酸Ca＋リン酸Ca
②リン酸Ca＋MAP
③シュウ酸Ca＋リン酸Ca＋MAP
④シュウ酸Ca＋MAP
⑤その他
⑥シュウ酸Ca
⑦リン酸Ca
⑧リン酸Mgアンモニウム（MAP）
⑨尿酸
⑩シスチン

図9.1　尿路結石の成分別頻度

　成因としてはまず，尿中に結石成分となる溶質（晶質）が過飽和の状態で析出することであり，これに結石の核となる基質の増加や，尿中の結石形成抑制物質（クエン酸，マグネシウム）などの減少などが加わり，凝集，固化，結石形成が起こる。

Ⅲ 各論

水に溶けない成分が出てくるのではなく水に溶ける成分が腎臓内で過飽和な状態になり析出することに注意！

結石形成の危険因子（結石ができやすい条件）として考えられているものは以下の通りである。

a．尿路通過障害
上部尿路結石は先天性水腎症，尿管瘤，海綿腎などであり，下部尿路結石は前立腺肥大症，膀胱頸部硬化症などである。

b．尿路感染症
尿素分解菌（変形菌，肺炎桿菌，ブドウ球菌，緑膿菌など）によって尿素が分解されてアンモニアが生成されることにより，尿が著しいアルカリ性になることでMAP結石などができやすくなる。

c．長期臥床
骨からのカルシウムとリンの遊出が起こり，尿中にこれらの晶質が増加する。

d．食事，アルコール，薬剤
動物性蛋白や脂肪の摂りすぎは血液をアシドーシスにし，尿中のカルシウムを増加させてクエン酸を低下させる。また，尿中の基質も増加させるので結石形成の原因として最も重要とされている。アルコール過剰摂取（特にビール）も同様である。

戦後50年間で上部尿路結石が急増しているが動物性蛋白質と脂肪の摂取量と比例している。また，日本人の場合高シュウ酸尿症が多いが，ほうれん草，タケノコ，モロヘイヤ，ナッツ類，紅茶，チョコレート，ココアなどシュウ酸の多い食物の摂りすぎも要注意！

薬剤では緑内障の治療薬である炭酸脱水素酵素阻害薬（アセタゾラミド）は，尿の酸性化を阻害して強度のアルカリ尿にし，アルカリで析出しやすい結石ができる。ステロイド薬は以下のCushing症候群と同様の理由で結石が形成されやすくなる。

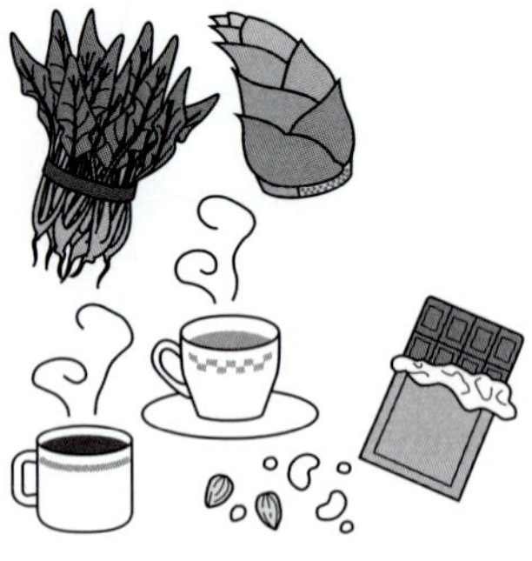

図9.2 シュウ酸を多く含む食物

e．内分泌代謝異常
最も重要な疾患は原発性副甲状腺（上皮小体）機能亢進症[1]で，全尿路結石に占める割合は2.0〜4.7％であり，再発性，多発性，両側性の尿路結石の5.5％といわれている。

Cushing症候群はコルチゾールが骨の基質を菲薄にすることにより，骨からカルシウムとリンを遊出

する。
　ほかに**特発性過カルシウム尿症**[2]や**腎尿細管性アシドーシス**[3]，尿酸代謝異常（痛風），**シスチン尿症**[4]などがある。

[1] 原発性副甲状腺（上皮小体）機能亢進症
・全尿路結石に占める割合は2.0〜4.7％，両側性，多発性，再発性結石患者の5.5％。
・病理は腺腫が最も多い。ほかにまれに癌，過形成あり。
・PTH（上皮小体ホルモン）の過剰分泌。線維性骨炎，消化性潰瘍の合併あり。
・診断は血清Ca値の上昇，Pの低下，PTHの上昇
・部位診断はエコー，CT，MRI，副甲状腺シンチ（減算処理）

[2] 特発性過カルシウム尿症
過度のCa摂取がないにもかかわらず尿中へのCa排泄が多い。
・腸管型と腎型がある。
・腸管型は腸管からのCaの吸収が異常に亢進している。
・腎型は腎からCaが漏出してくる。

[3] 腎尿細管性アシドーシス
・近位尿細管性と遠位尿細管性がある。
・結石形成は遠位尿細管性で生じる。
・病態は水素イオンの排泄障害で尿のアルカリ化と代謝性アシドーシスが生じる。尿中Caの増加，尿中のクエン酸の減少などが結石形成の原因になる。
・尿路結石以外に骨病変，低カリウム血症がある。

[4] シスチン尿症
・常染色体劣性遺伝形式をとる遺伝性疾患である。
・腎結石（サンゴ状結石）が唯一の所見で全尿路結石の1％。
・尿中のアミノ酸分析でCystine，Ornithine，Lysine，Arginine（COLAと憶える）が異常高値を示す。
・尿中に六角形のシスチンの結晶が出てくる（p.46図5.6参照）。
・尿が酸性になると析出し，結石を形成しやすくなる。
・単純X線写真では骨より淡く写る（レントゲン陰性結石）
・治療はまず薬物療法（尿のアルカリ化，チオプロニン（MPG），D-ペニシラミンの内服）でかなりの結石が溶解する。大きなサンゴ状結石ではESWLやTULを組み合わせて治療することもある。

3 診　断

▶症　状
　腎結石ではサンゴ状結石（図9.3）でも無症状が多い！
　尿管結石や腎盂内で動く結石では**側腹部痛（CVA pain），血尿，結石の排出**が3主徴（trias）。
　CVAはcost-vertebral angle（肋骨椎体角）の略で，尿管結石や腎盂尿管移行部に嵌頓した結石で痛みが初発する場所である尿管には**生理的狭窄部が3か所**＊あり，結石が嵌頓しやすい場所になってる。結石が膀胱の近くに落ちてくるに従って痛みは陰囊や大腿部に**放散**することもある。また，痛みは突然起こる**疝痛**（間歇的に起こる激痛）で，悪心，嘔吐を伴うこともある。血尿は肉眼的血尿と顕微鏡的血尿があり，結石患者では両者合わせて90％に認められる。

Ⅲ 各論

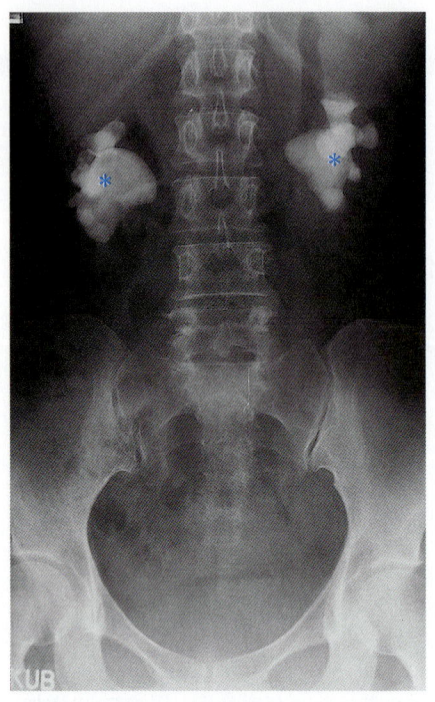

図9.3 両側サンゴ状結石（＊）のKUB所見

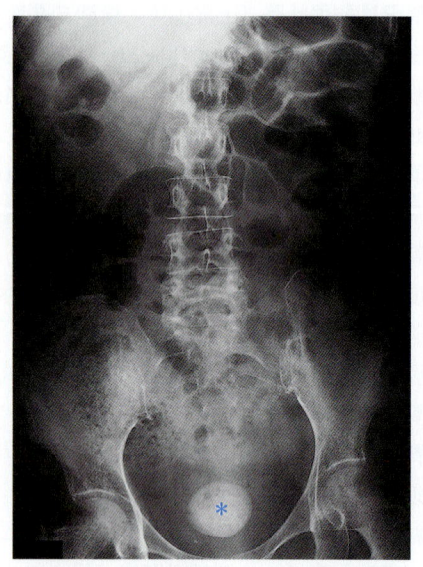

図9.4 膀胱結石（＊）のKUB所見

　また，尿路結石は再発率が高く（50〜70％），結石排出の既往を聞くことも大切！
　膀胱結石（図9.4）では尿線途絶，2段排尿あり！
　尿道結石では尿閉，排尿困難あり！

＊）生理的狭窄部が3か所
腎盂尿管移行部，総腸骨動脈交叉部，膀胱壁内尿管の3か所であり，尿管結石が嵌頓しやすい部位として有名である。

①腎盂尿管移行部

総腸骨動静脈 ②総腸骨動脈交叉部

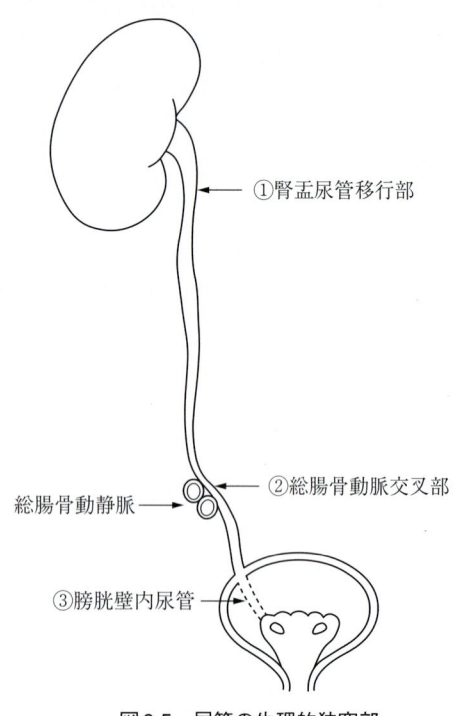

③膀胱壁内尿管

図9.5 尿管の生理的狭窄部

▶検　査
1）尿検査
　赤血球，潜血反応，各種結晶（シュウ酸Ca，リン酸Ca，尿酸，シスチンなど），白血球（感染結石），尿中アミノ酸分析（シスチン尿症の診断：Cystine，Ornithine，Lysine，Arginineの異常高値→COLA），また6角形の典型的結晶がみられる。
・シュウ酸カルシウム結石患者の尿所見：高カルシウム尿症，高シュウ酸尿症，高尿酸尿症，高ナトリウム尿症，低クエン酸尿症の5つ
・尿中結晶：アルカリ性で析出しやすいもの（リン酸Ca，MAPなど）。
　　　　　　酸性で析出しやすいもの（尿酸，シスチン，シュウ酸Caなど）。

2）血液生化学検査
　BUN，クレアチニン，クレアチニンクリアランス，カルシウム，リン，尿酸など

3）画像診断
　KUB，IVP（IVU），基本的検査，DIP，CT，超音波（レントゲン陰性結石：結石の密度の低い成分の診断に有効）。
　尿路結石の密度の低いものほどX線撮影で写りにくい。尿酸（1.38），シスチン（3.7），MAP（4.1），シュウ酸Ca（10.8），炭酸Ca（15.0），リン酸Ca（22.0）。

4）超音波
　水腎症の有無，X線陰性結石の確認（図9.6）。

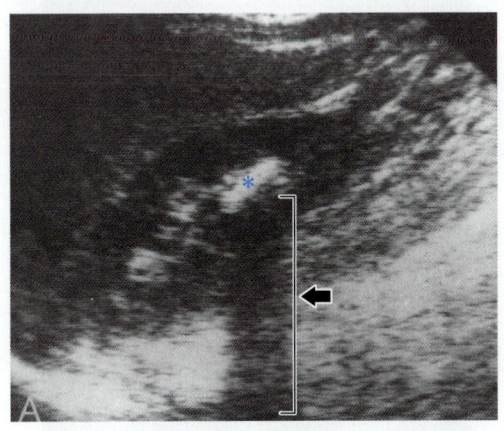

図9.6　X線透過性結石（尿酸結石）のエコー像
高エコー像　（＊）と結石陰影（↑）

5）MRI
　結石検査には不適！

4 尿路結石の治療

尿路結石は治療を考えるうえで便宜的に上部尿路結石（腎，尿管）と下部尿路結石（膀胱，尿道）に分類される。また，治療は疝痛の発作で来院した時の初期治療と待機治療がある。

a．上部尿路結石の初期治療
1）疼痛の除去
・鎮痛薬（ペンタゾシン，インドメタシンなど）
・鎮痙薬（臭化ブチルスコポラミン，塩化トロスピウムなど）
・局所麻酔（1%キシロカイン®を疼痛箇所に局注する）
・指圧療法（疼痛箇所に両母指を当てて一気に体重をかける。
2）腎機能の温存
・脱水にならないようにする。
・腎後性腎不全には緊急で腎瘻造設を施行。
・尿管DJステントの設置（腎から膀胱までの尿流確保のため）（図9.7）。

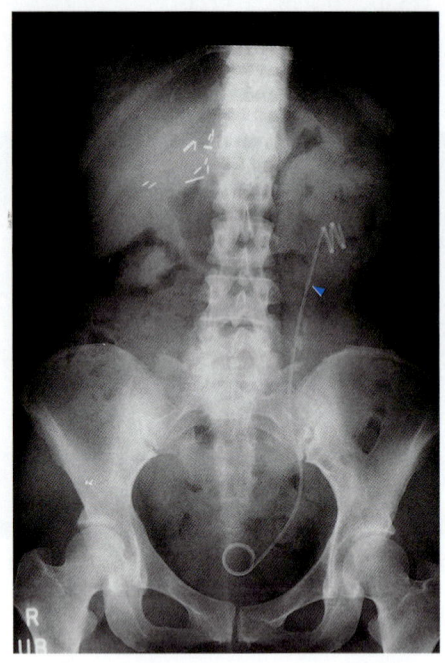

図9.7　尿管DJステント（▲）挿入後

3）尿路感染の治療
　敗血症に発展することがあるので，CRP上昇など感染徴候がある場合は，早めに抗生物質の点滴静注を行う。
4）自然排石の促進
・鎮痙薬（臭化ブチルスコポラミン，塩化トロスピウムなど→尿管を弛緩させる）
・尿管蠕動促進薬（ウラジロガシエキス，ネオスチグミン，漢方薬など）

・輸液（とにかく尿量を増やして排石を促進する）
・運動（なわとびなど），背部マッサージ

b. 上部尿路結石の待機治療

1）体外衝撃波結石破砕術 extracorporeal shock wave lithotripsy：ESWL

　ESWLは1980年に西ドイツで初めて臨床応用されてから急速に全世界に広まった革命的治療法である．現在，治療が必要な上部尿路結石の90％以上にESWLが施行されている．ESWLの原理は体外で発生させた衝撃波を収束させて尿路結石に焦点を当て（結石探査装置を用いる）人体組織におよぼす影響を最小に抑えて結石のみ破砕する．しかし，すべての結石にESWLが適応になるわけではなく，また長期にわたる安全性が確認されているわけではない．

　臨床的に禁忌となるのは，(1) 妊産婦，(2) 乳幼児，(3) 出血傾向のある患者，(4) 極度の肥満患者，(5) 重篤な心疾患をもつ患者，であり，ESWLの適応外と考えられるのは，(1) 自然排石可能な上部尿路結石（長径5mm以下），(2) 排石が期待できない上部尿路結石（腎杯憩室結石，肉芽形成した尿管結石），(3) 無機能腎の結石，などである．1回の治療で2000発から4000発の衝撃波を当てる．長径10mm以下の小結石は1回の治療で破砕されることが多いが，平均で2〜3回の治療が必要である．サンゴ状結石などの大結石は10回以上必要になることもある．また，尿流確保のために膀胱と腎盂に尿管DJステントを挿入して治療することもある（ESWL装置；図9.8）．

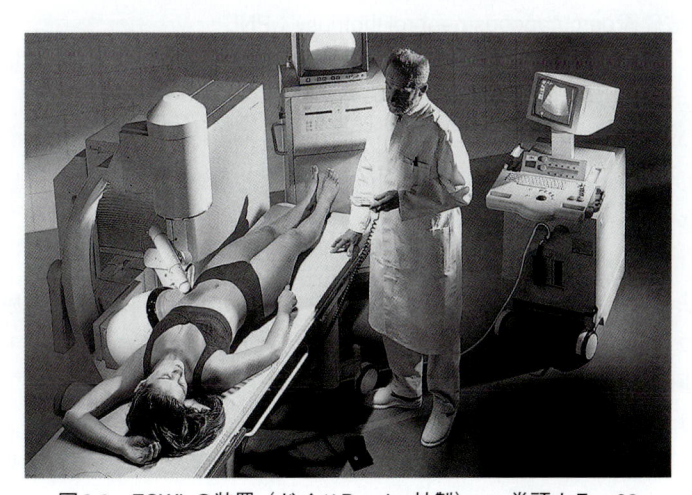

図9.8　ESWLの装置（ドイツDornier社製）　☞巻頭カラー28

2）経尿道的尿管結石砕石術 transurethral ureterolithotripsy：TUL

　尿道から腎盂尿管鏡を挿入し，腎尿管の結石を砕石する方法である．尿管口から挿入する手技は訓練が必要であるが，患者にとっては低侵襲な方法である．

　砕石に使用する装置としてはEHL（電気水圧方式），レーザー，超音波，ピンハンマー方式があるが現在，最も使用されているのはピンハンマー方式（lithocrast：小型の電気ドリルのようなもの）である（図9.9）．

Ⅲ　各　論

▶TUL
尿道結石の
内視鏡的治療

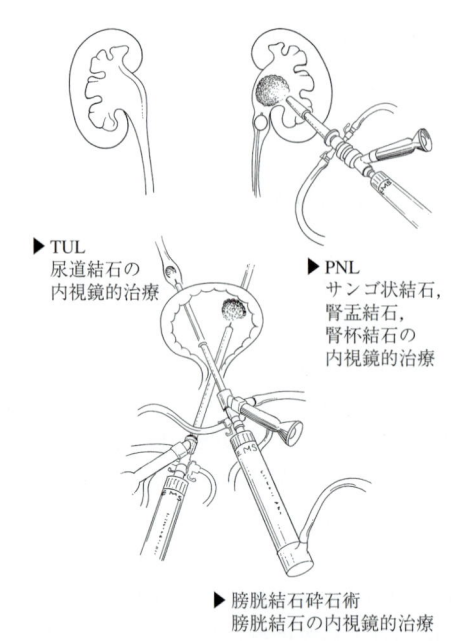

▶PNL
サンゴ状結石，
腎盂結石，
腎杯結石の
内視鏡的治療

▶膀胱結石砕石術
　膀胱結石の内視鏡的治療

図9.9　TULおよびPNL（結石へのアプローチ）

3）経皮的腎結石破砕術 percutaneous nephrolithotripsy：PNL

大きな腎結石に対して行われる方法で，経皮的に腎瘻を設置し，そこから内視鏡を挿入し，結石を直接破砕する方法である．使用する機種はTULと同様である．

4）手術療法

現在はほとんど行われなくなったが，上記の方法で排石しない尿管結石に尿管切石術や腎盂切石術が，また，無機能腎の結石で感染合併例に対して腎摘除術が行われることがある．

5）内科的治療

結石の溶解療法は一部の結石（尿酸結石とシスチン結石）に対して行われる．尿酸結石に対してはクエン酸製剤（ウラリットU®）による尿のアルカリ化，アロプリノール（ザイロリック®）の投与と水分摂取，食事療法で溶解される．

シスチン結石はクエン酸製剤およびMPG（チオプロニン）の投与により溶解される．

カルシウム結石を溶かす薬剤は開発されていないが，予防的にサイアザイド系薬剤などが使用されることもある．

c．下部尿路結石の初期治療，待機治療

結石が尿道に嵌頓して尿閉で来院することがある．まず，X線検査で結石を確認する．前部尿道の場合は鉗子等で摘出可能であるが，後部尿道の場合はまず尿道鏡で膀胱内に押し上げて膀胱結石として破砕術を行う．押し上げられない場合は緊急に膀胱瘻を造設する．

膀胱結石に対する砕石術はEHL，Lithocrast等でも行われるが外来で施行する場合はYoungの砕石器などを用いる．

5 食事療法と再発予防

　カルシウム結石患者の尿所見として高カルシウム尿症，高尿酸尿症，高ナトリウム尿症，高シュウ酸尿症，低クエン酸尿症が知られており，食事による影響が大きいことが分かってきている。食事指導により結石の再発を半分に減らしたという報告もあり，患者指導は重要と考えられる。
　具体的には，
1) 水分を多めに。目安としては1日にペットボトル1本。ただし，ビール，紅茶はシュウ酸が多いので不可。
2) 動物性蛋白と脂肪分の過剰摂取は控える。
3) シュウ酸を多く含む食べ物（ホウレンソウ，タケノコ，ダイコンなど）の過剰摂取は控える。
4) 結石形成抑制物質であるクエン酸やマグネシウムを多く含む食べ物（野菜，海草類，青身の魚）を摂取する。また，食べ合わせとしてシュウ酸とカルシウムを同時に摂ると結合物が便に排出されるのでよい。

CHART 52

【尿路結石】
- 我が国の生涯有病率は約10％であり年々増加している。男女比は2：1である
- 90％以上は上部尿路の結石である
- 80％はカルシウム含有結石である
- 結石形成の危険因子，結石形成の抑制因子は重要なのでよく憶える！
- 診断ではX線陰性結石（シスチン，尿酸）の確定診断が重要！
- 治療はESWLが主流でTUL，PNLがある
- 食事指導では尿が結石形成に有利な環境にならないような指導が必要

Check Test 7

- ☐ (1)　我が国における尿路結石患者は戦後増加している。
- ☐ (2)　上部尿路結石より下部尿路結石が多い。
- ☐ (3)　尿路結石は男性よりも女性に好発する。
- ☐ (4)　成分はシュウ酸カルシウムが最も多い。
- ☐ (5)　尿酸結石はX線陰性である。
- ☐ (6)　MAP結石は酸性で形成されやすい。
- ☐ (7)　シスチン結石は酸性で形成されやすい。
- ☐ (8)　シスチン尿症は常染色体劣性遺伝である。
- ☐ (9)　結石形成の原因となる薬剤に白内障治療薬がある。
- ☐ (10)　原発性副甲状腺機能亢進症患者は低Ca尿であることが多い。
- ☐ (11)　副腎皮質ステロイド薬は結石形成の原因になる。
- ☐ (12)　ほとんどの尿管結石は尿管切石術の適応になる。
- ☐ (13)　結石の診断にはMRIが有効である。
- ☐ (14)　ESWLは特殊なレーザー波を用いる治療法である。
- ☐ (15)　結石の再発予防には水分摂取と動物性蛋白の制限が有効である。

Answer

- 戦後50年で増加傾向にある。
- 90～95％は上部尿路結石。
- 2：1と男性に多い。
- 約80％はシュウ酸カルシウム結石を含む。
- 結石の密度が1.38と低く，X線陰性である。
- 尿素分解菌でアルカリ性になって発生しやすくなる。
- 尿酸結石同様シスチンは酸性で不溶性になりやすい。
- 兄妹発生も多い。
- 緑内障の治療薬である炭酸脱水素酵素阻害薬が原因となることがある。
- 高カルシウム血症で，高カルシウム尿症である。
- 骨からCaとPを遊出させるため。
- 現在，尿管切石術が第1選択で行われることはない。
- MRIは結石症の診断には不適。
- 体外で発生させた衝撃波を用いた画期的な治療法である。
- 結石の再発を半分に減らしたという報告もある。

10 排尿障害, 神経因性膀胱, ED, 男性不妊症など

尿路機能障害など

泌尿器科領域の機能障害とは泌尿器科で扱う臓器の機能に何らかの障害のある疾患群であり，排尿に関する機能障害，勃起障害，男子不妊症などが含まれる。

1 神経因性膀胱

▶病　因

排尿，蓄尿に関与する神経の障害によって正常の排尿ができなくなった状態を神経因性膀胱と呼ぶ。
それでは，正常な排尿にはどのような機構が存在するのだろうか？
そこには，複雑な神経機構が存在するが，まず正常の蓄尿，排尿機構を理解することが必須！

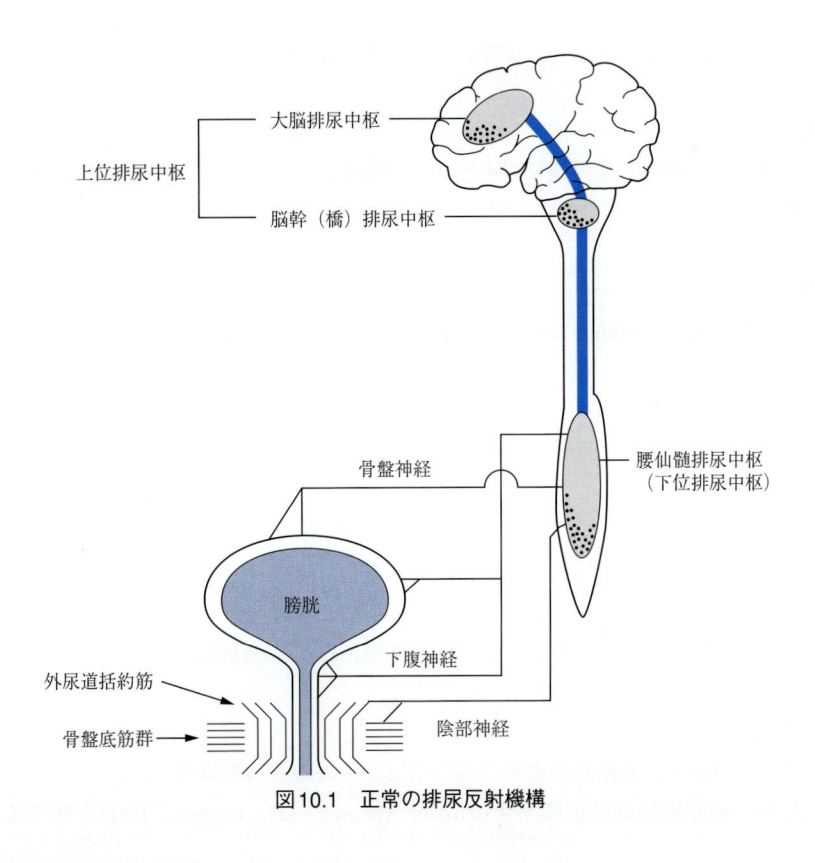

図10.1　正常の排尿反射機構

Ⅲ 各論

a. 蓄尿時
1) 膀胱が尿により伸展されるとその情報は骨盤神経を介して脊髄後根から仙髄に入り，陰部神経核（Onuf核）を興奮させる。
2) 陰部神経核からの遠心路は，陰部神経を経由して外尿道括約筋を収縮させる。
3) 骨盤神経から仙髄に入った求心性刺激は同時に脊髄内を上行し，胸腰部交感神経核に至る。
4) 交感神経核からの遠心性刺激は下腹神経を経由して膀胱頸部に至り，α作用によって頸部の緊張を増大させるとともに骨盤神経節で副交感神経の伝達を抑えて膀胱排尿筋の収縮を抑制し，β作用によって膀胱排尿筋を弛緩させる。その結果，蓄尿時には膀胱内圧よりも尿道内圧が高い状態となり，蓄尿作用が維持される（尿が我慢できる）。
5) 意識的に排尿を中断させるには前頭葉から皮質脊髄路を経由した遠心性刺激が，仙髄陰部神経核を興奮させて外尿道括約筋を収縮させる。

b. 排尿時
1) 膀胱からの求心性刺激は骨盤神経から脊髄に入り，吻側部橋の排尿中枢に至る。
2) 遠心性刺激は仙髄副交感神経節を興奮させて，下腹神経を介して膀胱を収縮させる。
3) さらに仙髄陰部神経核を抑制して，膀胱頸部の緊張と膀胱排尿筋の弛緩作用および骨盤神経節での興奮伝達の抑制を解除する。
4) この一連の反射によって尿道の内圧が低下して膀胱利尿筋が収縮することにより，円滑な排尿が可能となる（力まなくても尿が出る！）。

▶ 分類，病態

蓄尿障害と排出障害に分類できるが，実際には混合型が多い。

a. 蓄尿障害
膀胱が原因の場合（膀胱利尿筋の過反射や膀胱の伸展性の低下など）と膀胱頸部が原因の場合（内尿道括約筋機能不全など）。

b. 排出障害
膀胱が原因の場合（膀胱利尿筋の無反射や収縮障害など）と膀胱頸部が原因の場合（利尿筋括約筋の協調不全など）

病態は病変部位を3分類すると理解しやすい。

a. 脳幹部より上位の病変
橋より上位の病変では通常排尿反射は正常に保たれるが，排尿反射の随意的コントロールの障害を生じ，頻尿，尿失禁が出現する。
原因疾患：脳血管障害，脳腫瘍，痴呆，正常圧水頭症，Parkinson病など。

b. 仙髄より上位の病変
脳幹部と仙髄の間の知覚，運動路の遮断。高位中枢からの随意抑制障害。
排尿筋の過反射や排尿筋括約筋協調不全 detrusor-sphincter-dyssynergia：DSDが起きる。排尿困難，

残尿増加,尿失禁が出現する。
　原因疾患:脊髄損傷,脊髄炎,脱髄性疾患,脊髄腫瘍,脊髄血管障害など。
＊脊髄損傷(重要なので病態を理解する!)
　原因:交通事故,転落などによる脊椎骨骨折,脱臼。椎間板脱出など。
　　受傷直後は脊髄ショック(尿閉,反射機能消失,排尿筋反射消失,尿道括約筋張力低下)が出現する。また受傷レベルではTh_6以上で自律神経過反射が起こり,Th_6以下では外尿道括約筋協調不全が起こる。

c. 仙髄より下位の病変

脊髄,神経根,末梢神経障害により尿意消失,排尿筋収縮不全,外尿道括約筋機能不全など。伸展性の悪い膀胱 Low compliance bladder になる。
　原因疾患:脊髄円錐,馬尾神経障害を起こす脊髄腫瘍,脊髄損傷,二分脊椎,腰部脊椎管狭窄症などと末梢神経障害を起こす糖尿病,骨盤手術後。

> **CHART 53**
> 神経因性膀胱は病変部を 3 か所に分けて理解する
> 1) 脳幹部より上位の病変
> 2) 仙髄より上位の病変
> 3) 仙髄より下位の病変

▶ 症　状

脳血管障害の急性期では尿閉が多い。痴呆では排尿行動の異常がある。慢性期では頻尿,尿失禁が多い。排尿困難,尿失禁はすべての病変で起こりうる。
　二分脊椎は尿失禁,VUR,水腎症も起こる。糖尿病では尿路感染症も起こりやすくなる。膀胱の伸展が悪くなり頻尿になることも多い。

▶ 検査,診断

1) 排尿状態の評価(排尿日記),既往歴の聴取(脳血管障害,Parkinson病,脊髄損傷,椎間板ヘルニア,糖尿病,二分脊椎,骨盤内手術など)
2) 神経学的診察(四肢運動機能,知覚障害,腱反射など)
3) 尿検査,尿流測定,残尿測定,Pad test(尿失禁がある時)など
4) 尿路造影,エコーなどの画像診断
5) 膀胱内圧測定:膀胱内圧と容量との関係をみる検査。尿意の発現時期,膀胱の伸展性(コンプライアンス),排尿時の利尿筋の収縮を知る(p.64参照)。
6) 尿道内圧測定:カテーテルの先端に開けた穴より一定の早さで水を注入しながら引き抜き注入の圧を記録する検査。膀胱頸部,外尿道括約筋の機能を知る。
7) 括約筋筋電図:排尿時には利尿筋が収縮し,外尿道括約筋はそれと協調して弛緩する。膀胱内圧や尿流を測りながら測定すると,この協調性が保たれているかどうかが分かる。後で述べる膀胱利尿筋括約筋協調不全の診断に有効である。
8) 内圧尿流検査 pressure flow study:排尿時に膀胱内圧を尿流と同時に測定する方法。排尿障害の

原因が利尿筋の機能不全か膀胱頸部や外尿道括約筋の機能不全が主体かを知る。前立腺肥大症の評価にも用いる。

9）排尿時膀胱尿道造影：排尿時の膀胱，膀胱頸部，尿道の形態的な変化をみる。排尿時の膀胱三角部から頸部の漏斗状変化や括約筋の弛緩などを透視で確認する。

▶治　療

治療の基本方針は腎機能の保全，排尿困難の改善，尿失禁の防止である。

＜急性期＞

排尿障害に対して膀胱留置カテーテル，清潔間歇導尿法，膀胱瘻造設を行うが蓄尿障害は問題にならない。

＜慢性期＞
a．排尿障害に対して
　1）薬物療法（α_1ブロッカーやコリン作動薬など）（図10.3）
　2）間欠的自己導尿（神経因性膀胱の基本的治療！　膀胱の過伸展を防止。また，残尿を減少させる；図10.2）

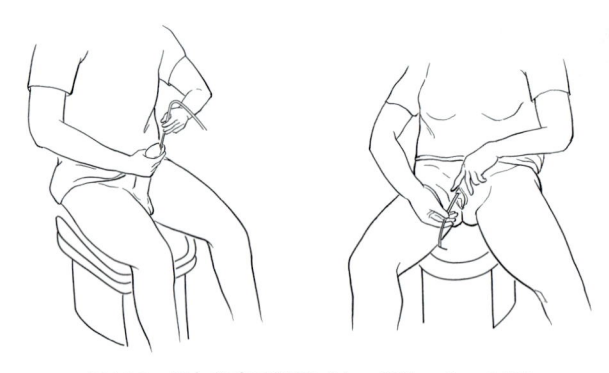

図10.2　間欠的自己導尿（左：男性，右：女性）

　3）手術療法（経尿道的膀胱頸部切除術：TUR-Bn）

b．蓄尿障害に対して
　1）留置カテーテル（あくまでも一時的な処置）→長期間留置すると尿路感染症，膀胱結石，尿道皮膚瘻などの合併症を引き起こす
　2）失禁体操（骨盤底筋群を鍛える。具体的には肛門を締める運動）
　3）間欠的自己導尿
　4）薬物療法（抗コリン薬など）
　5）バイオフィードバック法（排尿筋過反射に対する治療法。外尿道括約筋の電極からの波形の変化をみながら意識的に収縮抑制の訓練をする）

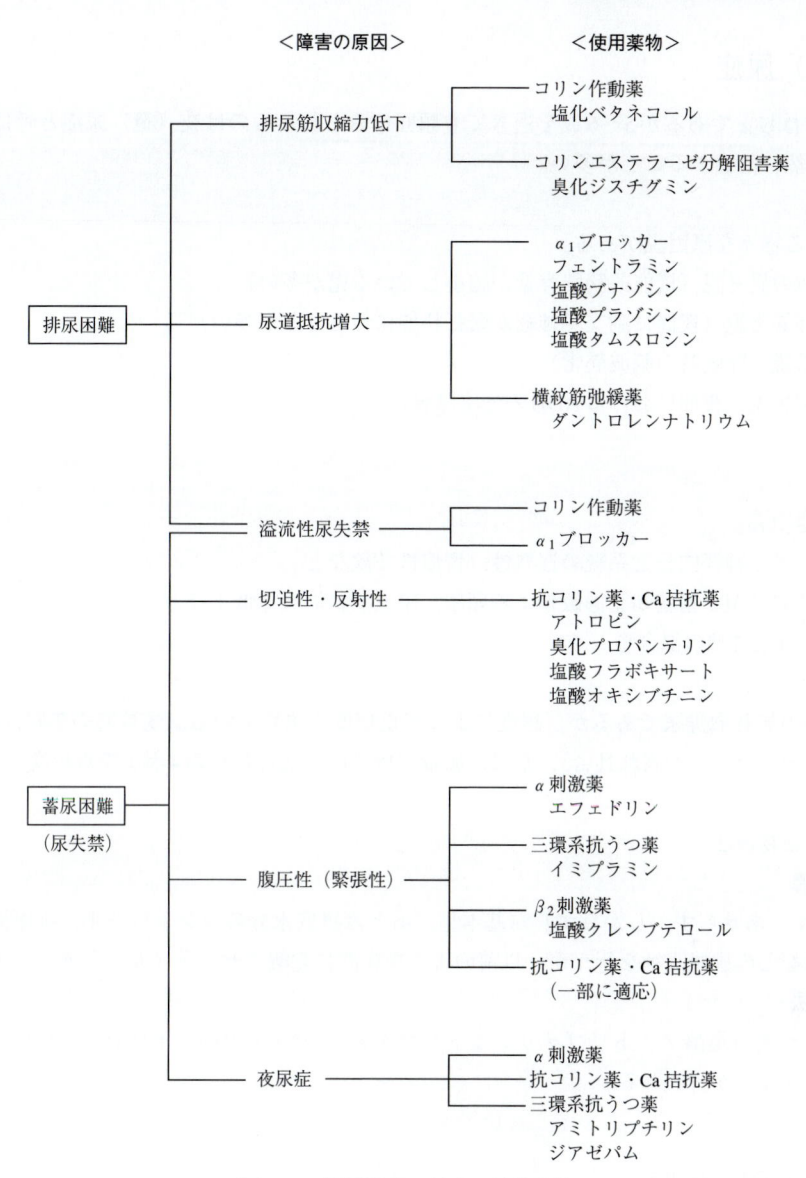

10 排尿障害，神経因性膀胱，ED，男性不妊症など

```
                    <障害の原因>              <使用薬物>

                                     ┌── コリン作動薬
                    ┌ 排尿筋収縮力低下 ─┤     塩化ベタネコール
                    │                │
                    │                └── コリンエステラーゼ分解阻害薬
                    │                    臭化ジスチグミン
                    │
                    │                  ┌── α₁ブロッカー
                    │                  │   フェントラミン
                    │                  │   塩酸ブナゾシン
        ┌ 排尿困難 ─┼ 尿道抵抗増大 ─────┤   塩酸プラゾシン
        │          │                  │   塩酸タムスロシン
        │          │                  │
        │          │                  └── 横紋筋弛緩薬
        │          │                      ダントロレンナトリウム
        │          │
        │          │                  ┌── コリン作動薬
        │          └ 溢流性尿失禁 ─────┤
        │                             └── α₁ブロッカー
        │
        │                             ┌── 抗コリン薬・Ca拮抗薬
        │          ┌ 切迫性・反射性 ───┤   アトロピン
        │          │                  │   臭化プロパンテリン
        │          │                  │   塩酸フラボキサート
        │          │                  └   塩酸オキシブチニン
        │          │
        │          │                  ┌── α刺激薬
        │          │                  │   エフェドリン
        │          │                  │
        │          │                  ├── 三環系抗うつ薬
        │          │                  │   イミプラミン
 ┌ 蓄尿困難 ┐──────┤ 腹圧性（緊張性） ─┤
 │ (尿失禁) │      │                  ├── β₂刺激薬
 │          │      │                  │   塩酸クレンブテロール
 │          │      │                  │
 │          │      │                  └── 抗コリン薬・Ca拮抗薬
 │          │      │                      （一部に適応）
 │          │      │
 │          │      │                  ┌── α刺激薬
 │          │      │                  ├── 抗コリン薬・Ca拮抗薬
 │          │      └ 夜尿症 ───────────┤── 三環系抗うつ薬
 │          │                          │   アミトリプチリン
 │          │                          └   ジアゼパム
```

図10.3 排尿障害に対する薬物療法

CHART 54

神経因性膀胱の薬物療法は障害の種類により異なる
慢性期の排尿障害：α_1ブロッカーやコリン作動薬
慢性期の蓄尿障害：抗コリン薬

2 夜（遺）尿症

いわゆるおねしょであるが5～6歳を過ぎても頻回にみられるものは夜（遺）尿症と呼ばれるが，思春期前後に自然に治癒することが多い。

▶病　因

以下に挙げる様々な原因説がある。
1) 膀胱機能の異常説（機能的膀胱容量が縮小している児が多い）
2) 自律神経異常説（夜間に副交感神経が緊張状態にあることが多い）
3) 睡眠異常説（睡眠時の脳波異常）
4) 内分泌障害説（夜間におけるADHの分泌障害）

などである。

▶分　類

3型に分類される。
1) 多量遺尿型：神経内分泌系統の遅熟性，習慣性多飲など
2) 排尿機能未熟型：膀胱知覚過敏による頻尿，尿道括約筋機能低下など
3) 混合型：上記2型の混合型

▶症状，診断

夜間睡眠時の無意識排尿であるが，程度によって重症度を決めている。受診時の年齢，夜尿の頻度，夜尿の量（衣類やシーツの濡れ具合），がまん尿量（機能的膀胱容量）の4因子で重症度を決定する。

▶治　療

生活指導と薬物療法。
1) 生活指導

『起こさず，あせらず，しからず』が基本型。あとは摂取水分のコントロール，排尿抑制訓練，排尿中断訓練などの排尿訓練を行うが，以前のような夜間に覚醒させてトイレに行かせる方法は禁忌。

2) 薬物療法

三環系抗うつ薬（塩酸アミトリプチリン；トリプタノール®）の内服，DDAVP（酢酸デスモプレッシン）点鼻療法などが行われる。

3 神経（心因）性頻尿

▶病　因

神経因性膀胱，膀胱の器質的疾患などがすべて除外された場合に，原因不明として最終的に診断されることが多い。

▶症　状

昼間頻尿であるのが特徴。神経質な人に多く，ひどくなると30分や1時間おきにトイレに入るが排尿量は少量である。交感神経の緊張によっても起こる。冷え，ストレスでも誘発される。「水の流れる音」を聞いただけで尿意を催す人もいる。

▶診　断

尿所見は正常。尿路に異常なく，尿流動態検査でも異常はない。

▶治　療

抗コリン薬が有効なことが多く，ほかに漢方薬なども使用される。

4 尿失禁

『不随意な尿の漏出であり，生活に支障をきたすもの』と定義される。

▶病　因

膀胱の蓄尿異常，排出障害，先天性疾患でも起こりうる。

▶分類，症状

1）腹圧性尿失禁

　最も多いタイプ。ほとんどが正常分娩後の成人女性であり，骨盤底筋群の脆弱化に伴って膀胱頸部，尿道の下垂が起こり，腹圧による尿禁制が働かなくなるために生じる（図10.4）。

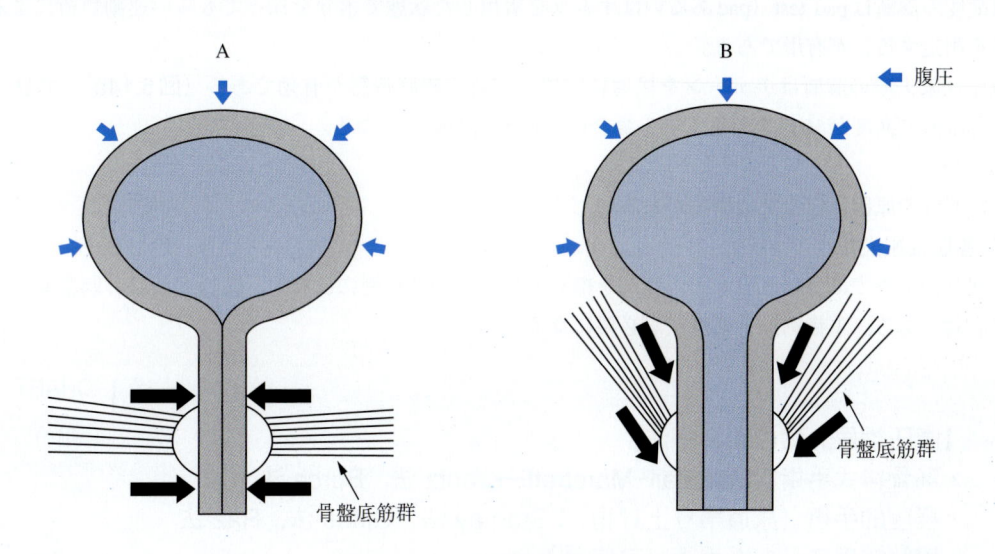

A：正常女性　　B：骨盤底筋が弛緩した状態
図10.4　腹圧性尿失禁の発生

2）切迫性尿失禁

　膀胱が蓄尿期に不随意に収縮する（無抑制収縮）ために起こる失禁。中枢神経疾患が関与している。

3）反射性尿失禁

　脊髄損傷時に尿意は全く感じないにもかかわらず蓄尿による利尿筋の収縮のために起こる失禁。

4）溢流性尿失禁

　前立腺肥大症などの排尿障害が高度になると膀胱利尿筋が過伸展を起こし，膀胱内圧が尿道静止圧より高くなり，少量の持続する失禁が起こる。

　排尿障害があるのに失禁するため奇異性尿失禁とも呼ぶ。

5）真性（尿道外）尿失禁

　先天性の尿管異所開口や膀胱腟瘻，尿管腟瘻などの疾患による持続的な尿失禁。

6）機能性尿失禁
　老人性痴呆などで排尿に関連する知的能力，運動能力の低下による尿失禁（いわゆる垂れ流し）。
7）混合型
　上記の混合型で，1）と2）の混合型が多い。

CHART 55

【尿失禁の種類】
　1）腹圧性，2）切迫（反射）性，3）溢流（奇異）性，4）尿道外（真性），
　5）機能性，6）混合型

▶診　断

重症度の診断はpad test（padあるいはオムツを着用した状態で水分を採ってもらい運動負荷による失禁量を測定する）が有用である。

腹圧性尿失禁の診断はチェーンを尿道に留置して行う膀胱造影が有効である（図5.14a）。膀胱後壁と後部尿道の角度が100°を超えている場合は手術療法が必要になる。

▶治　療

それぞれの原因に応じた治療法がある。

1）腹圧性尿失禁
　保存的治療では骨盤底筋体操（肛門を締める運動）が軽症例には有効。薬物療法はβ刺激薬がときに有効である。重症例は手術療法が必要になる。

CHART 56

【腹圧性尿失禁の手術療法】
・恥骨後式手術：Marshall-Marchetti-Krantz法，Burch法
・経腟的手術（尿道吊り上げ術）：Stamey法，Gittes法，Raz法
・膀胱頸部スリング手術（TVT法）
・人工括約筋埋込み術
・尿道周囲コラーゲン埋込み術

2）切迫性尿失禁，反射性尿失禁
　抗コリン作用，カルシウム拮抗作用のある薬剤（塩酸オキシブチニン，塩酸プロピベリンなど）が用いられる。ただし，排尿障害が高度の場合は尿閉を誘発するので禁忌！
　重症例で腎機能障害が進行するような症例では腸管を利用した膀胱拡大術などが行われることもある。また，近年，尿意切迫感や切迫性尿失禁，頻尿を主体とする症候群を過活動膀胱と呼ぶ。

3）溢流性尿失禁
　膀胱の過伸展を起こさないように間欠的自己導尿が基本であるが，前立腺肥大症に対する手術（経尿道的前立腺切除術，恥骨後式前立腺摘除術，前立腺レーザー焼灼術など）が必要になる場合も多い。全身状態が悪く手術ができない場合は留置カテーテルで対処することもある。

4）真性（尿道外）尿失禁

ほとんどすべてが手術療法の適応になる。膀胱腟瘻では瘻孔閉鎖術が，尿管腟瘻では尿管膀胱新吻合術が選択される。また異所開口では（半）腎尿管摘除術，尿管膀胱新吻合術などが行われる。

5）機能性尿失禁

痴呆性老人に対してはオムツ着用で対処することが多い。

5 膀胱（尿道）異物

▶病　因

マスターベーションの目的で自分で挿入することが多いがsex partner間で異物を挿入する場合もある。異物としては体温計が多いが，チェーン，鉛筆，ろうそく，笹の葉などいろいろ報告がある。男性は尿道から摘出できなくなり尿道異物となることが多いが，女性は容易に膀胱内に挿入されて膀胱異物となる。

▶症　状

排尿障害，排尿時痛，血尿など。

▶診　断

単純X線撮影（金属，体温計など）。膀胱尿道鏡で確認する。

▶治　療

経尿道的に異物摘出鉗子にて摘出する。膀胱異物で膀胱壁に刺入した場合は経尿道的摘出が危険であり，恥骨上で膀胱を切開して摘出する。

6 膀胱瘻

▶病　因

膀胱と膀胱周囲臓器との間に瘻孔（交通）ができた状態。癌，炎症性疾患あるいは放射線療法後などに生じる。

▶分　類

膀胱腸瘻（S状結腸，回腸，直腸など），膀胱腟瘻など。S状結腸膀胱瘻の原因はS状結腸癌やS状結腸憩室炎が多く，回腸膀胱瘻はCrohn病が多い。膀胱腟瘻は子宮全摘後，放射線療法後に多い。

▶症　状

膀胱腸瘻では気尿（尿に気体が混じる），糞尿（食物残渣や便が尿中に排泄される），尿路感染症の症状（頻尿，排尿痛など）。膀胱腟瘻では腟からの尿の流出（真性尿失禁状態）。

▶診　断

腸管内圧が膀胱内圧より高いため腸管造影，腸管の内視鏡検査が必要。膀胱鏡では瘻孔がはっきりしない場合が多い。瘻孔が造影されれば確定。膀胱腟瘻では膀胱内に色素を注入して腟からの排泄をみれば確定。

▶治　療

基本的には自然治癒はないので手術療法が必要。S状結腸膀胱瘻ではS状結腸切除＋膀胱部分切除が必要である。癌の状態によってはリンパ節郭清などが必要になる場合もある。膀胱腟瘻では膀胱腟瘻閉鎖術を行う。

7 膀胱（尿道）脱

▶病　因
骨盤底筋群の脆弱による。腹圧性尿失禁と同じ機序であるが，程度がさらに悪化した状態。子宮脱，直腸脱の発生機序と同様。

▶症　状
腹圧性尿失禁，切迫性尿失禁，頻尿，脱の触知。

▶診　断
膀胱造影（臥位，立位）。腹圧性尿失禁を伴う場合はチェーン膀胱造影を行う（正面，側面）。

▶治　療
重症では手術療法を行う。腟前庭縫縮術＋尿道吊り上げ術などが行われる。

8 尿道狭窄症

▶病因，分類
先天性，淋病後，外傷後の3通りに分類できる。

▶症　状
尿線細小，排尿時間延長，排尿困難など。

▶診　断
逆行性尿道造影（図10.5）。

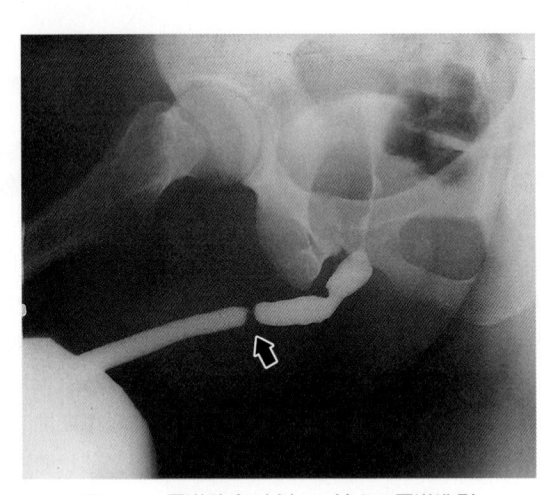

図10.5　尿道狭窄（↑）に対する尿道造影

▶治　療
軽症は尿道ブジー，中等症から重症例は手術療法（直視下内尿道切開術，尿道端々吻合術など）

男性生殖器機能性疾患

1 勃起障害：ED（erectile dysfunction：旧称はインポテンツ）

▶病因，分類
　正常の勃起には神経系（陰部神経，陰茎背神経，骨盤神経，下腹神経）と血管系（海綿体動脈，らせん動脈，海綿体洞，陰茎背静脈，海綿体静脈）の協調作用が必要である（p.38）参照）。この正常な勃起の機構に異常が生じた場合に勃起障害が生じる。
　1）機能性，2）器質性，3）混合性，4）その他，に分類される。
　1）**機能性ED**は器質性が除外された場合で全体の40％を占める。いわゆる心因性と精神病性に分けられる。
　2）**器質性ED**は陰茎性（Peyronie病など），神経性（脳神経疾患，脊髄損傷・骨盤内臓器手術後の末梢神経障害など），血管性（動脈硬化，静脈閉鎖不全など），内分泌性（低アンドロゲン血症，高プロラクチン血症など）
　3）**混合性ED**は糖尿病，腎不全，外傷，手術，加齢などによるもの。
　4）その他として薬剤性（抗うつ薬，抗てんかん薬，レセルピン，β遮断薬など）がある。

▶症　状
　勃起障害とは『性交時に有効な勃起が得られずに満足な性交が行えない状態』と定義される。
　『性欲がない，射精できない，絶頂感がない』などの症状を呈するものを含めて**性機能障害**と呼ばれる。

▶診　断
　勃起障害の類型診断をする場合に以下の検査が重要になる。
　1）視聴覚性刺激（AVSS）負荷試験
　　アダルトビデオを見せて勃起を生ずるか検査する。検査機器としてはリジスキャン（陰茎の周径と硬度を同時に連続測定する機器）やサーモグラフィー（陰茎の温度を測定して勃起状態を知る機器）を用いる。
　2）夜間陰茎勃起現象（NPT）測定
　　健康男性は夜間に何回か勃起を生じる。
　　測定にはエレクトメーター（睡眠時の陰茎周径の増加を測定するための目盛り付きテープ）を用いる。この検査で勃起があれば神経，血管性のEDは否定される。
　3）PGE_1テスト
　　平滑筋弛緩作用のあるプロスタグランジンE_1を陰茎海綿体内に注射し，その反応をみる。勃起があれば血管性EDは否定される。
　4）画像診断
　　陰茎海綿体造影，動脈造影，カラードップラー検査などで主に血管性EDの詳細をみる。
　5）陰茎振動覚検査
　　糖尿病性末梢神経障害に用いる検査。
　　以上の検査により，類型診断が可能である。

Ⅲ 各論

▶治 療

ED の類型診断により治療法が異なるが，1998 年に我が国において**クエン酸シルデナフィル（バイアグラ®）**が発売されてから大きく治療法が変化してきた。すなわち，ED の患者で心血管障害などがなくバイアグラが服用可能な患者では，まず内服して勃起が得られれば機能性 ED であり，勃起が得られなければ器質性 ED として，さらに精査加療が進められるようになってきた。

器質的 ED の治療は PGE_1 の海綿体内注射，陰圧式勃起補助具などが試みられ，効果がなければ手術療法となる。手術療法は陰茎プロステーシス（シリコン）の海綿体内挿入術や，陰茎や海綿体の血管に対する吻合術など（下腹壁動脈と陰茎背静脈の吻合術，深陰茎背静脈切除術など）が行われる。

CHART 57

【バイアグラの作用機序】←これは重要！

ヒト陰茎海綿体平滑筋は交感神経，副交感神経および NANC 神経（nonadrenergic noncholinergic）による 3 重支配を受けている。
勃起状態では副交感神経と NANC 神経優位で海綿体平滑筋は弛緩しており，NANC 神経の神経伝達物質は NO（一酸化窒素）であることが分かっている。
NO は平滑筋のグアニル酸シクラーゼに働いて GTP を cGMP に変換して平滑筋を弛緩させるが，cGMP はホスホジエステラーゼという酵素で分解されて代謝される。
バイアグラはこのホスホジエステラーゼを阻害することにより海綿体平滑筋細胞における cGMP を増加状態におくことによって勃起状態を持続させる。

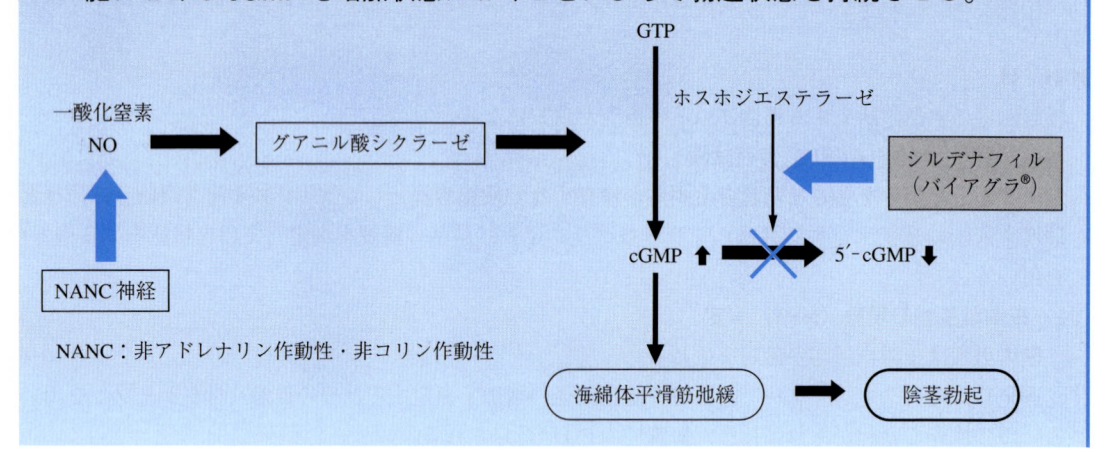

NANC：非アドレナリン作動性・非コリン作動性

2 形成性陰茎硬化症（ペロニー Peyronie 病）

▶病 因

陰茎海綿体白膜に線維性硬結が形成される良性疾患。

▶症 状

勃起時疼痛，硬結触知，陰茎彎曲，勃起不全など性交障害の原因となる。

▶診 断

問診と陰茎の触診で診断可能。陰茎癌との鑑別のために生検することもある。

▶治　療
1）保存的療法としてビタミンE，PGE₁製剤，トラニラストなどの内服療法やステロイドの硬結部への局注療法などがある。
2）手術療法では硬結部切除，白膜欠損部は包皮，静脈，人工物（ダクロンなど）が用いられる。

③ 持続性陰茎勃起症

▶病　因
何らかの原因により陰茎海綿体内の血液が貯留して勃起状態が持続した病的状態。動脈血の流入が過剰になる（動脈性流入過剰型）か，静脈灌流が障害されて発症する型（静脈閉塞型）に分類できる。
原因としては白血病，鎌状赤血球症などの血液疾患，糖尿病，中枢神経疾患，向精神薬，EDの治療としてのパパベリンの陰茎海綿体内注入などがある。

▶症　状
持続的な陰茎の勃起状態。疼痛を伴う場合が多く，性交による快感は全くない。

▶診　断
陰茎海綿体内血液ガス分析，カラードップラー超音波検査，陰茎海綿体造影，内陰部動脈造影など。

▶治　療
動脈性の場合は内陰部動脈の流入部の塞栓療法。静脈閉塞型では陰茎海綿体内洗浄，α交感神経刺激薬投与。手術療法として陰茎海綿体と尿道海綿体や陰茎背静脈，大伏在静脈との吻合術を行う。

④ 血精液症

精液（精嚢および前立腺の分泌液）に血が混入した状態。

▶病　因
前立腺疾患（前立腺肥大症，前立腺結石，前立腺癌，前立腺結核など）や精嚢疾患（精嚢嚢状拡張症，結核，癌など）が原因になることもあるが，ほとんどは原因不明である。出血傾向をもつ場合があり注意！

▶症　状
精液に鮮血や茶褐色の古い血液が混じる。原疾患がある場合は他の症状も伴うが，ただ精液に血が混入するだけの場合が多い。

▶診　断
精液の細胞診，結核菌の検出。精嚢病変が疑われればMRI。前立腺疾患は触診，超音波などで評価する。

▶治　療
治療が必要な出血はまれであり，経過観察で治癒するが出血傾向のある患者では症状が長引く。症状が長引く場合は止血薬や抗男性ホルモン剤などを投与することもある。

Ⅲ 各論

男性不妊症

　我が国では結婚した夫婦間で子供をもつことを希望しても妊娠の成立しないカップルの割合は約10％であるが，この原因が男性側にある場合を一般的に男性不妊症と称する。
　不妊症全体の約50％を占めており，原因の不明な特発性男性不妊症（約70％）と原因が分かっている続発性男性不妊症（約30％）に分類される。

1 特発性男性不妊症

▶病因，症状
男性不妊症のうちで原因不明であるもの。
不妊夫婦において妻に産婦人科的な異常がないということで夫が受診することが多い。

▶検査，診断
　精液検査（p.47参照）で異常が認められる。精液検査は一般的に最終射精後5日間以上間隔をあけて用手的に採取してもらい，なるべく早期（2時間以内）に検査する。変動があるので2，3回の検査を行う。
　無精子症（azoospermia：精液中に精子が全くない），乏精子症（oligozoospermia：精液中の精子濃度$20×10^6/ml$以下）を診断する。精子能をみる検査としてほかに速度，直進性，ハムスター卵への侵入をみる検査などがある。
　精巣の触診（大きさや精索静脈瘤の有無）も重要。
　陰嚢内の超音波エコーもよく行われる。
　内分泌検査では乏精子症例では血中卵胞刺激ホルモン（FSH）濃度が高値となる。内分泌異常（続発性）を除外するために各種のホルモン負荷試験（クロミフェン，hCGなど）も行われる。無精子症では精巣生検を行う場合もある。

▶治療
　薬物療法（ビタミンB_1やE，漢方薬，クエン酸クロミフェン，hCG/hMGなど）は効果が少ない。
　最近ではART（assisted reproductive technology）が様々な方法で積極的に試みられている。そのうちでAIH（artificial insemination with husband：いわゆる人工授精）が一般的だが，ほかにICSI（intracytoplasmic sperm injection）などの方法もある。
　この領域は産婦人科が中心で行われるため『Chart⑨　産婦人科』を参照のこと。

2 続発性男性不妊症

▶病因，分類
　精索静脈瘤（続発性では最も多く全体の20％，続発性の70％），そのほかに性染色体異常，停留精巣，精路通過障害などが原因となる。
　精路通過障害（閉塞性無精子症）は男性不妊症の5〜10％を占め，原因としては射精管閉塞，精管閉塞，精管切断術後，小児期鼠径ヘルニア術後，先天性両側精管欠損などがある。

▶症　状

精索静脈瘤，性染色体異常，停留精巣は§6　尿路・生殖器の先天異常の項（p.71〜）を参照。精路通過障害（閉塞性無精子症）は無精子症となる。

▶診　断

精液検査ではazoospermia。精路通過障害の確定診断には精嚢精管造影が必要である（図10.6）。

▶治　療

精路通過障害（閉塞性無精子症）では手術療法として経尿道的射精管開放術，顕微鏡下精管精管吻合術などが行われる。

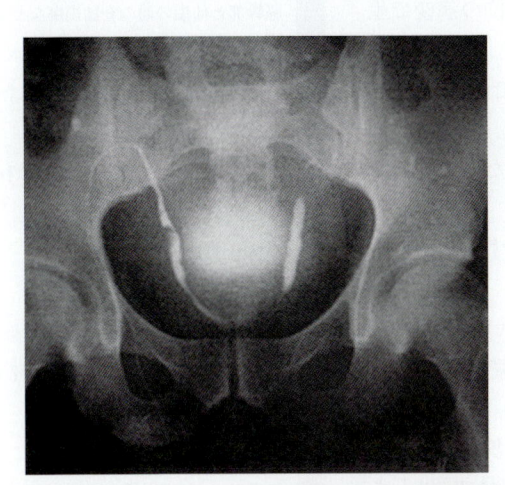

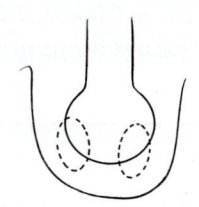

精嚢精管造影で精嚢が造影されない

図10.6　両側の精管閉塞症の精嚢精管造影像

Check Test 8

- □(1) 膀胱蓄尿時は交感神経核からの刺激は下腹神経を経由してα作用をつかさどる。
- □(2) 体性神経は陰部神経を介して外尿道括約筋を収縮させる。
- □(3) 副交感神経はβ作用によって膀胱利尿筋を収縮させる。
- □(4) 排尿筋括約筋協調不全は脳幹部より上位の病変で生じる。
- □(5) 自律神経過反射はTh_6以上の脊髄損傷で生じる。
- □(6) 脳血管障害の急性期では尿失禁が多い。
- □(7) 内圧尿流検査は排尿障害の原因を知るために有用である。
- □(8) 間欠的自己導尿は膀胱の過伸展を防止するために有用である。
- □(9) 慢性期の排尿障害には抗コリン薬を用いる。
- □(10) 夜尿症の生活指導では夜間の覚醒排尿が重要である。
- □(11) 尿失禁のなかでは切迫性尿失禁が最も多い。
- □(12) チェーン膀胱造影は，膀胱後壁尿道角が60°以上あれば手術療法の適応である。
- □(13) 膀胱瘻の治療では，まず自然治癒を期待して保存療法を行う。
- □(14) 機能性EDは，ED全体の約40%である。
- □(15) 機能性EDにはクエン酸シルデナフィルが有効である。
- □(16) 持続性陰茎勃起症では白血病が原因になることもある。
- □(17) 形成性陰茎硬化症はEDの原因になる。
- □(18) 男性不妊症の30%は特発性である。
- □(19) 乏精子症は精液中の精子数が$50×10^6$/ml以下の場合をいう。
- □(20) 続発性男性不妊症で最も多い疾患は精索静脈瘤である。

Answer

α作用は膀胱頸部の緊張を高める。

陰部神経核（Onuf核）からの遠心路が陰部神経に入る。

β作用は膀胱利尿筋を弛緩させる。

脳幹部と仙髄の間の脊髄損傷などで生じる。

Th_6以下では外尿道括約筋協調不全が起こる。
急性期では尿閉が多い。
BPHの手術適応を決めるために行うことが多い。

神経因性膀胱の基本的手技。

$α_1$ブロッカーやコリン作動薬を用いる。
『起こさず，あせらず，しからず』が基本。

腹圧性尿失禁が最も多い。
100°以上で手術適応。

自然治癒は極めてまれなので手術療法が必要。

心因性と精神病性に分かれる。
バイアグラ®は画期的な薬剤である。

白血病や鎌状赤血球症などの血液疾患も原因となる。
勃起時の疼痛，陰茎彎曲，EDなどの症状がある。

70%が特発性で，30%が続発性である。
$20×10^6$/ml以下。

続発性の70%は精索静脈瘤。

11 腎不全，腎血管性疾患

腎不全

1 急性腎不全

▶定　義

種々の原因により総腎機能の急速な低下による高窒素血症，電解質異常，代謝性アシドーシスなどの発現により様々な臨床症状を呈する状態，あるいは症候群をいう。障害発生の原因により腎前性，腎性，腎後性に分類できる。

▶病　因

1）腎前性急性腎不全

腎血流量の急速な減少による糸球体濾過量（GFR）の低下によるもので原因としては大量出血，外傷（挫滅症候群など），重篤な感染症（溶血性尿毒症症候群）などによる体液量低下，循環血漿量低下，心拍出量低下，腎血管攣縮，末梢血管拡張により発症する。初期には組織障害（尿細管壊死など）は起こさないが進行すると腎性腎不全となる。

2）腎性急性腎不全

腎の組織学的変化によるGFRの減少。原因疾患は急性糸球体腎炎，ループス腎炎などの血管炎や糸球体病変によるもの。急性間質性腎炎を惹起する薬剤性（ペニシリン，抗炎症薬など）や両側の急性腎盂腎炎によるものがある。

また，急性尿細管壊死を引き起こす腎前性腎不全の原因疾患や，腎毒性（尿細管毒性）のある抗生物質（アミノグリコシド，セファロスポリンなど），抗癌薬（シスプラチンなど），その他（重金属，パラコートなど）の多量投与，あるいは不適合輸血，DIC，横紋筋融解症などの溶血性障害がある。

3）腎後性腎不全

尿の通過障害により腎盂内圧，尿細管圧の上昇が起こり，急速に腎不全に陥るもの。可逆性であるが長期に及ぶと不可逆性となる。

両側尿管の閉塞（両側尿管結石，癌の後腹膜転移，後腹膜線維化症など）または下部尿路閉塞（前立腺肥大症，前立腺癌，尿道狭窄など）

CHART 58

腎前性：脱水，大量出血，挫滅症候群など
腎性：急性糸球体腎炎，ループス腎炎，薬剤性腎障害など
腎後性：後腹膜線維化症，前立腺疾患など

▶症　状

尿細管障害を惹起すると急速に乏尿，無尿へと進行する。その結果として高血圧，浮腫，心不全，貧

血が起こる。重篤になると肺水腫による呼吸困難，出血傾向，消化器症状（悪心，嘔吐，下痢），中枢神経症状（意識障害，けいれんなど）が起こる。

▶診　断

急激な血中尿素窒素，クレアチニンの上昇。高カリウム血症，代謝性アシドーシス。高カリウム血症による心電図変化（QRSの増大，P波の消失，ブロックなど）も出現する。

▶治　療

まず，急性腎不全の原因として腎後性腎不全を除外する。尿管閉塞に対しては尿管ステントの留置や腎瘻造設により急速に改善する。下部尿路閉塞に起因するものであれば尿道留置カテーテルや膀胱瘻造設で早期であれば改善する。

1）高カリウム血症の是正（カルシウムグルコネート，グルコース，インスリン療法，$NaHCO_3$注射，Caポリスチレンサルフォネイトの内服）
2）水分の補給：体液量の喪失を伴うものは必要であるが，尿細管壊死に陥っている場合は肺水腫を起こしやすいので中心静脈圧，体重の変化に注意する。
3）代謝性アシドーシスの補正：$NaHCO_3$注射
4）栄養管理：高カロリー，低蛋白食（高窒素血症予防のため）

以上の保存的治療でも改善せず体液の恒常性が維持できない場合はすみやかに血液浄化療法に移行する（p.175参照）。

CHART 59

【緊急透析の目安】
クレアチニン　10 mg/dl 以上
BUN　　　　　100 mg/dl 以上
K　　　　　　　5 mEq/l 以上
HCO_3　　　　15 mEq/l 以上

2 慢性腎不全（腎移植を含む）

▶定　義

慢性腎不全（chronic renal failure）は，腎機能低下が持続的かつ不可逆的に進行する病態と定義できる。

▶病　因

慢性糸球体腎炎が最も多く，絶対数は減少していないが，最近は糖尿病性腎症，腎硬化症も増加している。ほかでは囊胞腎，SLEなど様々な原因による糸球体の硬化，破壊が起こり，尿細管の間質炎と障害が波及し，機能ネフロンが減少して，体液の恒常性が維持できなくなってゆく。

水，電解質代謝異常に加えて窒素代謝，糖代謝などの代謝異常が起こる。

各種代謝産物が血中に蓄積され尿毒症へと移行する。また，さらに貧血，骨関節障害も進行する。

▶症　状

1）貧血（エリスロポエチンの産生低下）
2）高血圧（体液過剰とレニン-アンジオテンシン系の亢進による）
3）骨関節障害（カルシウム，リンの代謝異常，PTH過剰分泌）

など。急性増悪すると急性腎不全と同様の症状が出現する。

▶診　断

慢性的な血中尿素窒素，クレアチニンの上昇。高カリウム血症，代謝性アシドーシス。透析導入の基準は表に示す（表11.1）。

> 下記のⅠ．Ⅱ．Ⅲ．項のうち2項目以上が存在し，合計60点以上の場合を透析療法適応の基準とする。
> Ⅰ．末期腎不全に基づく臨床症状（下記1～7のうち2項目以上が存在する）
> 　1．体液貯留（全身性浮腫，高度の低蛋白血症，肺水腫，胸水，腹水など）
> 　2．体液異常（管理不能の電解質・酸塩基平衡異常など）
> 　3．消化器症状（悪心，嘔吐，食思不振，下痢など）
> 　4．循環器症状（重症高血圧症，心不全，心包炎など）
> 　5．神経症状（中枢・末梢神経障害，精神障害など）
> 　6．血液異常（高度の貧血，出血傾向など）
> 　7．視力障害（糖尿病性増殖性網膜炎）
> 　これら1～7小項目のうち3個以上のものを高度（30点），2個を中等度（20点），1個を軽度（10点）とする。
> Ⅱ．腎機能障害
> 　持続的に血清クレアチニン濃度が8 mg/dl以上（あるいはクレアチニンクリアランス10 ml/分未満）を示す場合。点数はこの条件を満たす場合30点，血清クレアチニン濃度5～8未満（クレアチニンクリアランス10～20未満）の場合20点，3～5未満（20～30未満）の場合10点とする。
> Ⅲ．日常生活障害
> 　尿毒症症状のため起床できないものを高度（30点），日常生活が著しく制限されるものを中等度（20点），通勤，通学あるいは家庭内労働が困難となった場合を軽度（10点）とする。
> 　さらに10歳以下または65歳以上の高齢者また糖尿病，膠原病，動脈硬化疾患など全身性血管合併症の存在する場合については10点を加算する。また，小児においては血清クレアチニン濃度を用いないでクレアチニンクリアランス値を用いる。

表11.1　慢性透析療法の適応基準

▶治　療

末期慢性腎不全に対する治療は透析療法と腎移植の2通りである。

透析療法には血液透析と腹膜透析があり，腎移植には生体腎移植と死体（献腎）移植がある。

a．透析療法

1）血液透析療法

　透析とは半透膜を介して溶質が移動することであり，基本原理は拡散と限外濾過にある。拡散は溶質の濃度勾配によって起こり，限外濾過は半透膜に圧をかけることにより溶質の移動を起こさせる。すなわち，小さい分子の溶質は水とともに移動し，大きいものは残る。実際の血液透析ではダイアライザーdialyzerで行うことになる。一般的に1週間に3回，1回5～6時間の透析時間を必要とする。

①ブラッドアクセス blood access

　血液透析のように血液を体外循環させて浄化する方法ではブラッドアクセスが必要になる。一般的には利き腕でない方の前腕内側に手術で動静脈瘻（内シャント；図11.1）を作成する。血管移植や

人工血管が使用されることもある。血液透析を行う場合はこれに穿刺をする。長期に使用するため穿刺部位も変える必要がある。副作用としては血腫，感染，血栓などがある。

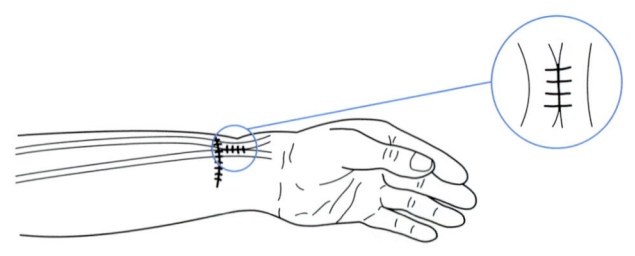

図11.1　ブラッドアクセス（内シャントの図）

②緊急用ブラッドアクセス
　内シャントは使用できるまで14～28日かかるので緊急用としてはブラッドアクセス用血管カテーテル（ショルドンカテーテルなど）の留置が行われる。部位としては鎖骨下静脈や大腿静脈が選択される。

＜透析装置，薬剤の使用＞
　ダイアライザーdialyzerと呼ばれる透析器を使用。これは血液と透析液の間に透析膜を置き，腎不全で貯留した老廃物を拡散，限外濾過させて除去する装置である。膜としては再生セルロース膜やハイパーフォーマンス膜を使用し，透析液は高Na，低K，低Caの液を用いる。使用する薬剤としては抗凝固薬がある。血液を一旦体外に出すため，ヘパリン（抗凝固薬：半減期1～2時間）を用いて全身のヘパリン化を行う必要がある。中和剤はプロタミンを用いる。ヘパリンよりも短時間で不活化されるメシル酸ナファモスタット（フサン®：半減期17分），メシル酸ガベキサート（FOY®：半減期2～3分）は出血傾向のある患者や術後の透析患者に用いられる。活性化部分トロンボプラスチン時間activated partial thromboplastin time：APTTが2倍程度に延長するように投与量を決定する。

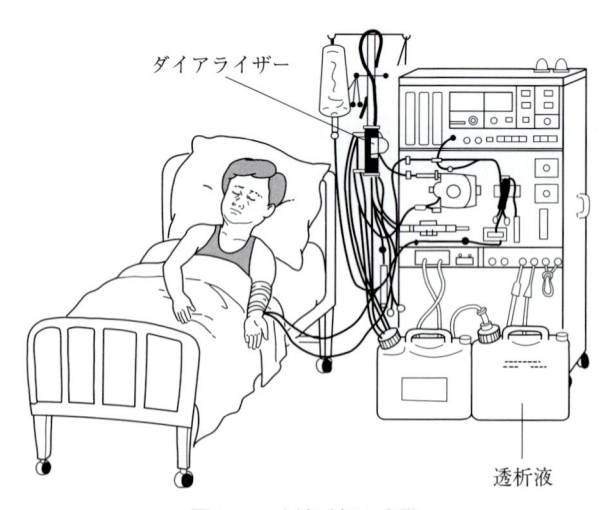

図11.2　血液透析の実際

2）腹膜透析療法

腹膜カテーテルを腹腔内に留置し，それを留置することにより透析を行う方法。

実際的には持続性自己管理腹膜透析continuous ambulatory peritoneal dialysis：CAPDが行われる，これは腹腔に腹膜灌流液を注入し，4〜8時間滞留させて，腹膜を透析膜とした血液浄化を行う。毎日（1日4回）施行する必要がある。持続的に施行するために体液の恒常性維持には優れているが腹膜炎を起こすことがあり，合併症としては最も重要。

＜慢性腎不全による透析療法の合併症＞

①心血管系

透析による除水が十分でないと循環血液量が増加し，高血圧，虚血性心疾患など心血管系への負担が増えるための合併症が起こる。透析前後の体重測定は重要である。

②消化器

透析患者は水分制限のために便秘傾向である。また，抗凝固薬の使用による胃潰瘍や出血性胃炎を起こしやすい。

③神経系

電解質異常（低Na血症など）による軽度なものから尿毒症による透析関連脳症（羽ばたき振戦などの不随意運動）など重症のものまで様々。尿毒症では見当識障害，意識障害などの精神症状も現れる。

④血　液

最も重要なものはエリスロポエチン産生低下による貧血。エリスロポエチン製剤で治療を行う。また鉄不足も貧血を助長するため鉄剤の投与も行う。また血小板の凝固能低下による出血傾向が出現する。

⑤Ca，P代謝

透析患者には骨の異常が多い（腎性骨異栄養症；図11.3）。

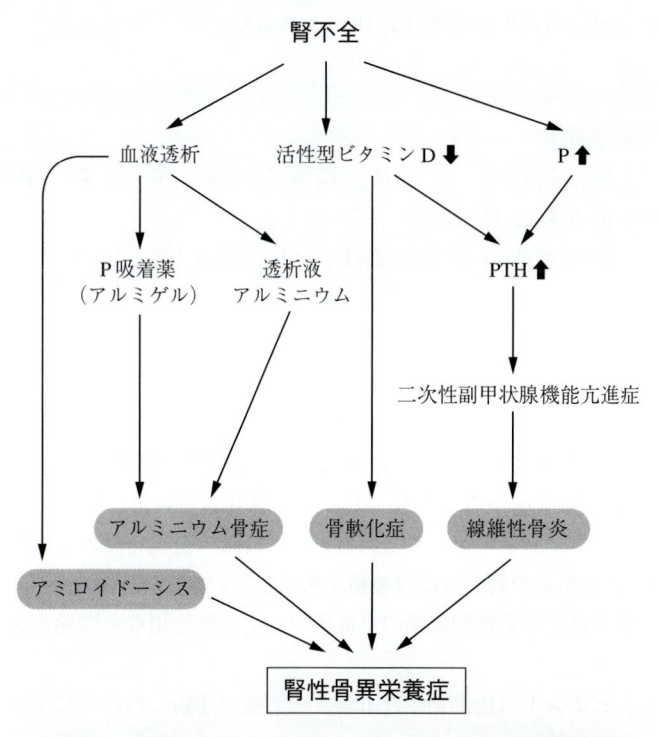

図11.3　慢性腎不全におけるCa，Pの異常（腎性骨異栄養症）

Ⅲ 各論

前図のように骨の異常の原因には二次性副甲状腺機能亢進症による線維性骨炎やビタミンD不足による骨軟化症やアルミニウム骨症やアミロイドーシスによるものがある。二次性副甲状腺機能亢進症による過剰なPTHの分泌に対してビタミンDのパルス療法を行ってPTHの分泌を抑制したり，副甲状腺の摘出術と前腕内に移植する方法がとられている。

⑥感染症

透析患者は免疫能が低下しており，易感染性である。呼吸器感染症や尿路感染症が多い。抗生物質は通常量の2/3程度を用いることが多い。

⑦透析アミロイドーシス

長期透析を行うと骨，滑膜，靱帯などにアミロイドが沈着する。その結果，関節痛や運動障害が出現する。

アミロイドの本体はβ_2-ミクログロブリンであり，通常は尿中に排出されるが透析で排出されないために体内に沈着する。手根管症候群や肩関節周囲炎，骨融解性病変などの原因になる。現在，高濾過能膜が開発されβ_2-ミクログロブリンの除去が可能になってきている。

⑧その他

内分泌異常（下垂体異常，性腺異常，卵巣異常など），悪性腫瘍の発生が多い。悪性腫瘍のなかでは透析腎（後天性腎囊胞：ACDK）に発生する腎癌が有名である。透析患者の数％に達し，乳頭状腺癌が多い。

＜透析患者の予後＞

透析患者全体の1年生存率は84％，5年生存率は58％，10年生存率は46％（1993年度）となっており，透析患者の予後は様々な合併症のために不良である。

特に，高齢者，糖尿病患者に対する透析が増加していることも，予後を悪くしている原因となっている。現在（2000年）の我が国の透析患者数は約18万人である。

CHART 60

【透析療法の合併症】
循環器，消化器，神経系，血液系，電解質代謝，内分泌系，免疫系とあらゆる合併症が起こりうる！
そのため，透析患者の5年生存率は58％と低い！

b．腎移植

透析療法は技術的には着実に進歩しているが，時間や食事の制限による生活の質Quality of Life：QOLが低下したり，様々な合併症があるために欧米では末期腎不全患者においては積極的に献腎移植が行われている。日本でも30年前から行われており，希望者も多いが，脳死法案が発令されたにもかかわらず献腎の提供が少なく，患者の家族や血縁者からの腎臓の提供を受ける生体腎移植の方が多く行われている（約3：7）。透析患者の約1/3は腎移植を希望している。

ただし，腎移植にも拒絶反応や免疫抑制薬の生涯服用による副作用など問題もある。

1）生体腎移植

生体腎移植ではレシピエント（提供を受ける側）の治療（手術）のためにドナー（提供者）が選択されるのに対して，献腎移植では逆にドナー腎に対してレシピエントが選択される。様々な選択の適

応が考えられるが最も重要なものは組織適合検査である。

＜組織適合検査＞
臓器移植では拒絶反応をできるだけ少なくするために提供される臓器と移植を受ける側の相性をみる検査が行われる。これが組織適合検査であり，1）赤血球型（ABO型），2）白血球型（HLA型：A，B，Drの3型が重要），3）リンパ球交叉試験（移植を受ける側に提供者のリンパ球に対する抗体がないことを最終的に確認する最も重要な検査！）などがある。

HLA型も相性を判定するスクリーニングとして重要。赤血球型と同様に血清反応で型を決めているが，200種類以上もあるため最近ではDNAの遺伝子座で型を決められるようになってきた（DNAタイピング）。

＜ドナー（提供者）とレシピエント（受容者）の選択＞
①ドナーの選択の条件
　1）年齢が65歳以下，2）全身疾患（高血圧，糖尿病，痛風）がない，3）腎機能正常，尿所見正常，4）悪性腫瘍がない，5）活動性の感染症がない，6）ウイルス感染のcarrierでない，7）近親者であること，8）リンパ球交叉試験（組織適合検査の1つ）が陰性

②レシピエントの選択の条件
　1）リンパ球交叉試験が陰性，2）年齢が5歳から60歳の間，3）貧血がない，4）活動性の感染症がない，5）高血圧がない，6）肝機能障害がない，7）消化管出血がない，8）悪性腫瘍がない，9）精神疾患がない

＜手術手技＞
生体腎移植ではドナーとレシピエントの手術がほぼ同時進行の形で行われる。

まず，ドナーの腎摘除術が行われるが，一般の腎摘除術と違い，使用する腎臓を摘出するために小さな血管などを傷つけないように血管，尿管を長く付けて丁寧に摘出する。提供された腎臓は図11.4のように本来の場所ではなく，腸骨窩（原則として左の腎臓は右に，右の腎臓は左腸骨窩）に移植する。

原則的に腎動脈は内腸骨動脈に端々吻合し，腎静脈は外腸骨静脈に端側吻合する。最後に尿管膀胱新吻合を行う，手術時間は約4〜5時間。吻合様式には各種のバリエーションがある。

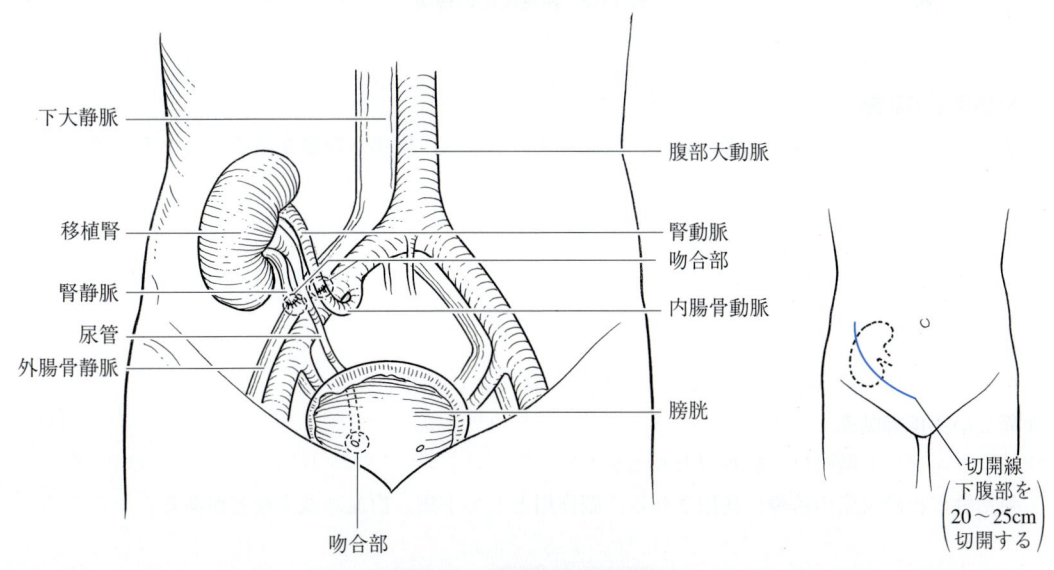

図11.4　腎移植の手術手技

＜術後経過＞

術後経過は3～4か月までの導入期（急性期）とそれ以降の維持期（安定期）に分類できる。

導入期は拒絶反応が起こりやすく大量の免疫抑制薬が使用されるため感染症やその他の副作用が出現しやすい。感染症は各種のウイルス感染症，真菌感染症，サイトメガロ肺炎など重篤になることもある。免疫抑制薬の維持量は基本的には生涯内服することになる。

＜拒絶反応＞

腎移植の成功はこの拒絶反応をいかに克服するかにかかっている。

すなわち，腎移植は手術よりも術後の管理に最も重点が置かれるといってもいい。拒絶反応は大きく分けると，1）超急性，2）促進急性，3）急性，4）慢性と大きく4分類できるが基本的には急性と慢性の2分類である（表11.2）。

拒絶反応とは移植腎を異物として排除しようとする生体反応であり，様々な因子が関与する。

まず，腎臓が移植されるとマクロファージがヘルパーTリンパ球に信号を送り，さらに別の細胞障害性Tリンパ球を動員して移植腎を攻撃する（急性拒絶反応）。

また，ヘルパーTリンパ球はBリンパ球に信号を送り，抗体を作ることを促す。抗体は移植腎の血管などについてこれを破壊してゆく（慢性拒絶反応）。

種類	発症時期	原因	症状，所見	治療と予後
超急性拒絶反応（hyperacute）	24時間以内	液性因子	発熱，無尿，Cr.上昇	血漿交換 予後不良
促進急性拒絶反応（accelerated）	1日から7日	液性因子	発熱，尿量減少 移植腎腫大，Cr.上昇	ステロイドパルス OKT-3
急性拒絶反応（acute）	7日以降3月以内	細胞性免疫	発熱，尿量減少 移植腎腫大，Cr.上昇	ステロイドパルス OKT-3
慢性拒絶反応（chronic）	3月以降	液性因子と血管因子	高血圧，Cr.上昇	免疫抑制薬増量 抗凝固療法

表11.2 拒絶反応の種類

＜拒絶反応の診断＞

血清クレアチニンの急激な上昇，発熱，尿量減少，高血圧，腎臓が腫脹することもある。疑いがあれば早期に腎生検を行うことが重要！

慢性では蛋白尿，浮腫，貧血。急性では免疫抑制薬が効きやすい（ステロイドパルス療法などを行う）ので早期診断が重要！

慢性では効果が低い。

＜免疫抑制薬＞

一般的には作用の違う薬を3剤ないしは4剤組み合わせて使用する。

＊新しい免疫抑制薬

①ミコフェノール酸モフェチル（セルセプト®）

難治性の拒絶反応の治療に使用される。副作用として下痢，白血球減少などがある。

免疫抑制薬	作用機序	使用法	副作用
アザチオプリン（イムラン®）	T細胞増殖抑制	維持	白血球減少，消化器症状等
ステロイド	免疫全般抑制	維持，拒絶反応	胃潰瘍，糖尿病，高血圧等
ALG（アールプリン®）	T細胞増殖抑制	拒絶反応	発熱，発疹，血小板減少
シクロスポリン（サンディミュン®）	IL-2分泌抑制	維持	腎障害，高血圧，歯肉増殖等
ムロモナブ-CD3（オルソクローンOKT3®）	T細胞増殖抑制	拒絶反応	発熱，悪寒戦慄，呼吸障害
ミゾリビン（ブレディニン®）	T細胞増殖抑制	維持	白血球減少，消化器症状等
タクロリムス（プログラフ®）	IL-2分泌抑制	IL-2分泌抑制	腎障害，高血圧，肝障害等
塩酸グスペリムス（スパニジン®）	T細胞増殖抑制	拒絶反応	白血球減少，消化器症状等

表11.3 免疫抑制薬の種類

②ネオーラル®（シクロスポリンのマイクロエマルジョン製剤）
　シクロスポリンは腸管からの吸収に個人差があり，血中濃度が安定しないため，安定した吸収を得る目的でマイクロエマルジョン製剤が開発され，現在使用されている。

2）死体腎（献腎）移植
　献腎移植では近親者であることを除けば生体腎移植のドナー選択の条件と同様である。
　重要なポイントは阻血時間であり，心停止から腎灌流冷却までの時間（温阻血時間：WIT）は短ければ（30分以内）腎障害はない。摘出して保存容器内で冷却すれば（冷阻血時間：CIT）比較的長く（48時間以内）保存可能である。
　保存液はユーロコリンズ液やUW液などの細胞内液成分の保存液を使用する。
　手術手技は生体腎移植と同様であるが，腎臓の運搬などでどうしても阻血時間が長くなるので，動静脈吻合後，生体腎移植であれば4～5分で尿の分泌がみられるが献腎移植の場合は1週間程度透析が必要である。

CHART 61

生体腎移植（ドナーを選択）と献腎移植（レシピエントを選択）に分類される。
組織適合検査：赤血球型，白血球型，交叉試験（最も重要！）
拒絶反応：急性と慢性で機序も治療も違う。診断には腎生検が必要！

Ⅲ 各論

腎血管性病変

1 腎血管性高血圧

▶病　因

腎動脈狭窄が原因となり腎内の灌流圧が低下する結果，レニン-アンジオテンシン系（RA系）が活性化されることによって起こる二次性の高血圧である（図11.5）。

腎動脈狭窄の原因としては粥状硬化症，線維筋性異形成，大動脈炎症候群がほとんどである。最近は粥状硬化症によるものが多い。全高血圧患者の0.3〜0.5％程度。

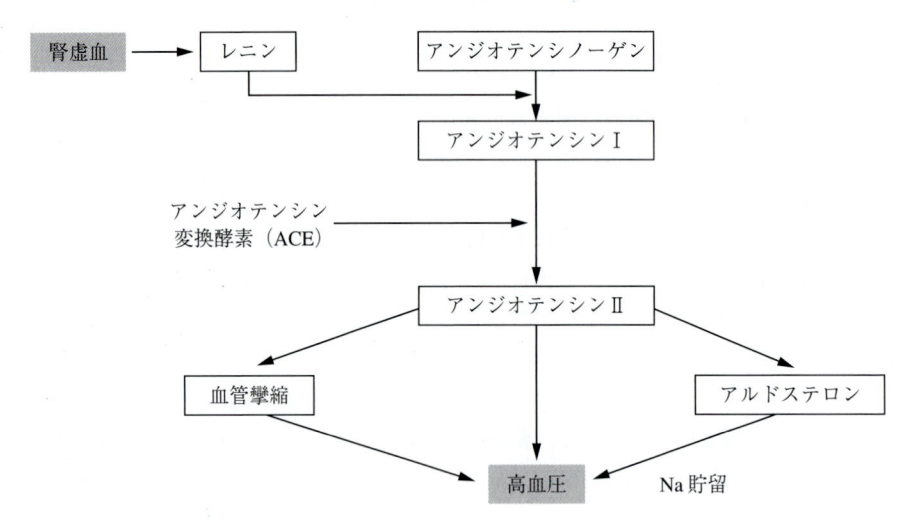

図11.5　レニン-アンジオテンシン Renin-angiotensin；RA系

▶症　状

急速に進行する若年性の高血圧。降圧薬抵抗性の高血圧。腹部の血管雑音を聴取することもある（約50％）。低カリウム血症。

▶診　断

血漿レニン活性（PRA）の高値。カプトリル（ACE阻害薬）負荷試験（ACE阻害薬を投与することによりPRAが急速に増加する。狭窄部位の診断には超音波ドップラーエコー，MRIなども有用であるが確定には腎動脈造影を施行する。

▶治　療

経皮的血管形成術（PTA）は75％以上の狭窄を認める場合に行う。

アプローチは通常の血管造影の手技と同様であるが腎動脈狭窄部をバルーンで拡張する方法。成功率90％。再狭窄は線維筋性異形成ではほとんどないが，粥状硬化症や大動脈炎症候群では約50％ある。

手術療法は腎動脈-大動脈のバイパス手術（人工血管を使用することもある）や自家腎移植術（ex vivo法）を行う。ex vivo法の利点は一度体外に摘出して手術するために顕微鏡下で無血の手術が可能な点である。

2 腎梗塞

▶病　因

腎動脈の本幹や分枝の閉塞による腎実質の虚血壊死で，心房細動，感染性心内膜炎，心臓弁膜症などの基礎疾患によるものが多いが，ほかに腎外傷，腎動脈狭窄，カテーテル操作が原因になることもある。

▶症　状

側腹部痛（急激に起こる疝痛），嘔吐，発熱。尿管結石や腎盂腎炎などと鑑別する必要がある（心房細動などの既往歴が重要！）。

▶診　断

血液所見でLDHの上昇は必発！（2〜3週間は続く）。白血球増加，レニン活性上昇。尿所見での異常（血尿，蛋白尿）。造影CT，血管造影，MR angiogramなどで部位を特定できる。ドップラーエコーも有用。

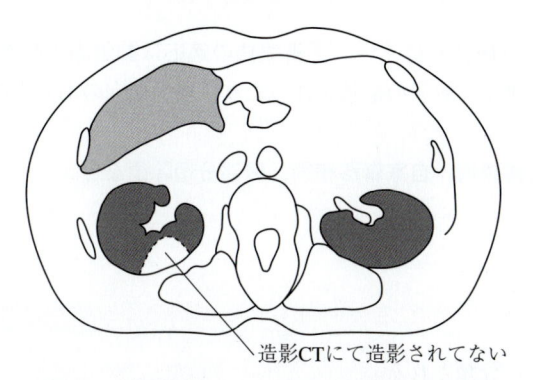

図11.6　右腎梗塞（くさび状の梗塞巣）のCT像

▶治　療

血栓溶解療法（線維素溶解剤を使用）は2時間以内であれば有効。

抗凝固薬の内服。外科的方法（血栓除去，血管形成，バイパス術など）は発生後早期（3時間以内）に行わなければ無効。

3 腎動脈瘤

▶病　因

動脈硬化，線維筋性異形成，外傷などが原因となる。動脈内でのカテーテル操作が原因になることもある。

▶症　状

側腹部痛，まれに血尿があるが無症状が多い。

▶診　断

他疾患で撮影した画像診断（KUB，CTなど）で偶然発見されることが多い（図11.7）。

腹部の聴診にて血管雑音bruitを聴取する。

Ⅲ 各 論

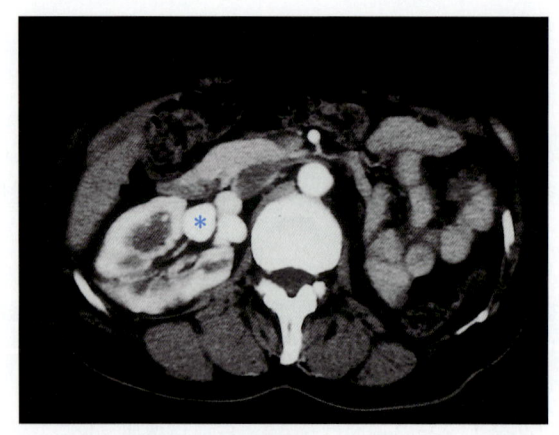

図11.7 腎動脈瘤（＊）のCT
右単腎に発生した動脈瘤

▶治 療

壁が石灰化しているものは破裂しにくい。手術療法の適応は動脈瘤の径が15mm以上のもの，壁の石灰化が不完全なもの，高血圧，血尿の症状を伴ったり，増大傾向のあるものや将来妊娠の予想される女性が適応となる。

手術は動脈瘤切除＋血行再建術，自家腎移植術，腎部分切除術など。

4 腎動静脈瘻

▶病 因

先天性，後天性，特発性に分類される。

先天性は多発性で成人になってから発症する。後天性が最も多く（約80％），腎癌，腎外傷，腎瘻造設後，腎生検後などに多い。特発性は単発性で原因不明，女性に多い。動静脈瘻は形態的に動脈瘤形成型（aneurysmal type）と異常血管形成型（cirsoid type）に分類できる。

▶症 状

血尿（ときに大出血，ショック，膀胱タンポナーデ）。高血圧や心不全の原因にもなりうる。

▶診 断

血管造影（図11.8）で確定診断可能。ドップラーエコー，MR angiogram，らせん走査型CTでも診断可能。

▶治 療

外傷（腎瘻造設，腎生検も含めて）後のものは自然消退することが多い。血尿，高血圧などの症状があるものはエタノールやコイルを用いた動脈塞栓術が主に行われている。

まれに出血が止まらない場合は腎摘除術を行うこともある。

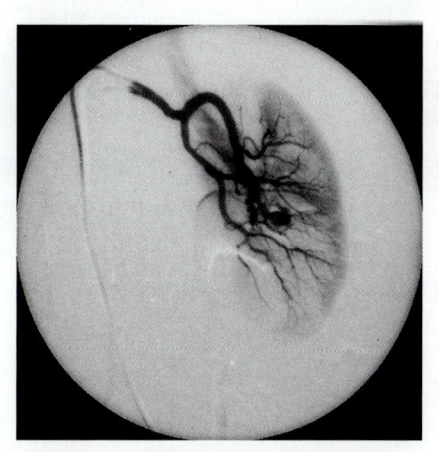

図11.8　腎動静脈瘻の腎動脈造影

その他の腎，後腹膜疾患

1 腎下垂症（遊走腎）

▶病　因

　正常腎も臥位と立位では位置が移動し，立位では臥位よりも2〜5cm（1〜2椎体分）下方に移動する。生理的下垂を超えて様々な症状を呈するものを遊走腎と呼ぶ。やせ型の若年女性に多い。

▶症　状

　側腹部から腰部に持続性の鈍痛（臥位で消失）。血尿（ときに肉眼的）。ときに蛋白尿がみられる。

▶診　断

　尿路造影（臥位と立位の比較）で確定診断。

▶治　療

　症状が軽い場合は無治療。症状がある場合は腹帯，腎固定用ベルトで固定。症状が強い場合には腎固定術nephropexyがまれに行われることがある。

2 本態性（特発性）腎出血

▶病　因

　腎からの出血が確認されているにもかかわらず，様々な検査によっても原因が不明なもの。40歳以下の青壮年に多い。

▶症　状

　無症候性肉眼的血尿。

▶診　断

血尿出現時に膀胱鏡検査で出血側を確認する。その後，各種画像診断，尿一般，血液検査，腎生検などでも原因不明ではあるが，最近は腎盂尿管鏡の機械や技術が進歩して尿管や腎盂腎杯を直接内視鏡で観察することが可能になった。

その結果，腎盂の炎症，小結石，血管腫，小さな動脈瘤，腎杯と静脈洞との交通（venocalyceal fistula）などが原因として特定できるようになり，この疾患と診断されることも少なくなっている。

▶治　療

安静，止血薬，腎盂への硝酸銀注入などで保存的に治療。

③ 後腹膜線維（化）症

▶病　因

外傷後，悪性腫瘍などによる後腹膜の線維化が起こるが，一般的な後腹膜線維化症は原因がはっきりしない特発性のものが多い。大動脈炎症候群との因果関係も指摘されている。

▶症　状

原因不明の水腎症（両側が多い）。無治療だと腎不全に陥る。

▶診　断

尿路造影，CT，MRI
悪性腫瘍との鑑別診断のために生検することもある。

▶治　療

ステロイド薬のパルス療法（再発が50％）。外科的治療としては尿管剥離術，あるいは尿管剥離術＋腹腔内留置術を行うこともある。

④ 腎静脈血栓症

▶病　因

様々な原因により腎静脈に血栓が生じ，蛋白尿などの原因となる病態。原因疾患としてはネフローゼ症候群（逆に腎静脈血栓がネフローゼ症候群の原因にもなりうる），膜性糸球体腎炎，アミロイドーシス，移植腎など。

▶症　状

著明な蛋白尿（アルブミン尿），急性期には腎うっ血による側腹部痛，血尿がみられる。

▶診　断

CTや超音波，MRIなどで診断可能。腎静脈血栓では慢性期では側副血行路ができるので補助診断となる。

▶治　療

急性期ではヘパリン抗凝固療法。慢性期はワーファリンを使用する。

5 ナットクラッカー現象

▶病　因

　左腎静脈が大動脈と上腸間膜動脈とに挟まれて圧迫されることにより腎のうっ血による血尿を生じること。クルミ割り（ナットクラッカー）に似ているためにそう呼ばれる。

▶症　状

　無症候性血尿（肉眼的が多い）。男性では精索静脈瘤を発生することもある。

▶診　断

　超音波，CT（図11.9），MRI，血管撮影などにより診断可能。

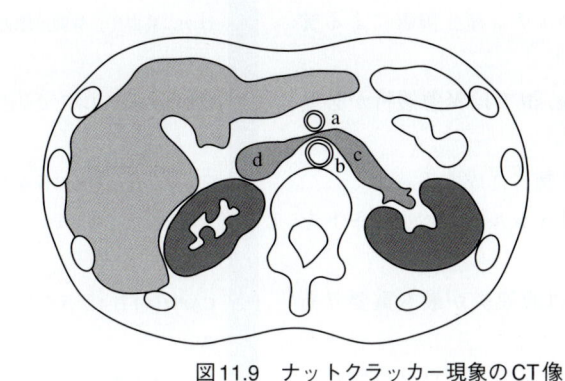

a. 上腸間膜動脈
b. 大動脈
c. 左腎静脈
d. 下大静脈

図11.9　ナットクラッカー現象のCT像

▶治　療

　経過観察で側副血行路の発達とともに血尿が消失することが多いが，貧血を起こすような持続的な肉眼的血尿では治療を要する。治療は腎盂内硝酸銀注入や腎盂尿管鏡での止血。腎静脈バイパス術や自家腎移植術などが行われることもある。

Check Test 9

- □(1) 腎前性腎不全は外傷，脱水などの体液消失が原因となる。
- □(2) 腎性腎不全は薬剤による尿細管壊死も原因となる。
- □(3) 急性腎不全では中枢神経症状は起こらない。
- □(4) 腎性腎不全では急激な高カルシウム血症で重篤になる。
- □(5) 前立腺肥大症では腎不全になることはない。
- □(6) 慢性腎不全の原因として腎硬化症が最も多い。
- □(7) 慢性腎不全ではエリスロポエチン産生障害による貧血がある。
- □(8) 血清クレアチニンが 10 mg/dl では緊急透析が必要である。
- □(9) 一般的に内シャントは利き腕に作成する。
- □(10) 全身ヘパリン化の中和にはメシル酸ガベキサートを用いる。
- □(11) 腹膜透析の合併症としては腹膜炎が最も重要である。
- □(12) 透析アミロイドーシスでは β_2-ミクログロブリンが沈着する。
- □(13) 腎移植の組織適合検査で最も重視されるのは赤血球型である。
- □(14) 腎移植では一般的にドナーの右腎を摘出してレシピエントの右腸骨窩に移植する。
- □(15) 免疫抑制剤は，現在では副腎皮質ステロイド剤が主に用いられる。
- □(16) 慢性拒絶反応からの回復は一般的に良好である。
- □(17) 腎血管性高血圧では血漿レニン活性が高値を示す。
- □(18) 腎梗塞の基礎疾患としては心房細動が多い。
- □(19) 腎動静脈瘻で血尿が高度なものは早期に動脈塞栓術を施行する。
- □(20) ナットクラッカー現象の症状は，主に左腎性血尿である。

Answer

腎血流量の急激な減少による GFR の低下が原因。

抗生物質，抗癌薬などが原因になる。

意識障害，けいれんなどが起こる。

高カリウム血症である。

腎後性腎不全の原因になることがある。

慢性糸球体腎炎が最も多い。

ほかに高血圧，骨関節障害がある。

BUN 100 mg/dl 以上でも必要となる。

利き腕と反対の腕に作成する。

中和剤にはプロタミンを用いる。

CAPD は 1 日 4 回行うので腹膜炎の危険がある。

手根管症候群などの原因となる。

移植直前のリンパ球交叉試験である。

ドナーの左腎を摘出してレシピエントの右腸骨窩に移植する。

現在はシクロスポリン，(ネオーラル®)またはタクロリムス水和物 (FK506) が主体である。

いったん慢性拒絶反応が起こると，移植腎生着は難しい。

レニン-アンジオテンシン系が活性化されて起こる。

心房細動に伴う血栓が原因となる。

膀胱タンポナーデや出血ショックを起こすこともある。

左腎静脈が大動脈と上腸間膜動脈に挟まれて，腎内静脈圧が高まることによる。

12 尿路・生殖器の外傷

腎外傷

　腎は解剖学的に後腹膜腔に存在し，胸郭，骨格筋，腎周囲脂肪組織などに囲まれて外力から保護されていることと，可動性に富むことから外傷は比較的少ないが，腎が特殊な状態の場合（腫瘍，膿瘍，炎症，水腎症など）は破裂することもある。しかし，臨床的に腎外傷で受診する症例としては正常腎に対する事故（交通事故，スポーツ外傷，労災など）によるものがほとんどである。
　大きく分類すると小損傷（腎挫傷，被膜下血腫，軽度裂傷）と大損傷（腎断裂，腎茎部損傷）に分けられる。

1 臨床症状

　血尿，腎部の疼痛，腹部腫瘤が3大徴候といわれている。後腹膜腔への大量出血によるショック症状を起こすこともある。血尿は約90％とほぼ必発である。

2 診　断

　血尿と受傷の病歴でほとんど確定できるが，問題は程度（小損傷か大損傷か）の診断である（図12.1）。各種画像診断が重要である！

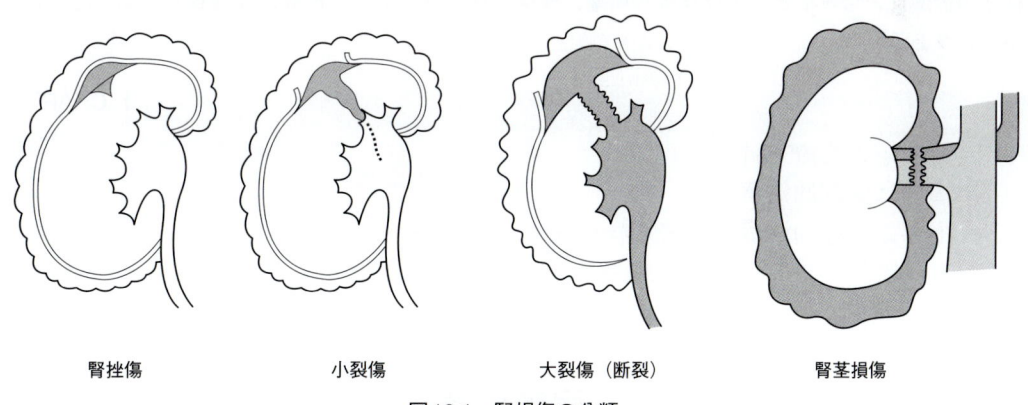

腎挫傷　　　　小裂傷　　　　大裂傷（断裂）　　　腎茎損傷

図12.1　腎損傷の分類

1）単純撮影（KUB），経静脈性尿路造影（IVU）

　腎陰影の拡大，腸腰筋陰影の消失，造影剤の排泄遅延，造影剤の腎外漏出，腎盂腎杯の変形，欠損など。

2) 超音波断層
　腎形態の不整，腎周囲血腫など。
3) 腹部CT
　腎周囲の血腫の広がり（図12.2），尿の溢流の診断など腎外傷においては最も有用な検査である。

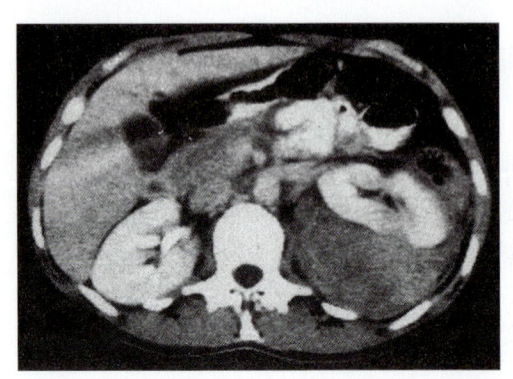

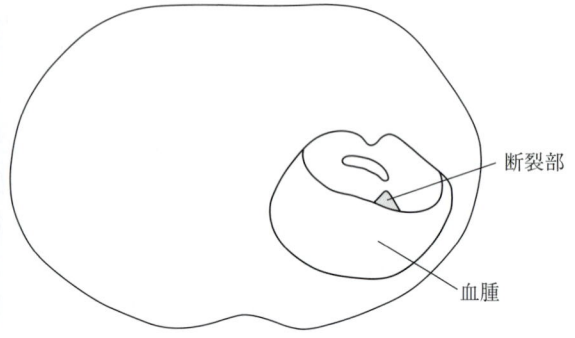

図12.2　腎損傷のCT

4) 腎動脈造影
　CTで断裂が疑われた場合，まず腎動脈造影を行って出血点が確認されれば血管塞栓療法にて止血を試みる。

3　治　療

　外傷の程度により方針を決定するが小損傷は安静，輸液など保存的に治療する。大損傷はCT，血管造影の結果で血管塞栓療法や手術療法となる場合もある。腎茎部損傷や完全腎断裂では出血を止めるために腎摘除術を施行する。部分断裂では腎部分切除術や腎実質縫合術が可能な場合もある。
　術後の後遺症，合併症としては腎動静脈瘻，尿瘻形成，ユリノーマ形成，尿管狭窄，高血圧，腎機能低下などがある。

CHART　62

【腎損傷の治療方針】
　小損傷は保存的治療
　大損傷は保存的治療か血管塞栓療法か手術療法

尿管損傷

　尿管は後腹膜にある細長い管腔臓器であり，外力による損傷は受けにくい。
　尿管損傷の原因はほとんどが医原性（婦人科手術などの骨盤内手術に発生，また尿管鏡操作などでも起こる）のものである。婦人科手術では尿管腟瘻になることが多い。

1 臨床症状

両側性の場合は無尿。手術創，腟からの尿の漏出。患側の側腹部痛。

2 診　断

漏出液の検査：尿素，クレアチニンの濃度が血清値の数十倍以上であれば尿と考える。確定診断は排泄性尿路造影や逆行性尿路造影で損傷部位を確認することによる。

3 治　療

1）手術中に損傷に気付いた場合

完全断裂でなければDouble Jのスプリントカテーテルを挿入して縫合しておく。完全断裂の場合は端々吻合，対側尿管への端側吻合，下部尿管であればBoari法などを用いた尿管膀胱新吻合術を行う。

2）尿管瘻を形成してから発見された場合

尿管カテーテルが損傷部を越えて挿入できれば2週間留置で閉鎖することが多い。損傷部を通過しない場合は上中部尿管であれば小腸置換術，自家腎移植術が行われることもある。下部尿管であればBoari法などを用いた尿管膀胱新吻合術を行う。

下部尿路損傷

1 膀胱損傷

膀胱は骨盤内の深い位置に存在するために外力による損傷を受けにくい。原因としては交通事故などによる外傷，TUR-BTなどによる医原性のもの，あるいは放射線性膀胱炎など膀胱に器質的変化が起きている場合の破裂がある。

分類としては，1）腹膜内破裂，2）腹膜外破裂がある。

1）腹膜内破裂は膀胱充満時に膀胱に急激な外力が加わった場合，最も弱い部位（膀胱頂部の腹膜付着部）が破裂するもので，腹腔内に尿が漏れる。

2）腹膜外破裂は骨盤骨折などに伴い骨折片が膀胱に突き刺さったりして起こる。

▶症　状

血尿，排尿困難，恥骨上部の疼痛，腹膜内破裂では腹膜刺激症状，腹膜外破裂では会陰部疼痛，うっ血斑（Buck筋膜断裂時）。

▶診　断

膀胱造影で確定診断（造影剤の膀胱外への流出）。腹膜内破裂では腸管の辺縁が描出される（図12.3）。腹膜外破裂では膀胱の圧排，偏位（骨盤腔の血腫のため）により火焔様陰影，涙滴様陰影など（図12.4, 12.5）。骨盤骨折の有無で判断。

図12.3　腹膜内膀胱破裂

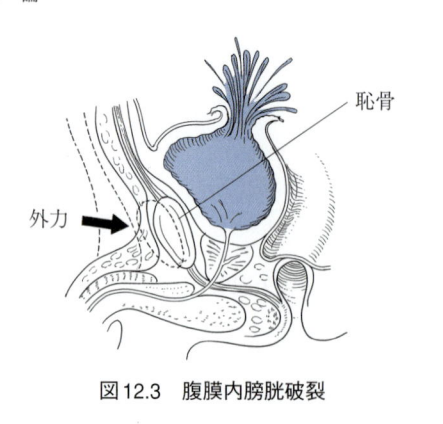

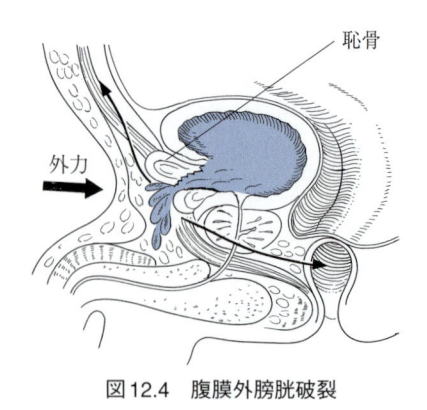

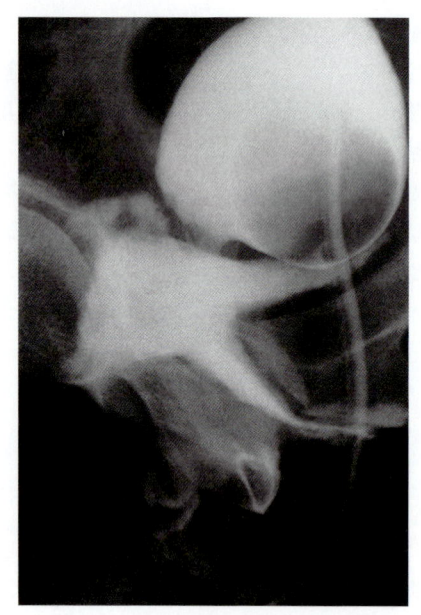

図12.4　腹膜外膀胱破裂

図12.5　腹膜外膀胱損傷のCG所見

▶治　療

　腹膜内破裂は原則的には**手術療法（破裂部を切除し，健常な膀胱壁を縫合する）**。腹膜外破裂やTUR-BTによる穿孔では尿道カテーテル留置により2～3週間で治癒することが多いが，膀胱前腔にドレーンを留置する必要がある。

2 尿道損傷

▶病　因

　泌尿器科損傷で腎に次いで多い（腎損傷と尿道損傷で80～90％）。
　前部尿道損傷と後部尿道損傷に分類される。

a. 前部損傷

大半は尿道球部に発生する騎乗型損傷straddle injuryである。股を広げた状態で会陰部を強打すると尿道球部が恥骨弓と物体との間に挟まれて損傷する（図12.6）。

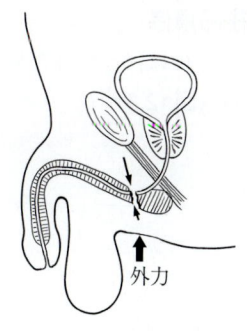

図12.6　前部尿道損傷

▶症　状

外尿道口より出血，血尿，溢血斑や尿の溢流（陰茎，会陰部，陰嚢，下腹部，大腿上部）。Buckの筋膜が断裂しなければ陰茎のみに生じる。

▶診　断

逆行性尿道造影（図12.7）で損傷部から周囲に造影剤の溢流が生じ，完全断裂では膀胱が造影されない。

▶治　療

不完全断裂では尿道にバルーンカテーテルを留置する。完全断裂ではまず膀胱瘻を設置して2期的に尿道形成術を行う。

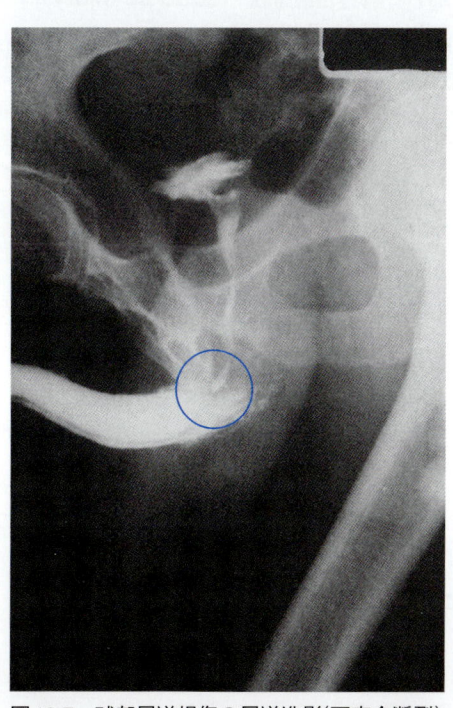

図12.7　球部尿道損傷の尿道造影（不完全断裂）

b. 後部損傷

骨盤骨折に伴う膜様部尿道の損傷で前立腺部から尿道が離断される（図12.8）。

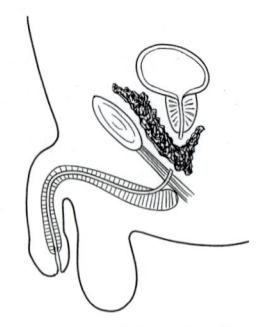

図12.8　後部尿道損傷

▶症　状
尿道出血，血尿，排尿困難，骨盤骨折（交通事故など）に伴うことが多く，出血性ショックを起こしている場合もある。

▶診　断
逆行性尿道造影で造影剤が後腹膜に溢流する。直腸診で前立腺が上方に変位する。骨折端を触知する場合もある。膀胱周囲への尿漏，出血で膀胱が逆涙滴状となる。

▶治　療
ショックや骨盤骨折の治療と同時に膀胱瘻を設置して血腫が吸収されてから（3〜6か月後の待機）の手術（尿道形成術）。内視鏡的に行う場合と開放手術がある。

CHART 63

【尿道損傷の分類】
前部尿道損傷（球　部）：騎乗型損傷（straddle injury）
後部尿道損傷（膜様部）：骨盤骨折

陰茎損傷

1 陰茎折症

▶病　因
陰茎勃起時に何らかの外力が加わり，陰茎海綿体白膜が断裂したものであり，英語ではfracture of penisと訳すが，決して骨折ではない！
性行為中，自慰行為中に起こる。

▶症　状
突然，「ポキッ」という断裂音とともに患部に激痛が走る。
勃起は弛緩して陰茎は患部の皮下出血のため暗赤色となり損傷部の対側へ偏位屈曲する（図12.9）。

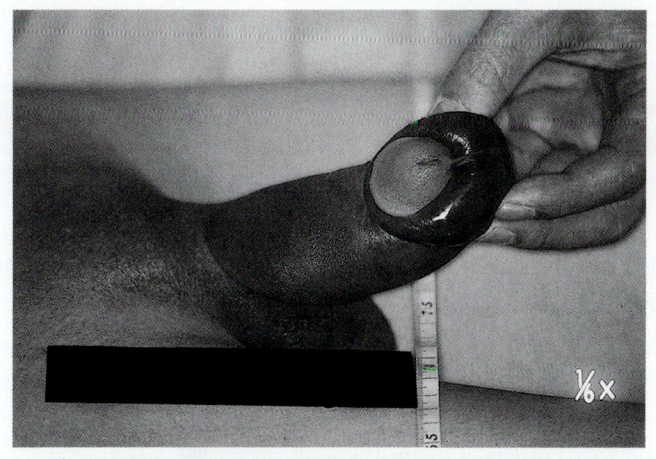

図12.9　陰茎折症の外観　☞巻頭カラー29

▶診　断

問診，視診。

初期であれば白膜断裂部が触診できるが，時間が経つと血腫が広がり，断裂部が分かりにくくなる。陰茎海綿体造影で断裂部が特定できることもある。

▶治　療

保存的治療だけでは陰茎の変形，勃起不全を起こすことが多いので早期に手術（血腫除去＋白膜断裂部縫合）を行う。

精巣（睾丸）損傷

1 精巣（睾丸）損傷

精巣（睾丸）損傷の原因はスポーツ外傷（野球など），けんか，交通事故が多い。精巣白膜が断裂した場合は精巣破裂 rupture of testis と呼ぶ。

▶症　状

陰囊部から下腹部にかけての激痛。陰囊部の腫脹。

▶診　断

問診，視診，触診では破裂部は分かりにくい。超音波エコーで破裂部が確認できる場合もある。

▶治　療

破裂が疑われる場合は精巣機能温存のために早期手術が必要である。

血腫を除去し，白膜を縫合する。破裂がひどい場合は精巣を摘除する。

Check Test 10

- □(1) 腎外傷の90％以上に血尿がみられる。
- □(2) 腎外傷の重症度診断にはMRIが最も有用である。
- □(3) 腎外傷に対する血管塞栓療法の後遺症に高血圧がある。
- □(4) 尿管損傷のほとんどは医原性である。
- □(5) 腹膜内膀胱破裂では膀胱三角部付近が破裂する。
- □(6) 腹膜外膀胱破裂では会陰部痛を生じることがある。
- □(7) 腹膜外膀胱破裂では膀胱造影で涙滴様陰影が特徴的である。
- □(8) 尿道の騎乗型外傷では尿道膜様部が損傷される。
- □(9) 尿道損傷は，泌尿器科外傷のなかでは腎外傷に次いで多い。
- □(10) 陰茎折症はなるべく早期に手術が必要である。

Answer

血尿，腎部の疼痛，腹部腫瘤が3大徴候。

造影CTが最も有用。

腎性高血圧になることがある。

婦人科手術などの骨盤内手術に多い。

膀胱頂部が破裂する。

Buck筋膜の断裂時に起こる。

火焔様陰影とも呼ばれる。

尿道球部の損傷を生じる。

腎損傷と尿道損傷で80〜90％を占める。

陰茎の変形，EDの可能性があるので早期手術が必要。

和文索引

(太字：主要ページ)

◀ あ ▶

アドレナリン 21, 49
アルドステロン 21
アンジオテンシン 31
　——変換酵素 31
アンドロゲン 37

◀ い ▶

イヌリン 29
異所性ACTH産生症候群 49
遺尿 5
遺尿症 162
溢流性尿失禁 6, 163, 164
陰茎 34
　——癌 6, 85, 143
　——硬度計 66
　——折症 15, 194
陰嚢水腫 7, 85, 62
陰嚢水瘤 9
陰嚢内腫瘤 7
陰嚢内容腫脹 9
陰部神経核 32

◀ え ▶

エストロゲン剤 138
エリスロポエチン 31
遠位尿細管 31
塩酸ミノサイクリン 71
塩類尿 3

◀ お ▶

黄色肉芽腫性腎盂腎炎 99
横紋筋 24
　——肉腫 129

◀ か ▶

カテーテル採尿 44
カンジダ感染症 109
過活動膀胱 5
仮性尿道 10, 12
仮性包茎 6, 85
仮性無尿 4

下大静脈後尿管 78
回腸導管術 16
回腸導管造設術 127
海綿腎 72
外鼠径ヘルニア 85
外尿道括約筋 24
外尿道口狭窄 82
褐色細胞腫 113
間欠的自己導尿 160
間欠的水腎症 76
間欠熱 40
間質性膀胱炎 4, 5, 100
完全重複腎盂尿管 81
嵌頓包茎 6, 15, 85
乾酪空洞型尿路結核 103

◀ き ▶

騎乗型損傷 194
亀頭包皮炎 6, 85, 103
機能性尿失禁 164, 165
逆流性腎症 81
逆流防止機構 24
逆流防止術 16
逆行性射精 7, 133
逆行性腎盂造影 53
球海綿体筋反射 44
急性陰嚢症 62
急性腎盂腎炎 15, 97
急性腎不全 15, 173
急性精巣上体炎 101
急性前部尿道炎 4
急性前立腺炎 4, 15, 100
急性膀胱炎 4, 5, 99
去勢術 138
拒絶反応 180
巨大尿管 78
近位尿細管 30
緊急用ブラッドアクセス 176

◀ く ▶

クエン酸シルデナフィル 168
クラミジア感染症 107
クリアランス 29
クレアチニン 30
　——クリアランス 30

グラム染色 45
偶発発見副腎腫瘍 115

◀ け ▶

形成性陰茎硬化症 168
経直腸的超音波検査 62
経尿道的前立腺切除術 133
経尿道的尿管結石砕石術 153
経尿道的膀胱腫瘍切除術 126
経皮的血管形成術 182
経皮的腎結石破砕術 154
経腰的副腎摘除術 16
稽留熱 40
血液透析療法 175
血精液症 7, 169
血中コルチゾール 48
血中ゴナドトロピン 48
血中テストステロン 47
血尿 3, 8, 73, 78
血膿尿 3
献腎移植 181
結石 14, 62, 73, 77
結節性硬化症 119
顕微鏡的血尿 3
原始生殖細胞 34
原始尿生殖洞 27
原発性アルドステロン症 49, 111
原発性性腺機能不全 48
原発性副甲状腺機能亢進症 149

◀ こ ▶

コアグラ抜き 14
抗Müller管因子 35
抗アンドロゲン剤 138
高位精巣摘除術 141
睾丸 32
　——回転症 87
交通性陰嚢水腫 85
後天性腎嚢胞 178
後部尿道 24
　——損傷 194
　——弁 81
後腹膜腫瘍 145
後腹膜線維症 13, 186
後腹膜リンパ節郭清術 141

197

骨シンチグラム　59
骨盤骨折　194
骨盤腎　74
骨盤内リンパ節郭清術　127
混合型性腺異形成症　91
混濁尿　3, 8
根治的腎摘除術　16
根治的前立腺全摘除術　137
根治的膀胱全摘除術　126

◀ さ ▶

細菌尿　3
砕石位　43
採尿　44
再燃前立腺癌　138
臍嚢腫　80
残尿感　5

◀ し ▶

シスチン尿症　40, 149
子宮癌　14
糸球体腎炎　3, 8
糸球体濾過量　29
思春期早発症　94
死体腎移植　181
視聴覚性刺激負荷試験　167
自己導尿　12
自排尿型代用膀胱造設術　16
持続性陰茎勃起症　169
持続性自己管理腹膜透析　177
持続導尿法　10
持続勃起症　7
漆喰腎　104
射精　38
　　──管　35
　　──障害　7
集合管　31
終末期血尿　3
終末期排尿痛　4
重複腎盂尿管　74, 77
順行性腎盂造影　54
初期血尿　3
初期排尿痛　4
硝酸銀　14
鞘状突起　35
上皮小体シンチグラム　58
上皮小体ホルモン　49
上皮小体機能亢進症　49, 51
静脈性腎盂造影　52
静脈石　51
心因性頻尿　162
神経因性膀胱　5, 9, 12, 13, 44, 51, 54,
　　81, 157

神経芽細胞腫　145
神経性頻尿　5, 162
真性尿失禁　6, 163, 165
真性半陰陽　89, 139
真性包茎　6, 85
真性無尿　4
新膀胱形成　127
腎　22
腎オンコサイトーマ　120
腎シンチグラム　57
腎移植　16, 178
腎盂癌　62
腎盂形成術　16
腎盂腫瘍　14, 120
腎盂腎炎　8, 9, 40, 41, 76, 81
腎盂尿管腫瘍　3
腎下垂症　185
腎芽細胞腫　119
腎回転異常　76
腎外傷　8
腎癌　3, 8, 115
腎茎損傷　189
腎血管筋脂肪腫　60, 119
腎血管脂肪腫　62
腎血管性高血圧　44, 49, 182
腎血漿流量　29
腎血流量　29
腎結核　8
腎結石　3, 9, 62, 76, 149
腎後性腎不全　4, 13, 14, 15, 173
腎後性無尿　4, 13
腎硬化症　174
腎梗塞　9, 41, 183
腎挫傷　189
腎細胞癌　40, 60, 62, 115
腎腫瘍　9, 14, 56
腎周囲炎　99
腎小体　22
腎静脈血栓症　186
腎性急性腎不全　173
腎性血尿　14, 87
腎生検　66
腎前性急性腎不全　173
腎前性腎不全　4
腎損傷　189
腎動静脈瘻　8, 14, 184
腎動脈瘤　14, 183
腎尿細管性アシドーシス　149
腎嚢胞　56, 60, 62
腎膿瘍　9, 98
腎杯憩室　76
腎不全　14
腎変位　74
腎瘻　14, 15
　　──造設術　127

◀ す ▶

スタンプテスト　65
水腎症　14, 40, 62, 77, 78, 83, 85

◀ せ ▶

セルトリ細胞　37
精液　38
　　──検査　47
　　──瘤　7, 9, 86
精管　33, 35
精索血管高位結紮術　87
精索静脈瘤　9, 32, 87
精索水腫　85
精索捻転症　7, 9, 15, 41, 42, 87
精子　34, 37, 47
　　──細胞　34
精祖細胞　34
精巣　32
　　──炎　7, 9, 103
　　──外傷　15
　　──固定術　16
　　──腫瘍　7, 9, 41, 62, 139
　　──上体　32, 35
　　──上体炎　7, 9, 40, 41
　　──上体結核　105
　　──垂捻転症　7, 9
　　──生検　66
　　──性女性化症候群　40, 89, 91, 95
　　──損傷　195
　　──摘除術　138
　　──転位　84
　　──捻転症　87
精嚢　33, 35
　　──結核　43
　　──造影　55
精母細胞　34
性器ヘルペス感染症　107
性器結核　105
性機能検査　65
性腺機能低下症　48
性腺機能不全　48
生殖機能検査　65
生体腎移植　178
生理的狭窄部　23
赤血球　45
切迫性尿失禁　6, 163, 164
線維性硬化萎縮型尿路結核　104
尖圭コンジローム　85, 108, 129
選択的腎動脈造影　56
先天性アンドロゲン生合成障害　92
先天性後部尿道弁　83
先天性水腎症　41, 75
先天性単腎症　71

先天性囊胞腎　27
先天性副腎過形成　89
先天性副腎皮質過形成　93
先天性膀胱憩室　79
全血尿　3
全排尿痛　4
前部尿道　24
前立腺　33, 43
　　──マッサージ　101
　　──レーザー治療　16
　　──圧出液　101
　　──炎　8, 40, 41
　　──癌　5, 33, 43, 55, 61, 62, 135
　　──結核　105
　　──結石　43, 51
　　──生検　66
　　──全摘除術　16
　　──特異抗原　136
　　──肥大症　5, 6, 7, 9, 13, 43, 55, 62, 81, 130
　　──分泌液検査　46

◀ そ ▶

鼠径ヘルニア　42, 82, 84, 92
双手診　41
造後腎芽体　26
側腹部痛　9
続発性男性不妊症　170

◀ た ▶

ダイアライザー　175, 176
多尿　4
多発性内分泌腺腫　114
体外衝撃波結石破砕術　153
大動脈造影　56
単純腎摘除術　16
単純性腎囊胞　71
男性ホルモン完全遮断法　138
男性化副腎皮質腫瘍　114

◀ ち ▶

チェーンCG　54
恥骨離開　79
緻密斑　31
蓄尿時　32
中間尿採取　44
中心性肥満　40
中腎管　34
中腎傍管　35
超音波診断　62
直腸癌　14
直腸診　43

直腸損傷　11

◀ つ・て ▶

痛風　149

テストステロン　34
デキサメサゾン負荷試験　49
デヒドロエピアンドロステロン　48
低アンドロゲン症　95
停留精巣　42, 79, 82, 83, 84, 92, 95

◀ と ▶

トリコモナス感染症　109
ドナー　179
糖質コルチコイド　21
糖尿病　4, 5
糖尿病性腎症　174
透析アミロイドーシス　178
透析腎　178
導尿　10
　　──型代用膀胱造設術　16
特発性過カルシウム尿症　149
特発性腎出血　3, 185
特発性男性不妊症　170

◀ な ▶

ナットクラッカー現象　8, 187
内尿道括約筋　24
内反乳頭腫　129
内分泌非活性腫瘍　115

◀ に ▶

二次性性腺機能不全　48
二段排尿　6
肉眼的血尿　3
乳糜尿　3
尿意切迫　130
尿管　23
　　──異所開口　6, 77
　　──芽　26
　　──結石　9, 13, 15, 41, 149
　　──腫瘍　62, 120
　　──損傷　190
　　──腟瘻　190
　　──皮膚瘻術　16
　　──皮膚瘻造設術　127
　　──膀胱新吻合術　191
　　──瘤　77
尿酸代謝異常　149
尿失禁　5, 77, 82, 130, 163
尿線細小　6

尿線中絶　6
尿線分裂　6
尿素　30
尿中17-KS　48
尿中VMA　49
尿道　24
　　──カテーテル類　10
　　──カルンクル　43, 129
　　──ブジー　12
　　──ポリープ　129
　　──異物　165
　　──炎　8
　　──下裂　82
　　──外傷　15, 55
　　──外尿失禁　163, 165
　　──癌　129
　　──狭窄　5, 6, 9, 12, 166
　　──形成術　16
　　──結石　4, 5, 9
　　──出血　10, 130
　　──上裂　79, 82
　　──造影　55
　　──損傷　10, 192
　　──脱　166
　　──吊り上げ術　16
　　──分泌物検査　46
尿閉　4, 5, 6, 40, 85, 130
尿崩症　4, 5
尿膜管開存症　80
尿膜管憩室　80
尿膜管腫瘍　128
尿膜管囊腫　80
尿流量検査　64
尿路感染症　3
尿路結核　3, 103
尿路結石　3, 8, 147
尿路腫瘍　3
尿路変更術　16, 127

◀ ね ▶

ネガティブフィードバック　47
ネフログラム　53
ネフロン　28

◀ の ▶

ノルアドレナリン　21, 49
膿腎症　41, 98
膿精液症　7
膿尿　3
囊胞腎　40, 71, 174
囊胞穿刺　71

◀ は ▶

バイアグラ 168
バニリルマンデリン酸 49
バルーンカテーテル 10, 14
パラアミノ馬尿酸 29
播種状結節型尿路結核 104
馬蹄腎 27, 73
敗血症 15
排尿 32
　──後痛 5
　──困難 5, 6, 9, 77, 80, 85
　──時膀胱造影 54
　──時膀胱内圧測定 64
　──障害 83
　──痛 4
白膜 32
白血球 45
白血病 7
反射性尿失禁 163, 164

◀ ひ ▶

ヒト絨毛性ゴナドトロピン 48
ビタミンD 31
非交通性陰嚢水腫 85
頻尿 4, 5, 130

◀ ふ ▶

フィラリア症 3, 8
フィラリア性乳び尿 108
フルニエ壊疽 41
フレアアップ現象 138
ブラッドアクセス 175
プルンベリー症候群 81
プレーン徴候 7, 42, 88
不安定膀胱 5
腹圧性尿失禁 5, 163, 164
腹腔鏡下副腎摘除術 16
腹膜透析療法 177
副腎 21
　──シンチグラム 58
　──静脈採血 56
　──静脈造影 56
　──髄質シンチグラム 58
　──性器症候群 114
　──皮質シンチグラム 58
　──皮質過形成 49
　──皮質刺激ホルモン 49

◀ へ ▶

ペロニー病 168

変形赤血球 45

◀ ほ ▶

包茎 6, 85
包皮結石 85
放射線性膀胱炎 5
膀胱 24
　──タンポナーデ 11, 14
　──しぶり 4, 5
　──移行上皮癌 123
　──異物 5, 165
　──炎 8, 41
　──外開口 77
　──外傷 15
　──外反症 79
　──灌流 14
　──癌 3, 5, 8, 61, 79
　──機能検査 64
　──憩室 6, 79
　──頸部硬化症 5, 9
　──結核 5, 8
　──結石 5, 6, 8
　──三角部 24
　──腫瘍 54, 62
　──上皮内癌 126
　──生検 66
　──穿刺 11
　──全摘除術 16
　──造影 54
　──損傷 191
　──脱 166
　──腟瘻 6, 165
　──腸瘻 165
　──内圧測定 64
　──内注入療法 126
　──尿管逆流症 54, 81
　──瘻 11, 15, 165
　──瘻設置 11
傍糸球体装置 31
乏尿 4
勃起 38
　──障害 7, 38, 83, 167
本態性腎出血 185

◀ ま ▶

マホガニーブラウン 120
埋没陰茎 85
満月様顔貌 40
慢性糸球体腎炎 174
慢性腎盂腎炎 97
慢性腎不全 4, 174
慢性精巣上体炎 102

慢性前立腺炎 101
慢性膀胱炎 99

◀ む ▶

無菌性膿尿 3
無症候性肉眼的血尿 3
無尿 4, 13

◀ め・や ▶

メサンギウム 31

夜間陰茎勃起現象測定 167
夜間頻尿 5
夜尿症 6, 162
野牛肩 40

◀ ゆ・よ ▶

融合腎 73
遊走腎 185

腰筋症状 99

◀ ら・り ▶

ライデイヒ細胞 37

リンパ管閉塞 3
利尿薬 5
淋菌感染症 106

◀ れ ▶

レシピエント 179
レニン-アンジオテンシン-アルドステロン系 31, 49, 182
レノグラム 57

◀ ろ・わ ▶

肋骨背部角 41

矮小陰茎 85

◀ その他 ▶

2段排尿 80
2杯分尿法 3
3β-デヒドロゲナーゼ欠損症 93
21-ヒドロキシラーゼ欠損症 93

欧文索引

(太字：主要ページ)

◀ A ▶

ACDK　178
ACE　31
ACTH　49
AFP　140
AML　119
AP　54
AVSS　65
　——負荷試験　167

◀ B ▶

β-hCG　140
bag of worms　87
Bergmann法　86
Boari法　191
Bowman嚢　26
BPH　130
buffalo hamp　40
BUN　30

◀ C ▶

CAPD　177
CG　54
CIS　126
cobra head sign　77
Cohen法　82
CT　60
Cushing症候群　40, 48, 49, 112
Cushing病　49
CVA　41

◀ D ▶

DHA　48
DJステント　13, 15, 152
DNA probe法　46
Double Jのスプリントカテーテル　191

◀ E ▶

ED　7, 38, 167
EPS　101
ESWL　13, 15, 16, 153

◀ F・G・H ▶

Fishberg濃縮試験　64

Gerota筋膜　22
GFR　29

Henle係蹄　31

◀ I ▶

ILCP　134
Incidentaloma　115
Indian pouch法　127
IVP　52

◀ K ▶

Kallmann症候群　95
Klinefelter症候群　89, 90, 95, 139
Kock pouch法　127
KUB　50

◀ L ▶

Laurence-Moon-Biedl症候群　95
LDH　140
Leydig細胞　34, 37, 92
LH-RHアゴニスト　138

◀ M ▶

Malpighian小体　23
MIF　35
MIS　92
moon face　40
MRI　61
MR urography　61
Müller管　35
　——遺残症候群　89, 92
　——抑制物質　92

◀ N・O ▶

neo-bladder法　127
NPT測定　167

Onuf核　32

◀ P ▶

PAH　29
Palomo法　87
Papanicolaou染色　45
Pca　135
PCR法　46
Peyronie病　168
PGE_1テスト　167
PNL　16, 154
Politano-Leadbetter法　82
Prader-Willi症候群　95
Praderの分類　93
Prehn徴候　7, 42, 88
PSA　136
PSP試験　63
PTA　182
PTH　49

◀ R ▶

RA系　182
RBF　29
Rovsing徴候　73
RP　53
RPF　29

◀ S ▶

Sertoli細胞　34, 35, 37
SLE　174
SRY　34
Stamey & Mearsの3杯分尿法　46
Stameyの4杯分尿法　101

◀ T ▶

Thompsonの2杯分尿法　44
TRUS　62
TUL　16, 153
TUR-BT　16, 126
TUR-P　16, 133
Turner症候群　89, 90
TVP　134
TVT手術　16

◀ U ▶

UG　55
Ultzmann法　3

◀ V ▶

VCG　54
VLAP　134

von Hippel-Lindau病　40, 114, 115
von Recklinghausen病　40
VUR　54, 81

◀ W ▶

Weigert-Meyerの法則　74
Whitaker test　79
Wilms腫瘍　40, 119

Winkelmann法　86
Wolff管　34, 35

◀ X・Z ▶

XX男性　91

Ziehl-Neelsen染色　45

CHART ③		泌尿器科
1984年11月29日	第1版第1刷発行	
1986年 2 月 3 日	第1版第2刷発行	
1987年11月 2 日	第2版第1刷発行	
1988年11月22日	第2版第3刷発行	
1990年 1 月 8 日	第3版第1刷発行	
1991年 8 月27日	第3版第4刷発行	
1993年 1 月29日	第4版第1刷発行	
1994年 5 月27日	第4版第2刷発行	
1996年 3 月29日	改訂第1版第1刷発行	
1998年 7 月28日	改訂第1版第3刷発行	
2001年 2 月27日	改訂第2版第1刷発行	
2004年 4 月 5 日	改訂第3版第1刷発行	

編 著　野口　純男
発行所　株式会社 医学評論社
〒169-0073 東京都新宿区百人町
1-22-23 新宿ノモスビル 4F
TEL 03(5330)2441　(代表)
URL　http://www.gotecom.co.jp/ihyou/
振替 00120-2-75319
印刷所　三報社印刷株式会社

ISBN 4-87211-617-8　C3047
ⓒ2004．Printed in Japan

チャート医師国試対策シリーズ

1	麻酔科	改訂第3版	本体価格	3,600円
2	耳鼻咽喉科	改訂第2版	本体価格	3,200円
3	泌尿器科	改訂第3版	本体価格	3,600円
4	放射線科	改訂第2版	本体価格	4,000円
5	皮膚科	改訂第3版	本体価格	3,800円
6	精神科	改訂第3版	本体価格	3,200円
7	整形外科	改訂第3版	本体価格	3,800円
8	眼科	改訂第2版	本体価格	3,800円
9	産婦人科	改訂第4版	本体価格	4,800円
10	小児科	改訂第3版	本体価格	4,000円
11	必修・公衆衛生	改訂第9版	本体価格	3,800円
12	救命救急	改訂第2版	本体価格	3,200円
13	脳神経外科	改訂第3版	本体価格	4,200円